现代常见病护理与技术进展

◆ 主编　纪泉泉　陈长征　代艳艳　刘亚杰
　　　　祝在玉　刘晓晶　谢燕珍

黑龙江科学技术出版社
HEILONGJIANG SCIENCE AND TECHNOLOGY PRESS

图书在版编目（CIP）数据

现代常见病护理与技术进展 / 纪泉泉等主编. -- 哈尔滨：黑龙江科学技术出版社，2024.4
ISBN 978-7-5719-2356-3

Ⅰ．①现… Ⅱ．①纪… Ⅲ．①常见病－护理学 Ⅳ．①R47

中国国家版本馆CIP数据核字（2024）第068539号

现代常见病护理与技术进展
XIANDAI CHANGJIANBING HULI YU JISHU JINZHAN

主　　编	纪泉泉　陈长征　代艳艳　刘亚杰　祝在玉　刘晓晶　谢燕珍	
责任编辑	包金丹	
封面设计	宗　宁	
出　　版	黑龙江科学技术出版社	

地址：哈尔滨市南岗区公安街70-2号　　邮编：150007
电话：（0451）53642106　　传真：（0451）53642143
网址：www.lkcbs.cn

发　　行	全国新华书店
印　　刷	黑龙江龙江传媒有限责任公司
开　　本	787 mm×1092 mm　1/16
印　　张	20.5
字　　数	518千字
版　　次	2024年4月第1版
印　　次	2024年4月第1次印刷
书　　号	ISBN 978-7-5719-2356-3
定　　价	238.00元

编委会

◎ **主 编**

纪泉泉　陈长征　代艳艳　刘亚杰

祝在玉　刘晓晶　谢燕珍

◎ **副主编**

王焕平　孙丽敏　田 茹　吴燕云

龚黎红　梁 燕

◎ **编 委**（按姓氏笔画排序）

王焕平（莘县第三人民医院）

田 茹（桓台县妇幼保健院）

代艳艳（金乡宏大医院）

刘 阳（山东省临朐县蒋峪中心卫生院）

刘亚杰（巨野县人民医院）

刘晓晶（烟台毓璜顶医院）

孙丽敏（宁阳县第二人民医院）

纪泉泉（青岛市城阳区人民医院）

吴燕云（菏泽市巨野县中医医院）

陈长征（滕州市级索中心卫生院）

祝在玉（山东省诸城市桃林卫生院）

龚黎红（武汉大学人民医院）

梁 燕（四川省自贡市中医医院）

谢燕珍（高州市人民医院）

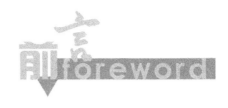

前言 foreword

护理学是社会科学、自然科学理论指导下的一门综合性的应用科学，它不仅有自己完整的理论体系，而且在技术方面有许多突出的成就，在医学中占据重要地位。护理工作中的基础护理和专科护理等，是根据基础医学和有关临床医学的理论延伸、发展而来的，但它们在运用过程中不是简单的重复，而是在护理学领域中通过实践形成了自身的特定内容、目标和任务，旨在治疗患者身心疾病、减轻患者痛苦、促进人类健康、创造优良的环境和条件。

由此看来，护理学不仅有自己的理论与观点，还有自己的研究任务与研究内容。护理工作者要完成本学科的既定任务，除了要掌握护理学理论外还要借助其他自然科学、社会科学及心理学等理论的支持。因此，为规范广大护理工作者的护理操作规范，帮助其提升护理水平，我们邀请一批护理学专家编写了这本《现代常见病护理与技术进展》。

本书从临床护理实际工作需求出发，紧跟护理学发展，以提升临床护理操作技术水平、规范临床护理操作为核心，不仅讲解了护理理论和护理程序，为临床护理工作夯实基础；而且以护理评估、护理诊断、护理计划、护理实施等为主线，对临床各科室常见疾病的护理进行了详细阐述，并简要介绍了疾病的病因、临床表现、辅助检查和治疗。本书融入了编者的大量工作经验，体现了科学的临床思维，不仅内容全面，而且操作性强，适合广大护理工作者及护理专业学生参考阅读。

全体编者为撰写本书竭尽全力，但难免存在疏漏之处。为了进一步提高本书的质量，以供再版时修改，诚恳地希望各位读者提出宝贵意见。

《现代常见病护理与技术进展》编委会
2023 年 10 月

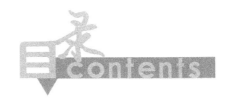

第一章

护 理 理 论

第一节 系 统 理 论

一、系统理论的产生

系统作为一种思想,早在古代就已萌芽,但作为科学术语使用,还是在现代。系统论的观点起源于 20 世纪 20 年代,由美籍奥地利理论生物学家路·贝塔朗菲提出,1932—1934 年,他先后发表了《理论生物学》和《现代发展理论》,提出用数学和模型来研究生物学的方法和机体系统论概念,可视为系统论的萌芽。1937 年,贝塔朗菲第一次提出一般系统论的概念。1954 年,以贝塔朗菲为首的科学家们创办了"一般系统论学会"。1968 年,贝塔朗菲发表了《一般系统论——基础、发展与应用》。系统论主要解释了事物整体及其组成部分间的关系以及这些组成部分在整体中的相互作用。其理论框架被广泛应用到许多科学领域,如物理、工程、管理及护理等,并日益发挥重大而深远的影响。

二、系统的基本概念

(一)系统的概念

系统是由相互联系、相互依赖、相互制约、相互作用的事物和过程组成的,具有整体功能和综合行为的统一体。各种系统,尽管它的要素有多有少,具体构成千差万别,但总有两部分组成:一部分是要素的集合;另一部分是各要素间相互关系的集合。

(二)系统的基本属性

系统是多种多样的,但都具有共同的属性。

1.整体性

组成系统的每个部分都具有各自独特的功能,但这些组成部分不具有或不能代表系统总体的特性。系统整体并不是由各组成部分简单罗列和相加构成的,各部分必须相互作用、相互融合才能构成系统整体。因此,系统整体的功能大于并且不同于各组成部分的总和。

2.相关性

系统的各个要素之间都是相互联系、相互制约,若任何要素的性质或行为发生变化,都会影响其他要素,甚至系统整体的性质或行为。如人是一个系统,作为一个有机体,由生理、心理、社会文化等各部分组成,其整体生理机能又由血液循环、呼吸、消化、泌尿、神经肌肉和内分泌等不同系统和组织器官组成。当一个人神经系统受到干扰,就会影响他的消化系统、心血管系统的功能。

3.层次性

对于一个系统来说,它既是由某些要素组成,同时,它自身又是组成更大系统的一个要素。系统的层次间存在着支配与服从的关系。高层次支配低层次,决定系统的性质,低层次往往是基础结构。

4.动态性

系统是随时间的变化而变化。系统进行活动,必须通过内部各要素的相互作用,能量、信息、物质的转换,内部结构的不断调整以达到最佳功能状态。此外,系统为适应环境,维持自身的生存与发展,需要与环境进行物质、能量、信息的交流。

5.预决性

系统具有自组织、自调节能力,可通过反馈适应环境,保持系统稳态,这样就呈现某种预决性。预决性程度标志系统组织水平高低。

三、系统的分类

自然界或人类社会可存在千差万别的各种系统,可从不同角度对它们进行分类。分类方法如下。

(一)按组成系统的要素性质分类

系统可分成自然系统与人造系统。自然系统如生态系统、人体系统等;人造系统如机械系统、计算机软件系统等。自然系统与人造系统的结合,称复合系统,如医疗系统、教育系统。

(二)按组成系统的内容分类

系统可分为物质系统与概念系统。物质系统如动物、仪器等;概念系统如科学理论系统、计算机程序软件等。多数情况下,实物系统与概念系统是相互结合、密不可分的。

(三)按系统与环境的关系分类

系统可分为开放系统与封闭系统。封闭系统是指与环境间不发生相互作用的系统,即与环境没有物质、信息或能量的交换,事实上绝对的封闭系统是不存在的。与封闭系统相反,开放系统是指通过与环境间的持续相互作用,不断进行物质、能量和信息交流的系统,如生命系统、医院系统等。在开放系统中,按系统有无反馈可分为开环系统与闭环系统。没有反馈的系统称开环系统,有反馈的系统称闭环系统。

(四)按系统运动的属性分类

系统可分为动态系统与静态系统。动态系统如生物系统、生态系统;静态系统如一个建筑群、基因分析图谱等。

四、系统理论的基本原则及在护理实践中的应用

(一)整体性原则

整体性原则是系统理论最基本的原则,也是系统理论的核心。

1.从整体出发,认识、研究和处理问题

护理人员在处理患者健康问题时,要以整体为基本出发点,深入了解,把握整体,找出解决问题的有效方法。

2.注重整体与部分、部分与部分之间的相互关系

从整体着眼,从部分入手,把护理工作的重点放在系统要素的各种联系关系上。如医院的护理系统从护理部到病区助理护士,任何一个要素薄弱,都会影响医院护理的整体效应。

3.注重整体与环境的关系

整体性原则要求护理人员在护理患者时,要考虑系统对环境的适应性,通过调整人体系统内部结构,使其适应周围环境,或是改变周围环境,使其适应系统发展的需要。

(二)优化原则

系统的优化原则是通过系统的组织和调节活动,达到系统在一定环境下最佳状态,发挥最好功能。

1.局部效应应服从整体效应

系统的优化是与系统整体性紧密联系的,当系统的整体效应与局部效应不一致时,局部效应须服从整体效应。护理人员在实施计划护理中,都要善于抓主要矛盾,追求整体效应,实现护理质量、效率的最优化。

2.坚持多极优化

优化应贯穿系统运动全过程。护理人员在护理患者时,为追求最佳护理活动效果,从确定患者健康问题、确定护理目标、制订护理措施、实施护理计划、建立评价标准等都要进行优化抉择。

3.优化的绝对性与相对性相结合

优化本身的"优"是绝对的,但优化的程度是相对的。护理人员在工作中选择优化方案时,应从实际出发、科学分析、择优而从,如工作中常会遇到一些牵涉多方面的复杂病情的患者或复杂研究问题,往往会出现这方面问题解决较好,而那方面问题却未能很好解决,且难找到完善的方案。这就要在相互矛盾的需求之中,选择一个各方面都较满意的相对优化方案。

(三)模型化原则

预先设计一个与真实系统相似的模型,通过对模型的研究来描述和掌握真实系统的特征和规律的方法称模型化。在模型化过程中须遵循的原则称模型化原则。在护理研究领域中应用的模型有多种,如形态上可分为具体模型与抽象模型。从性质上可分为结构模型与功能模型。在设计模型进行护理研究时,必须遵循模型化原则。模型化原则有以下3个方面。

1.相似性原则
模型必须与原型相似,这样建立的模型才能真正反映原型的某些属性、特征和运动规律。

2.简化原则
模型既应真实,又应是原型的简化,如无简化性,模型就失去它存在的意义。

3.客观性原则
任何模型总是真实系统某一方面的属性、特征、规律性的模仿,因此建模时,要以原型作为检验模型的真实性客观依据。

(龚黎红)

第二节　需　要　理　论

一、需要概述

每个人都有一些基本的需要,包括生理的、心理的和社会的。这些需要的满足使人类得以生存和繁衍发展。

(一)需要的概念

需要是人脑对生理与社会要求的反应。人类的基本需要具有共性,在不同年代、不同地区或不同人群,为了自身与社会的生存与发展,必须对一定的事物产生需求,例如食物、睡眠、情爱、交往等,这些需求反映在个体的头脑中,就形成了他的需要。当个体的需要得到满足时,就处于一种平衡状态,这种平衡状态有助于个体保持健康。反之,当个体的需要得不到满足时,个体则可能陷入紧张、焦虑、愤怒等负性情绪中,严重者可导致疾病的发生。

(二)需要的特征

1.需要的对象忄生

人的任何需要都是指向一定对象的。这种对象既可以是物质性的,也可以是精神性的。无论是物质性的还是精神性的需要,都须有一定的外部物质条件才可获得满足。

2.需要的发展性

需要是个体生存发展的必要条件,如婴儿期的主要需要是生理需要,少年期则产生了尊重的需要。

3.需要的无限性

需要不会因暂时满足而终止,当某些需要满足后,还可产生新的需要,新的需要就会促使人们去从事新的满足需要的活动。

4.需要的社会历史制约性

人的各种需要的产生及满足均可受到所处环境条件与社会发展水平的制约。

5.需要的独特性

人与人之间的需要既有相同,也有不同,其需要的独特性是个体的遗传因素、环境因素所决定。在临床工作中,护理人员应细心观察患者需要的独特性,及时给予合理的满足。

(三)需要的分类

常见的分类有两种。

1.按需要的起源分类

需要可分生理忄生需要与社会化需要。生理性需要如饮食、排泄等;社会性需要如劳动、娱乐、交往等。生理性需要主要作用是维持机体代谢平衡;社会性需要的主要作用是维持个体心理与精神的平衡。

2.按需要的对象分类

需要可分物质需要与精神需要。物质需要如衣、食、住、行等;精神需要如认识的需要、交往的需要等。物质需要既包括生理性需要,也包括社会性需要;精神需要是指个体对精神文化方面的要求。

（四）需要的作用

需要是个体从事活动的基本动力，是个体行为积极性的源泉。根据需要的作用，护理人员在护理患者时，既要满足患者的基本需要，又要激发患者依靠自己的力量恢复健康的需要。

二、需要层次理论

许多哲学家和心理学家试图将人的需要这一概念发展成理论，并用以解释人的行为。心理学家亚伯拉罕·马斯洛于1943年提出了人类基本需要层次论，这一理论已被广泛应用于心理学、社会学和护理学等许多学科领域。

（一）需要层次论的主要内容

马斯洛将人类的基本需要分为5个层次，并按照先后次序，由低向高依次排列，包括生理的需要、安全的需要、爱与归属的需要、尊敬的需要和自我实现的需要。

1. 生理的需要

生理的需要是人类最基本的需要，包括食物、空气、水、温度（衣服和住所）、排泄、休息和避免疼痛。

2. 安全的需要

人需要一个安全、有秩序、可预知、有组织的世界，以使其感到有所依靠，不被意外的、危险的事情所困扰，即包括安全、保障、受到保护以及没有焦虑和恐惧。

3. 爱与归属的需要

人渴望归属于某一群体并参与群体的活动和交往，希望在群体或家庭中有一个适当的位置，并与他人有深厚的情感，即包括爱他人、被爱和有所归属，以免遭受遗弃、拒绝、举目无亲等痛苦。

4. 尊敬的需要

尊敬的需要是个体对自己的尊严和价值的追求，包括自尊和被尊两方面。尊敬需要的满足可使人感到自己有价值、有能力、有力量和必不可少，使人产生自信心。

5. 自我实现的需要

自我实现的需要是指一个人要充分发挥自己才能与潜力的要求，是力求实现自己可能之事的要求。

马斯洛在晚年时，又把人的需要概括为三大层次：基本需要、心理需要和自我实现需要。

（二）各需要层次之间的关系

马斯洛不仅将人的需要按照不同层次进行了划分，而且十分强调各层次之间的关系。他指出如下几点。

（1）必须首先满足较低层次的需要，然后再考虑满足较高层次的需要。生理需求是最低层次的，也是最重要的，人在最基本的生理需要满足后，才得以维持生命。

（2）通常一个层次的需要被满足后，更高一层的需要才会出现，并逐渐明显和强烈。例如，人的生理需要得到满足后，会争取满足安全的需要；同样，在安全的需要满足之后，才会提出爱和更高层次的需要。但是，有些人在追求满足不同层次的需要时会出现重叠，甚至颠倒。例如，有的科研工作者为探求科学真理（自我实现），不顾试验场所可能存在危害生命的因素（安全的需要）；有的运动员为夺冠军，为祖国争光（自我实现），不考虑自己可能会受伤甚至致残（生理和安全的需要），也要勇往直前。

（3）维持生存所必需的低层次需要是要求立即和持续予以满足的,如氧气;越高层次的需要越可被较长久地延后,如性的需要、尊敬的需要等。但是,这些可被暂时延缓或在不同时期有所变化的需要是始终存在的,不可被忽视。

（4）人们满足较低层次需要的活动基本相同,如对氧的需要,都是通过呼吸运动来满足。而越是高层次的需要越为人类所特有,人们采用的满足方式越具有差异性,如满足自我实现需要的需要时,作家从事写作,科学家作研究,运动员参加竞赛等。同时,低层次需要比高层次需要更易确认、更易观测、更有限度,如人只吃有限的食物,而友爱、尊重和自我实现需要的满足则是无限的。

（5）随着需要层次向高层次移动,各种需要满足的意义对每个人来说越具有差异性。这是受个人的愿望、社会文化背景以及身心发展水平所决定的。例如,有的人对有一个稳定的职业、受他人尊敬的职位就很满意了,而有的人还要继续学习,获得更高的学位,不断改革和创新。

（6）各需要层次之间可相互影响。例如,有些较高层次需要并非生存所必需,但它能促进生理机能更旺盛,使人的健康状态更佳、生活质量更高,如果不被满足,会引起焦虑、恐惧、抑郁等情绪,导致疾病发生,甚至危及生命。

（7）人的需要满足程度与健康成正比。当所有的需要被满足后,就可达到最佳的健康状态。反之,基本需要的满足遭受破坏,会导致疾病。人若生活在高层次需要被满足的基础上,就意味着有更好的食欲和睡眠、更少的疾病、更好的心理健康和更长的寿命。

（三）需要层次论对护理的意义

需要层次论为护理学提供了理论框架,它是护理程序的理论基础,可指导护理实践有效进行。

（1）帮助护理人员识别患者未满足的需要的性质,以及对患者所造成的影响。

（2）帮助护理人员根据需要层次和优势需要,确定需要优先解决的健康问题。

（3）帮助护理人员观察、判断患者未感觉到或未意识到的需要,给予满足,以达到预防疾病的目的。

（4）帮助护理人员对患者的需要进行科学指导,合理调整需要间关系,消除焦虑与压力。

三、影响需要满足的因素

当人的需要大部分被满足时,人就能处于一种相对平衡的健康状态。反之,会造成机体环境的失衡,导致疾病的发生。因此,了解可能引起人的需要满足的障碍因素十分必要。

（一）生理的障碍

生理的障碍包括生病、疲劳、疼痛、躯体活动有障碍等,如因腹泻而影响水、电解质的平衡以及食物摄入的需要。

（二）心理的障碍

人处于焦虑、恐惧、愤怒、兴奋或抑郁等状态时会影响基本需要的满足,如引起食欲改变、失眠、精力不集中等。

（三）认知的障碍和知识缺乏

人要满足自身的基本需要是要具备相关知识的,如营养知识、体育锻炼知识和安全知识等。人的认知水平较低时会影响对有关信息的接受、理解和应用。

(四)能力障碍

一个人具备多方面能力,如交往能力、动手能力、创造能力等。当个体某方面能力较差,就会导致相应的需要难以满足。

(五)性格障碍

一个人性格与他的需要产生与满足有密切关系。

(六)环境的障碍

如空气污染、光线不足、通风不良、温度不适宜、噪声等都会影响某些需要的满足。

(七)社会的障碍

缺乏有效的沟通技巧、社交能力差、人际关系紧张、与亲人分离等会导致缺乏归属感和爱,也可影响其他需要的满足。

(八)物质的障碍

需要的满足需要一定的物质条件,当物质条件不具备时,以这些条件为支撑的需要就无法满足。如生理需要的满足需要食物、水;自我实现的需要的满足需要书籍、实验设备等。

(九)文化的障碍

如地域习俗的影响、信仰、观念的不同、教育的差别等,都会影响某些需要的满足。

四、患者的基本需要

一个人在健康状态下能够由自己来满足各类需要,但在患病时,情况就发生了变化,许多需要不能自行满足。这就需要护理人员作为一种外在的支持力量,帮助患者满足需要。

(一)生理的需要

1.氧气

缺氧、呼吸道阻塞、呼吸道感染等。

2.水

脱水、水肿、电解质紊乱、酸碱失衡。

3.营养

肥胖、消瘦、各种营养缺乏、不同疾病(如糖尿病、肾脏疾病)的特殊饮食需要。

4.体温

过高、过低、失调。

5.排泄

便秘、腹泻、大小便失禁等。

6.休息和睡眠

疲劳、各种睡眠形态紊乱。

7.避免疼痛

各种类型的疼痛。

(二)刺激的需要

患者在患病的急性期,对刺激的需要往往不很明显,当处于恢复期时,此需要的满足日趋重要。如长期卧床的患者,如果他心理上刺激的需要、生活上活动的需要不满足,那就意味着其心理上、生理上都在退化。因此,卧床患者需要翻身、肢体活动,以减轻或避免皮肤受损、肌肉萎缩等。

长期单调的生活不但引起体力衰退、情绪低落,智力也会受到影响。故应注意环境的美化,安排适当的社交和娱乐活动。长期住院的患者更应注意满足刺激的需要,如布置优美、具有健康教育性的住院环境,病友之间的交流和娱乐等。

（三）安全的需要

患病时由于环境的变化、舒适感的改变,安全感会明显降低,如担心自己的健康没有保障;寂寞和无助感;怕被人遗忘和得不到良好的治疗和护理;对各种检查和治疗产生恐惧和疑虑;对医护人员的技术不信任;担心经济负担问题等。具体护理内容包括以下两点。

1.避免身体伤害

应注意防止发生意外,如地板过滑、床位过高或没有护栏、病室内噪声、院内交叉感染等均会对患者造成伤害。

2.避免心理威胁

应进行入院介绍和健康教育,增强患者自信心和安全感,使患者对医护人员产生信任感和可信赖感,促进治疗和康复。

（四）爱与归属的需要

患病住院期间,由于与亲人的分离和生活方式的变化,这种需要的满足受到影响,就变得更加强烈,患者常常希望得到亲人、朋友和周围人的亲切关怀、理解和支持。护理人员要通过细微、全面的护理,与患者建立良好的护患关系,允许家属探视,鼓励亲人参与护理患者的活动,帮助患者之间建立友谊。

（五）自尊与被尊敬的需要

在爱和所属的需要被满足后,患者也会感到被尊敬和被重视,因而这两种需要是相关的。患病会影响自尊需要的满足,患者会觉得因生病而失去自身价值或成为他人的负担,护理人员在与患者交往中,始终保持尊重的态度、礼貌的举止。

注意帮助患者感到自己是重要的、是被他人接受的,如礼貌称呼患者的名字,而不是床号;初次与患者见面时,护士应介绍自己的名字;重视、听取患者的意见;让患者做力所能及的事,使患者感到自身的价值。

在进行护理操作时,应注意尊重患者的隐私,减少暴露;为患者保密;理解和尊重患者的个人习惯、价值观、宗教信仰等,不要把护士自己的观念强加给患者,以增加其自尊和被尊感。

（六）自我实现的需要

个体在患病期间最受影响而且最难满足的需要是自我实现的需要。特别是有严重的能力丧失时,如失明、耳聋、失语、瘫痪、截肢等对人的打击更大。但是,疾病也会对某些人的成长起到促进作用,从而对自我实现有所帮助。此需要的满足因人而异,护理的功能是切实保证低层次需要的满足,使患者意识到自己有能力、有潜力,并加强学习,为自我实现创造条件。

五、满足患者需要的方式

护理人员满足患者需要的方式有 3 种。

（一）直接满足患者的需要

对于暂时或永久丧失自我满足某方面需要能力的患者,护理人员应采取有效措施来满足患者的基本需要,以减轻痛苦,维持生存。

（二）协助患者满足需要

对于具有或恢复一定自我满足需要能力的患者,护理人员应有针对性地给予必要的帮助和支持,提高患者自护能力,促进早日康复。

（三）间接满足患者的需要

可通过卫生宣教、健康咨询等多种形式为护理对象提供卫生保健知识,避免健康问题的发生或恶化。

（刘晓晶）

第三节　自　理　理　论

奥瑞姆(Dorothea.Elizabeth.Orem)是美国著名的护理理论学家之一。她在长期的临床护理、教育和护理管理以及研究中,形成和完善了自理模式。强调护理的最终目标是恢复和增强人的自护能力,对护理实践有着重要的指导作用。

一、自理理论概述

奥瑞姆的自理模式主要包括自理理论、自理缺陷理论和护理系统理论。

（一）自理理论

每个人都有自理需要,而且因不同的健康状况和生长发育的阶段而不同。自理理论包括自我护理、自理能力、自理的主体、治疗性自理需要和自理需要等五个主要概念。

（1）自我护理是个体为维持自身的结构完整和功能正常,维持正常的生长发育过程,所采取的一系列自发的调节行为。人的自我护理活动是连续的、有意义的。完成自我护理活动需要智慧、经验和他人的指导与帮助。正常成人一般可以进行自我护理活动,但是婴幼儿和那些不能完全自我护理的成人则需要不同程度的帮助。

（2）自理能力是指人进行自我护理活动的能力,也就是从事自我照顾的能力。自理能力是人为了维护和促进健康及身心发展进行自理的能力,是一个趋于成熟或已成熟的人的综合能力。人为了维持其整体功能正常,根据生长发育的特点和健康状况,确定并详细叙述自理需要,进行相应的自理行为,满足其特殊需要,比如人有预防疾病和避免损伤的需要,在患病或受损伤后,有减轻疾病或损伤对身心损害的需要。奥瑞姆认为自理能力包括十个主要方面:①重视和警惕危害因素的能力:关注身心健康,有能力对危害健康的因素引起重视,建立自理的生活方式。②控制和利用体能的能力:人往往有足够的能量进行工作和日常生活,但疾病会不同程度地降低此能力,患病时人会感到乏力,无足够的能量进行肢体活动。③控制体位的能力:当感到不适时,有改变体位或减轻不适的能力。④认识疾病和预防复发的能力:患者知道引发疾病的原因、过程、治疗方法以及预后,有能力采取与疾病康复和预防复发相关的自理行为,如改善或调整原有的生活方式,避免诱发因素、遵医嘱服药等。⑤动机:是指对疾病的态度。若积极对待疾病,患者有避免各种危险因素的意向或对恢复工作回归社会有信心等。⑥对健康问题的判断能力:当身体健康出现问题时,能做出决定,及时就医。⑦学习和运用与疾病治疗和康复相关的知识和技能的能力。⑧与医护人员有效沟通,配合各项治疗和护理的能力。⑨安排自我照顾行为的能力,能解释自理活动的内容和益处,并合理安排自理活动。⑩从个人、家庭和社会各方面,寻求支持和帮助的能力。

(3)自理的主体:是指完成自我护理活动的人。在正常情况下,成人的自理主体是本身,但是儿童、患者或残疾人等的自理主体部分是自己、部分为健康服务者或是健康照顾者如护士等。

(4)治疗性自理需要:指在特定时间内,以有效的方式进行一系列相关行为以满足自理需要,包括一般生长发育的和健康不佳时的自理需要。

(5)自理需要:为了满足自理需要而采取的所有活动,包括一般的自理需要,成长发展的自理需要和健康不佳的自理需要。

一般的自理需求:与生命过程和维持人体结构和功能的整体性相关联的需求。①摄取足够的空气、水和食物。②提供与排泄有关的照料。③维持活动与休息的平衡。④维持孤独及社会交往的平衡。⑤避免对生命和健康有害因素。⑥按正常规律发展。

发展的自理需求:与人的成长发展相关的需求;不同的发展时期有不同的需求;有预防和处理在成长过程中遇到不利情况的需求。

健康不佳时的自理需求:个体在身体结构和功能、行为和日常生活习惯发生变化时出现的自理需求。包括:①及时得到治疗。②发现和照顾疾病造成的影响。③有效地执行诊断、治疗和康复方法。④发现和照顾因医护措施引起的不适和不良反应。⑤接受并适应患病的事实。⑥学习新的生活方式。

(6)基本条件医素:反映个体特征及生活状况的一些因素。包括:年龄、健康状况、发展水平、社会文化背景、健康照顾系统、家庭、生活方式、环境和资源等。

(二)自理缺陷理论

自理缺陷是奥瑞姆理论的核心,是指人在满足其自理需要方面,在质或量上出现不足。当自理需要小于或等于自理主体的自理能力时,人就能进行自理活动。当自理主体的自理能力小于自理需要时,就会出现自理缺陷。这种现象可以是现存的,也可以是潜在的。自理缺陷包括两种情况:当自理能力无法全部满足治疗性自理需求时,即出现自理缺陷;另一种是照顾者的自理能力无法满足被照顾者的自理需要。自理缺陷是护理工作的重心,护理人员应与患者及其家属进行有效沟通,保持良好的护患关系,以确定如何帮助患者,与其他医疗保健专业人士和社会教育性服务机构配合,形成一个帮助性整体,为患者及其家属提供直接帮助。

(三)护理系统理论

护理系统是在人出现自理缺陷时护理活动的体现,是依据患者的自理需要和自理主体的自理能力制订的。

护理力量是受过专业教育或培训的护士所具有的护理能力。既了解患者的自理需求及自理力量,并做出行动、帮助患者,通过执行或提高患者的自理力量来满足治疗性自理需求。

护理系统也是护士在护理实践中产生的动态的行为系统,奥瑞姆将其分为三个系统:即全补偿护理系统、部分补偿系统、辅助教育系统。各护理系统的适用范围、护士和患者在各系统中所承担的职责如下所述。

1.全补偿护理系统

患者没有能力进行自理活动;患者神志和体力上均没有能力;神志清楚,知道自己的自理需求,但体力上不能完成;体力上具备,但存在精神障碍无法对自己的自理需求做出判断和决定,对于这些患者需要护理给予全面的帮助。

2.部分补偿护理系统

这是满足治疗性自理需求,既需要护士提供护理照顾,也需要患者采取自理行动。

3.辅助-教育系统

患者能够完成自理活动,同时也要求其完成;需要学习才能完成自理,没有帮助就不能完成。护士通过对患者提供教育、支持、指导,提高患者的自理能力。

这三个系统类似于我国临床护理中一直沿用至今的分级护理制度,即特级和一级护理、二级护理和三级护理。

奥瑞姆理论的特征:其理论结构比较完善而有新意;相对简单而且易于推广;奥瑞姆的理论与其他已被证实的理论、法律和原则也是一致的;奥瑞姆还强调了护理的艺术性以及护士应具有的素质和技术。

二、自理理论在护理实践中的应用

奥瑞姆的自理理论被广泛应用在护理实践中,她将自理理论与护理程序有机地联系在一起,通过设计好的评估方法和工具评估患者的自理能力及自理缺陷,以帮助患者更好地达到自理。她将护理程序分为以下三步。

(一)评估患者的自理能力和自理需要

在这一步中,护士可以通过收集资料来确定病种存在哪些自理缺陷以及引起自理缺陷的原因,评估患者的自理能力与自理需要,从而确定患者是否需要护理帮助。

1.收集资料

护士收集的资料包括患者的健康状况,患者对自身健康的认识,医师对患者健康的意见,患者的自理能力,患者的自理需要等。

2.分析与判断

在收集自理能力资料的基础上,确定以下问题:①患者的治疗性自理需要是什么。②为满足患者的治疗性自理需求,其在自理方面存在的缺陷有哪些。③如果有缺陷,由什么原因引起的。④患者在完成自理活动时具备的能力有哪些。⑤在未来一段时间内,患者参与自理时具备哪些潜在能力,如何制订护理目标。

(二)设计合适的护理系统

根据患者的自理需要和能力,在完全补偿系统、部分补偿系统和支持—教育系统中选择一个合适的护理系统,并依据患者智力性自理需求的内容制订出详细的护理计划,给患者提供生理和心理支持及适合于个人发展的环境,明确护士和患者的角色功能,以达到促进健康、恢复健康、提高自理能力的目的。

(三)实施护理措施

根据护理计划提供适当的护理措施,帮助和协调患者恢复和提高自理能力,满足患者的自理需求。

(梁 燕)

第四节 健康系统理论

贝蒂·纽曼(Betty Neuman)1970年提出了健康系统模式,后经两年的完善于1972年在《护理研究》杂志上发表了"纽曼健康系统模式"一文。经过多次修改,于1988年再版的《纽曼系统模式在护理教育与实践中的应用》完善地阐述了纽曼的护理观点,并被广泛地应用于临床护理及社区护理实践中。

一、健康系统理论概述

纽曼健康系统模式主要以格式塔特心理学为基础,并应用了贝塔朗菲的系统理论,席尔(Selye)压力与适应理论及凯普兰(Caplan)三级预防理论。

主要概念如下。

(一)个体

个体是指个体的人,也可为家庭、群体或社区。它是与环境持续互动的开放系统,称为服务对象系统。

1.正常防御线

正常防御线是指每个个体经过一定时间逐渐形成的对外界反应的正常范围,即通常的健康/稳定状态。是由生理的、心理的、社会文化的、发展的、精神的技能所组成,用来对付应激原的。这条防御线是动态的,与个体随时需要保持稳定有关。一旦压力源入侵正常防线,个体发生压力反应,表现为稳定性减低和产生疾病。

2.抵抗线

抵抗线是防御应激原的一些内部因素,其功能是使个体稳定并恢复到健康状态(正常防御线)。是保护基本结构,并且当环境中的应激原侵入或破坏正常防御线时,抵抗线被激活,例如:免疫机制,如果抵抗线的作用(反应)是有效的,系统可以重建;但如果抵抗线的作用(反应)是无效的,其结果是能量耗尽,系统灭亡。

3.弹性防御线

弹性防御线为外层的虚线,也是动态的,能在短期内迅速发生变化。当环境施加压力时,它是正常防御线的缓冲剂,而当环境给以支持并有助于成长和发展时,它是正常防御线的过滤器。其功能会因一些变化如失眠、营养不良或其他日常生活变化而降低。

当这个防御线的弹性作用不能再保护个体对抗应激原时,应激原就会破坏正常防御线而导致疾病。当弹性防御线与正常防御线之间的距离增加,表明系统保障程度增强。

以上三种防御机制,既有先天赋予的,又有后天习得的,抵抗效能取决于心理、生理、社会文化、生长发育、精神等五个变量的相互作用。三条防御线的相互关系是:弹性防御线保护正常防御线,抵抗线保护基本结构。当个体遇到压力源时,弹性防御线首先激活以防止压力源入侵。若弹性防御线抵抗不消,压力源侵入正常防御线,人体发生反应,出现症状。此时,抵抗线被激活。当抵抗有效,个体又恢复到正常防御线未遭受入侵时的健康状态。

(二)应激原

纽曼将应激原定义为能够产生紧张及潜在地引起系统失衡的刺激。系统需要应对一个或多个刺激。纽曼系统模式中强调的是确定应激原的类型、本质和强度。

1.个体外的

这是发生在个体以外的力量。如失业,是受同事是否接受(社会文化力量)、个人对失业的感受(心理的)以及完成工作的能力(生理的、发展的、心理的)所影响。

2.个体间的

这是发生在一个或多个个体之间的力量。如夫妻关系,常受不同地区和时代(社会文化)、双方的年龄和发展水平(生理和发展的)和对夫妻的角色感觉和期望(心理的)所影响。

3.个体内的

这是发生在个体内部的力量。如生气,是一种个体内部力量,其表达方式是受年龄(发展的)、体力(生理的)、同伴们的接受情况(社会文化的)以及既往应对生气的经历(心理的)所影响。

应激原可以对此个体有害,但对另一个体无害。因而仔细评估应激原的数量、强度、相持时间的长度以及对该系统的意义和既往的应对能力等,对护理干预是非常重要的。

(三)反应

纽曼认为保健人员应根据个体对应激原反应情况进行以下不同的干预。

1.初级预防

初级预防是指在只有怀疑有或已确定有应激原而尚未发生反应的情况下就开始进行的干预。初级预防的目的是预防应激原侵入正常防御线或通过减少与应激原相遇的可能性,和增强防御线来降低反应的程度。如减轻空气污染、预防免疫注射等。

2.二级预防

如果反应已发生,干预就从二级预防开始。主要是早期发现病例、早期治疗症状以增强内部抵抗线来减少反应。如进行各种治疗和护理。

3.三级预防

三级预防是指在上述治疗计划后,已出现重建和相当程度的稳定时进行的干预。其目的是通过增强抵抗线维持其适应性以防止复发。如进行患者教育,提供康复条件等。

二、纽曼系统模式在护理中的应用

纽曼系统模式自正式发表以来得到了护理学术界的一致认同,已被广泛用于护理教育、科研和临床护理实践中。

纽曼系统模式的整体观、三级预防概念以及于个人、家庭、群体、社区护理的广泛适应性,为中专、大专、本科、硕士等不同层次护理专业学生的培养提供了有效的概念框架。除了用于课程设置,此系统模式还可作为理论框架设计护理评估、干预措施和评价工具供学生在临床实习使用,且具有可操作性。

在护理科研方面,纽曼系统模式既已用于指导对相关护理现象的定性研究又已作为对不同服务对象预防性干预效果的定量研究理论框架,而此方面报道最多的是应用纽曼系统模式改善面对特定生理、心理、社会、环境性压力源患者的护理效果研究。

在临床护理实践方面,大量文献报道,纽曼系统模式可用于从新生儿到老年处于不同生长发育阶段人的护理。它不仅在精神科使用,也在内外科、重症监护室、急诊、康复病房、老年护理院等使用。纽曼系统模式已被用于对多种患者的护理,如慢性阻塞性肺病、多发性硬化、高血压、肾脏疾病、癌症、急慢性脊髓损伤、矫形整容手术等患者,甚至也用于对艾滋病和一些病情非常危重复杂的患者,如多器官衰竭、心肌梗死患者的护理。

(祝在玉)

第五节　应激与适应理论

一、应激及其相关内容

(一)应激

应激又称压力或紧张,是指内、外环境中的刺激物作用于个体而使个体产生的一种身心紧张状态。应激可降低个体的抵抗力、判断力和决策力,例如面对突如其来的意外事件或长期处于应激状态,可影响个体的健康甚至致病;但应激也可促使个体积极寻找应对方法、解决问题,如面临高考时紧张复习、护士护理患者时遇到疑难问题设法查阅资料、请教他人等。人在生活中随时会受到各种刺激物的影响,因此应激贯穿于人的一生。

(二)应激原

应激原又称压力原或紧张原,任何对个体内环境的平衡造成威胁的因素都称为应激原。应激原可引起应激反应,但并非所有的应激原对人体均产生同样程度的反应。常见的应激原分为以下 3 类。

1.一般性应激原

(1)生物性:各种细菌、病毒、寄生虫等。

(2)物理性:温度、空气、声、光、电、外力、放射线等。

(3)化学性:酸、碱、化学药品等。

2.生理病理性应激原

(1)正常的生理功能变化:如月经期、妊娠期、更年期,或基本需要没有得到满足,如饮食、性欲、活动等。

(2)病理性变化:各种疾病引起的改变,如缺氧、疼痛、电解质紊乱、乏力等,以及手术、外伤等。

3.心理和社会性应激原

(1)一般性社会因素:如生离死别、搬迁、旅行、人际关系纠葛及角色改变,如结婚、生育、毕业等。

(2)灾难性社会因素:如地震、水灾、战争、社会动荡等。

(3)心理因素:如应付考试、参加竞赛、理想自我与现实自我冲突等。

(三)应激反应

应激反应是对应激原的反应,可分为两大类。

1.生理反应

应激状态下身体主要器官系统产生的反应包括心率加快、血压增高、呼吸深快、恶心、呕吐、腹泻、尿频、血糖增加、伤口愈合延迟等。

2.心理反应

如焦虑,抑郁,使用否认、压抑等心理防卫机制等。

一般来说,生理和心理反应经常是同时出现的,因为身心是持续互相作用的。应激状态下出现的应激反应常具有以下规律:①一个应激原可引起多种应激反应的出现,如当贵重物品被窃后,个体可能出现心悸、头晕,同时感觉愤怒、绝望,此时,头脑混乱无法做出正确决定。②多种应激原可引起同一种应激反应。③对极端的应激原如灾难性事件,大部分人都会以类似的方式反应。

二、有关应激学说

汉斯·塞尔耶是加拿大的生理学家和内分泌学家,也是最早研究应激的学者之一。早在1950年,塞尔耶在《应激》一书中就阐述了他的应激学说。他的一般理论对全世界的应激研究产生了影响。他认为应激是身体对任何需要做出的非特异性反应,例如,不论个人是处于精神紧张、外伤、感染、冷热、X光线侵害等任何情况下,身体都要发生反应,而这些反应是非特异性的。

塞尔耶还认为,当个体面对威胁时,无论是什么性质的威胁,体内都会产生相同的反应群,他称之为全身适应综合征(GAS),并提出这些症状都是通过神经内分泌途径产生的(图1-1)。

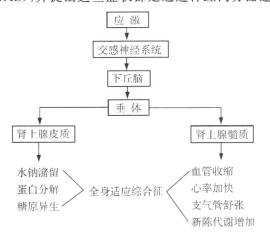

图1-1 应激反应的神经内分泌途径

全身适应综合征解释了为什么不同的应激原可以产生相同的应激反应,尤其是生理应激的反应。此外,塞尔耶还提出了局部适应综合征(LAS)的概念,即机体对应激原产生的局部反应,这些反应常发生在某一器官或区域,如局部的炎症、血小板聚集、组织修复等。

无论GAS还是LAS,塞尔耶认为都可以分为3个独立的阶段(图1-2)。

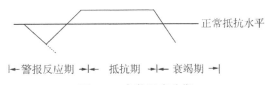

图1-2 应激反应分期

（一）警报反应期

这是应激原作用于身体的直接反应。应激原作用于人体，开始抵抗力下降，如果应激原过强，可致抵抗力进一步下降而引起死亡。但绝大多数情况下，机体开始防御，如激活体内复杂的神经内分泌系统功能，使抵抗水平上升，并常常高于机体正常抵抗水平。

（二）抵抗期

若应激原仍然存在，机体将保持高于正常的抵抗水平与应激原抗衡。此时机体也处于对应激适应的阶段。当机体成功地适应了应激之后，GAS 将在此期结束，机体的抵抗力也将由原有的水平有所提高。相反则由此期进入衰竭期。

（三）衰竭期

发生在应激原强烈或长期存在时，机体所有的适应性资源和能力被耗失殆尽，抵抗水平下降。表现为体重减轻，肾上腺增大，随后衰竭，淋巴结增大，淋巴系统功能紊乱，激素分泌先增加后衰竭。这时若没有外部力量如治疗、护理的帮助，机体将产生疾病甚至死亡。

由此可见，为防止应激原作用于机体产生衰竭期的后果，运用内部或外部力量及时去除应激原、调整应激原的作用强度，保护和提高机体的抵抗水平是非常重要的。

塞尔耶认为，不仅 GAS 分为以上三期，MS 也具有这样三期的特点，只是当 LAS 的衰竭期发生时，全身适应综合征的反应将开始被激活和唤起。

三、适应与应对

（一）适应

适应是指应激原作用于机体后，机体为保持内环境的平衡而做出改变的过程。适应是生物体区别于非生物体的特征之一，而人类的适应又比其他生物更为复杂。适应是生物体调整自己以适应环境的能力，或促使生物体更能适于生存的一个过程。适应性是生命的最卓越特性，是内环境平衡和对抗应激的基础。

（二）应对

应对即个体对抗应激原的手段。它具有两方面的功能：一个是改变个体行为或环境条件来对抗应激原，另一个是通过应对调节自身的情绪情感并维持内环境的稳定。

（三）适应的层次

人的适应层次不同于其他生物体，除生理层次的适应外，还有心理、社会文化、知识技术层次的适应。

1.生理层次

生理适应是指发生在体内的代偿性变化。如一个从事脑力劳动的人进行跑步锻炼，开始会感到肌肉酸痛、心跳加快，但坚持一段时间后，这些感觉就会逐渐消失，这是由于体内的器官慢慢地增加了强度和功效，适应了跑步对身体所增加的需求。

2.心理层次

心理适应是指当人们经受心理应激时，如何调整自己的态度去认识情况和处理情况。如癌症患者平静接受自己的病情，并积极配合治疗。

3.社会文化层次

社会适应是调整个人的行为，使之与各种不同群体，如家庭、专业集体、社会集团等信念、习俗及规范相协调。如遵守家规、校规、院规。

4.知识技术层次

知识技术层次是指对日常生活或工作中涉及的知识及使用的设备、技术的适应。例如电脑时代年轻人应学会使用电脑,护士能够掌握使用先进监护设备、护理技术的方法等。

(四)适应的特性

所有的适应机制,无论是生理的、心理的、文化的或技术的,都有共同特性。

(1)所有的适应机制都是为了维持最佳的身心状态,即内环境的平衡和稳定。

(2)适应是一种全身性的反应过程,可同时包括生理、心理、社会文化甚至技术各个层次。如护士学生在病房实习时,不仅要有充足的体力和心理上的准备,还应掌握足够的专业知识和操作技能,遵守医院、病房的规章制度,并与医师、护士、患者和其他同学做好沟通工作。

(3)适应是有一定限度的,这个限度是由个体的遗传因素如身体条件、才智及情绪的稳定性决定的。如人对冷热不可能无限制地耐受。

(4)适应与时间有关,应激原来得越突然,个体越难以适应;相反,时间越充分,个体越有可能调动更多的应对资源抵抗应激原,适应得就越好,如急性失血时,易发生休克,而慢性失血则可以适应,一般不发生休克。

(5)适应能力有个体差异,这与个人的性格、素质、经历、防卫机能的使用有关。比较灵活和有经验的人,能及时对应激原做出反应,也会应用多种防卫机制,因而比较容易适应环境而生存。

(6)适应机能本身也具有应激性。如许多药物在帮助个体对付原有疾病时,药物产生的不良反应又成为新的应激原给个体带来危害。

(五)应对方式

面对应激原个体所使用的应对方式、策略或技巧是多种多样的。常用的应对方式如下。

1.去除应激原

避免机体与应激原的接触,如避免食用引起变态反应的食物,远离过热、过吵及不良气味的地方等。

2.增加对应激的抵抗力

适当的营养、运动、休息、睡眠、戒烟、酒,接受免疫接种,定期做疾病筛查等,以便更有效地抵抗应激原。

3.运用心理防卫机能

心理上的防卫能力决定于过去的经验、所受的教育、社会支持系统、智力水平、生活方式、经济状况以及出现焦虑的倾向等。此外,坚强度也应作为对抗应激原的一种人格特征。因为一个坚强而刻苦耐劳的人相信:人生是有意义的;人可以影响环境;变化是一种挑战。这种人在任何困境下都能知难而进,尽快适应。人的一生都在学习新的应对方法,以对抗和征服应激原。

4.采用缓解紧张的方法

缓解紧张的方法包括:①身体运动,可使注意力从担心的事情上分散开来而减轻焦虑。②按摩。③松弛术。④幽默等。

5.寻求支持系统的帮助

一个人的支持系统是由那些能给予他物质上或精神上帮助的人组成的,常包括其家人、朋友、同事、邻居等,此外,曾有过与其相似经历并很好应对过的人,也是支持系统中的重要成员。当个体处于应激状态时,非常需要有人与他一起分担困难和忧愁,共同讨论解决问题的良策,支持系统在对应激的抵抗中起到了强有力的缓冲剂的作用。

6.寻求专业性帮助

专业性帮助包括医师、护士、理疗师、心理医师等专业人员的帮助。人一旦患有身心疾病,就必须及时寻找医护人员的帮助。由医护人员提供针对性的治疗和护理,如药物治疗、心理治疗、物理疗法等,并给予必要的健康咨询和教育来提高患者的应对能力,以利于疾病的痊愈。

四、应激与适应在护理中的应用

应激原作用于个体,使其处于应激状态时,个体会选择和采取一系列的应对方法对应激进行适应。若适应成功则机体达到内环境的平衡;适应失败,会导致机体产生疾病。为帮助患者提高应对能力,维持身心平衡,护理人员应协助住院患者减轻应激反应,措施如下。

(1)评估患者所受应激的程度、持续时间、过去个体应激的经验等。

(2)分析患者的具体情况,协助患者找出应激原。

(3)安排适宜的住院环境。减少不良环境因素对患者的影响。

(4)协助患者适应实际的健康状况,应对可能出现的心理问题。

(5)协助患者建立良好的人际关系,并与家属合作减轻患者的陌生、孤独感。

(祝在玉)

第二章

护 理 程 序

第一节 护 理 评 估

护理评估是有目的、有计划、有步骤地收集有关护理对象生理、心理、社会文化和经济等方面的资料,对此进行整理与分析,以判断服务对象的健康问题,为护理活动提供可靠的依据。具体包括收集资料、整理资料和分析资料三部分。

一、收集资料

(一)资料的来源

1.直接来源

护理对象本人,是第一资料来源也是主要来源。

2.间接来源

护理对象的重要关系人,也就是社会支持性群体,包括亲属、关系亲密的朋友、同事等;医疗活动资料,如既往实验室报告、出院小结等健康记录;其他医护人员、放射医师、化验师、药剂师、营养师、康复师等;护理学及其他相关学科的文献等。

(二)资料的内容

在收集资料的过程中,各个医院均有自己设计的收集资料表,无论依据何种框架,基本内容主要包括一般资料、生活状况及自理程度、健康检查及心理社会状况等。

1.一般资料

一般资料包括患者姓名、性别、出生日期、出生地、职业、民族、婚姻、文化程度、住址等。

2.现在的健康状况

现在的健康状况包括主诉、现病史、入院方式、医疗诊断及目前用药情况。目前的饮食、睡眠、排泄、活动、健康管理等日常生活形态。

3.既往健康状况

既往健康状况包括既往史、创伤史、手术史、家族史、有无过敏史、有无传染病。既往的日常生活形态、烟酒嗜好,女性还包括月经史和婚育史。

4.护理体检

护理体检包括体温、脉搏、呼吸、血压、身高、体重、生命体征、各系统的生理功能及有无疼痛、眩晕、麻木、瘙痒等,有无感觉(视觉、听觉、嗅觉、味觉、触觉)异常,有无思维活动、记忆能力障碍等认知感受。

5.实验室及其他辅助检查结果

检查包括最近进行的辅助检查的客观资料,如实验室检查、X线、病理检查等。

6.心理方面的资料

心理方面的资料包括对疾病的认知和态度、康复的信心,病后情绪、心理感受、应对能力等变化。

7.社会方面的资料

社会方面的资料包括就业状态、角色问题和社交状况;有无重大生活事件,支持系统状况等;有无宗教信仰;享受的医疗保健待遇等。

(三)资料的分类

1.按照资料的来源划分

可分为主观资料和客观资料。主观资料指患者对自己健康问题的体验和认识,包括患者的知觉、情感、价值、信念、态度、对个人健康状态和生活状况的感知。主观资料的来源可以是患者本人,也可以是患者家属或对患者健康有重要影响的人。客观资料指检查者通过观察、会谈、体格检查和实验等方法得到或被检测出的有关患者健康状态的资料。客观资料获取是否全面和准确主要取决于检查者是否具有敏锐的观察能力及丰富的临床经验。

当护士收集到主观资料和客观资料后,应将两方面的资料加以比较和分析,可互相证实资料的准确性。

2.按照资料的时间划分

可分为既往资料和现时资料。既往资料是指与服务对象过去健康状况有关的资料,包括既往病史、治疗史、过敏史等。现时资料是指与服务对象现在发生疾病有关的状况,如现在的体温、脉搏、呼吸、血压、睡眠状况等。

护士在收集资料时,需要将既往资料和现时资料结合起来分析。

(四)收集资料的方法

1.观察

观察是指护理人员运用视、触、叩、听、嗅等感官获得患者、家属及患者所处环境的信息并进行分析判断,是收集有关服务对象护理资料的重要方法之一。观察贯穿在整个评估过程中,可以与交谈同时进行。护士应及时、敏锐、连续地对服务对象进行观察,如患者出现面容痛苦、呈强迫体位,就提示患者是否有疼痛,由此进一步询问持续时间、部位、性质等。观察作为一种技能,护理人员在实践中需要不断培养和锻炼,以期得到发展和提高。

2.交谈

护患之间的交谈是一种有目的的医疗活动,使护理人员获得有关患者的资料和信息。一般可分为正式交谈和非正式交谈。①正式交谈:是指事先通知患者,有目的、有计划的交谈,如入院后的采集病史。②非正式交谈:是指护士在日常护理工作中与患者随意自然的交谈,不明确目的,不规定主题、时间,是一种"开放式交流",以便及时了解到服务对象的真实想法和心理反应。交谈时护士应注意沟通技巧的运用,对一些敏感性话题应注意保护患者的隐私。

3.护理体检

护理人员运用体检技能,为护理对象进行系统的身体评估,获取与护理有关的生命体征、身高、体重等,以便收集与护理诊断、护理计划有关的患者方面的资料,及时了解病情变化和发现护理对象的健康问题。

4.阅读

阅读包括查阅护理对象的医疗病历(门诊和住院)、各种护理记录及实验室和辅助检查结果,以及有关文献等。也可以用心理测量及评定量表对服务对象进行心理社会评估。

二、整理资料

为了避免遗漏和疏忽相关和有价值的资料,得到完整全面的资料,常依据某个护理理论模式设计评估表格,护理人员依据表格全面评估,整理资料。

(一)按戈登(Gordon)的功能性健康型态整理分类

1.健康感知-健康管理型态

健康感知-健康管理型态指服务对象对自己健康状态的认识和维持健康的方法。

2.营养代谢型态

营养代谢型态包括食物的利用和摄入情况。如营养、液体、组织完整性、体温调节以及生长发育等的需求。

3.排泄型态

排泄型态主要指肠道、膀胱的排泄状况。

4.活动-运动型态

活动-运动型态包括运动、活动、休闲与娱乐状况。

5.睡眠-休息型态

睡眠-休息型态指睡眠、休息以及精神放松的状况。

6.认知-感受型态

认知-感受型态包括与认知有关的记忆、思维、解决问题和决策以及与感知有关的视、听、触、嗅等功能。

7.角色-关系型态

家庭关系、社会中角色任务及人际关系的互动情况。

8.自我感受-自我概念型态

自我感受-自我概念型态指服务对象对于自我价值与情绪状态的信念与评价。

9.性-生殖型态

性-生殖型态主要指性发育、生殖器官功能及对性的认识。

10.应对-压力耐受型态

应对-压力耐受型态指服务对象压力程度、应对与调节压力的状况。

11.价值-信念型态

价值-信念型态指服务对象的思考与行为的价值取向和信念。

(二)按马斯洛(Maslow)需要层次进行整理分类

1.生理需要

体温 39 ℃,心率 120 次/分,呼吸 32 次/分,腹痛等。

2.安全的需要

对医院环境不熟悉,夜间睡眠需开灯,手术前精神紧张,走路易摔倒等。

3.爱与归属的需要

患者害怕孤独,希望有亲友来探望等。

4.尊重与被尊重的需要

如患者说"我现在什么事都不能干了""你们应该征求我的意见"等。

5.自我实现的需要

担心住院会影响工作、学习,有病不能实现自己的理想等。

(三)按北美护理诊断协会的人类反应型态分类

1.交换

交换包括营养、排泄、呼吸、循环、体温、组织的完整性等。

2.沟通

沟通主要指与人沟通交往的能力。

3.关系

关系指社交活动、角色作用和性生活型态。

4.价值

价值包括个人的价值观、信念、宗教信仰、人生观及精神状况。

5.选择

选择包括应对能力、判断能力及寻求健康所表现的行为。

6.移动

移动包括活动能力、休息、睡眠、娱乐及休闲状况、日常生活自理能力等。

7.知识

知识包括自我概念、感知和意念;包括对健康的认知能力、学习状况及思考过程。

8.感觉/感知

感觉/感知包括个人的舒适、情感和情绪状况。

三、分析资料

(一)检查有无遗漏

将资料进行整理分类之后,应仔细检查有无遗漏,并及时补充,以保证资料的完整性及准确性。

(二)与正常值比较

收集资料的目的在于发现护理对象的健康问题。因此护士应掌握常用的正常值,将所收集到的资料与正常值进行比较,并在此基础上进行综合分析,以发现异常情况。

(三)评估危险因素

有些资料虽然目前还在正常范围,但是由于存在危险因素,若不及时采取预防措施,以后很可能会出现异常,损害服务对象的健康。因此,护士应及时收集资料评估这些危险因素。

护理评估通过收集服务对象的健康资料,对资料进行组织、核实和分析,确认服务对象对现存的或潜在的健康问题或生命过程的反应,为作出护理诊断和进一步制订护理计划奠定了基础。

四、资料的记录

(一)原则

书写全面、整洁、简练、流畅,客观资料运用医学术语,避免使用笼统、模糊的词,主观资料尽量引用护理对象的原话。

(二)记录格式

根据资料的分类方法,根据各医院,甚至各病区的特点自行设计,多采用表格式记录。与患者第一次见面收集到的资料记录称入院评估,要求详细、全面,是制订护理计划的依据,一般要求入院后 24 小时内完成。住院期间根据患者病情天数,每天或每班记录,反映患者的动态变化,用以指导护理计划的制订、实施、评价和修订。

(代艳艳)

第二节　护 理 诊 断

护理诊断是护理程序的第二个步骤,是在评估的基础上对所收集的健康资料进行分析,从而确定服务对象的健康问题及引起健康问题的原因。护理诊断是一个人生命过程中的生理、心理、社会文化发展及精神方面健康状况或问题的一个简洁、明确的说明,这些问题都是属于护理职责范围之内,能够用护理的方法解决的问题。

一、护理诊断的组成部分

护理诊断有四个组成部分:名称、定义、诊断依据和相关因素。

(一)名称

名称是对服务对象健康状况的概括性的描述。应尽量使用北美护理诊断协会认可的护理诊断名称,以有利于护士之间的交流和护理教学的规范。常用改变、受损、缺陷、无效或低效等特定描述语。例如,排便异常;便秘;有皮肤完整性受损的危险。

(二)定义

定义是对名称的一种清晰的、正确的表达,并以此与其他诊断相鉴别。一个诊断的成立必须符合其定义特征。有些护理诊断的名称虽然十分相似,但仍可从定义中发现彼此的差异。例如“压力性尿失禁”的定义是“个人在腹内压增加时立即无意识地排尿的一种状态”,“反射性尿失禁”的定义是“个体在没有要排泄或膀胱满胀的感觉下可以预见的不自觉地排尿的一种状态”。虽然二者都是尿失禁,但前者的原因是腹内压升高,后者的原因是无法抑制的膀胱收缩。因此,确定诊断时必须认真区别。

(三)诊断依据

诊断依据是作出护理诊断的临床判断标准。诊断依据常常是患者所具有的一组症状和体征,以及有关病史,也可以是危险因素。对于潜在的护理诊断,其诊断依据则是原因本身(危险因素)。

诊断依据依其在特定诊断中的重要程度分为主要依据和次要依据。

1.主要依据

主要依据是指形成某一特定诊断所应具有的一组症状和体征及有关病史,是诊断成立的必要条件。

2.次要依据

次要依据是指在形成诊断时,多数情况下会出现的症状、体征及病史,对诊断的形成起支持作用,是诊断成立的辅助条件。

例如,便秘的主要依据是"粪便干硬,每周排大便不到三次",次要依据是"肠鸣音减少,自述肛门部有压力和涨满感,排大便时极度费力并感到疼痛,可触到肠内嵌塞粪块,并感觉不能排空"。

(四)相关因素

相关因素是指造成服务对象健康状况改变或引起问题产生的情况。常见的相关因素包括以下几个方面。

1.病理生理方面的因素

病理生理方面的因素指与病理生理改变有关的因素。例如,"体液过多"的相关因素可能是右心衰竭。

2.心理方面的因素

心理方面的因素指与服务对象的心理状况有关的因素。例如,"活动无耐力"可能是由疾病后服务对象处于较严重的抑郁状态引起。

3.治疗方面的因素

治疗方面的因素指与治疗措施有关的因素(用药、手术创伤等)。例如,"语言沟通障碍"的相关因素可能是使用呼吸机时行气管插管。

4.情景方面的因素

情景方面的因素指环境、情景等方面的因素(陌生环境、压力刺激等)。例如,"睡眠型态紊乱"可能与住院后环境改变有关。

5.年龄因素

年龄因素指在生长发育或成熟过程中与年龄有关的因素。如婴儿、青少年、中年、老年各有不同的生理、心理特征。

二、护理诊断与合作性问题及医疗诊断的区别

(一)合作性问题

在临床护理实践中,护士常遇到一些无法完全包含在北美护理诊断协会制定的护理诊断中的问题,而这些问题也确实需要护士提供护理措施,因此,1983年琳达·尤亚尔·卡本尼图提出了合作性问题的概念。她把护士需要解决的问题分为两类:一类经护士直接采取措施可以解决,属于护理诊断;另一类需要护士与其他健康保健人员尤其是医师共同合作解决,属于合作性问题。

合作性问题需要护士承担监测职责,以及时发现服务对象身体并发症的发生和情况的变化,但并非所有并发症都是合作性问题。有些可通过护理措施预防和处理,属于护理诊断;只有护士不能预防和独立处理的并发症才是合作性问题。合作性问题的陈述方式是"潜在并发症:XXXX",如"潜在并发症:脑出血"。

(二)护理诊断与合作性问题及医疗诊断的区别

1.护理诊断与合作性问题的区别

护理诊断是护士独立采取措施能够解决的问题;合作性问题需要医师、护士共同干预处理,处理决定来自医护双方。对合作性问题,护理措施的重点是监测。

2.护理诊断与医疗诊断的区别

明确护理诊断和医疗诊断的区别对区分护理和医疗两个专业、确定各自的工作范畴和应负的法律责任非常重要。

三、护理诊断的分类方法及标准

(1)按照护理诊断或健康所处的状态来分,可分为现存的、潜在的、健康的和综合的几种类型。

现存的护理诊断:现存的护理诊断是指服务对象评估时正感到的不适或存在的反应。书写时,通常将"现存的"省略。例如,"清理呼吸道无效"和"焦虑"即为现存的护理诊断。

潜在的护理诊断:潜在的护理诊断是指服务对象目前尚未发生问题,但因为有危险因素存在,若不进行预防处理就一定会发生的问题。用"有……的危险"进行描述,如"有感染的危险"即为潜在的护理诊断。

健康的护理诊断:健康的护理诊断描述的是个人、家庭或社区人群具有的能进一步提高健康水平的临床判断。例如,"母乳喂养有效"。

综合的护理诊断:综合的护理诊断是指一组由某种特定的情境或事件所引起的现存的或潜在的护理诊断。

可能的护理诊断:可能的护理诊断是指已有资料支持这一诊断的提出,但是目前能明确该诊断的资料尚不充分,需要进一步收集资料以确认或排除该护理诊断。

(2)确定护理诊断时究竟依据何种标准,哪些诊断可以得到医护人员的普遍认可,目前我国普遍使用的是北美护理诊断协会的分类体系,包括以人类反应型态的分类体系和功能性健康型态分类体系。

四、护理诊断的陈述

戈登(Gordon)主张护理诊断的陈述应包括三部分:健康问题、症状或体征、原因。

(一)健康问题

健康问题包括服务对象现存的和潜在的健康问题。

(二)症状或体征

症状或体征是指与健康问题有关的症状或体征。临床症状或体征往往提示服务对象有健康问题存在,例如,急性心肌梗死时心前区疼痛是此人健康问题的重要特征。

(三)原因

原因是指影响服务对象健康状况的直接因素、促发因素或危险因素。疾病的原因往往是比较明确的,而健康问题的原因往往因人而异,如失眠,其原因可能有焦虑、饥饿、环境改变、体位不舒适等,而且不同的疾病可能有相同的健康问题。

(代艳艳)

第三节 护理计划

护理计划是护理程序的第三个步骤,是制定护理对策的过程。护理人员在评估及诊断的基础上,对患者的健康问题、护理目标及护士所要采取的护理措施的一种书面说明,通过护理计划,可以使护理活动有组织、有系统地满足患者的具体需要。

一、护理计划的种类

护理计划从与服务对象刚接触开始,直到因服务对象离开医疗机构终止护患关系而结束。计划的类型可分为入院护理计划、住院护理计划和出院护理计划。

(一)入院护理计划

入院护理计划指护士经入院评估后制订的综合护理计划。评估资料不仅来源于书面数据,而且来源于服务对象的身体语言和直觉信息。由于住院期有逐渐缩短的趋势,因此计划应在入院评估后尽早开始,并根据情况及时修改。

(二)住院护理计划

护士根据获取的新评估资料和服务对象对护理的反应,制订较入院计划更为个体化的住院护理计划。住院护理计划也可在护士接班后制订,主要确定本班为服务对象提供的护理项目。根据住院评估资料,护士每天制订护理计划,以达到以下目的:①确定服务对象的健康状况是否发生改变。②排列本班护理活动的优先顺序。③决定本班需要解决的核心问题。④协调护理活动,通过一次护理活动解决服务对象多个问题。

(三)出院护理计划

随着平均住院期的缩短,患者出院后仍然需要护理。因此,出院护理计划是总体护理计划的重要组成部分。有效出院护理计划的制订从第一次与服务对象接触开始,护士以全面而及时地满足服务对象需要的信息为基础,根据服务对象住院和出院时的评估资料,推测如何满足服务对象出院后的需要而制订。

二、护理计划的过程

护理计划包括四方面的内容:①排列护理诊断的顺序;②制定预期目标;③制定护理措施;④书写护理计划。

(一)排列护理诊断的顺序

由于护理诊断往往不只是一个,因此,在拟定计划时首先应明确处理护理诊断提出问题的先后次序。一般对护理诊断的排序按首优、中优、次优进行排列,分出轻重缓急,先解决主要问题或以主要问题为重点,再依次解决所有问题,做到有条不紊。

1.首优问题

涉及的问题是直接威胁生命、需要立即采取行动予以解决的问题。如心排血量减少、气体交换受损、清理呼吸道无效、不能维持自主呼吸、严重体液不足、组织灌流量改变等问题。

2.中优问题

涉及的问题不直接威胁生命,但对护理对象的身心造成痛苦并严重影响健康的问题。如急性疼痛、组织或皮肤完整性受损、体温过高、睡眠型态紊乱、有受伤的危险、有感染的危险、焦虑、恐惧等。

3.次优问题

涉及的问题需要护理人员的少量支持就可以解决或可以考虑暂时放后面的问题,虽然不如生理需要和安全需要问题迫切,但并非不重要,同样需要护士给予帮助,使问题得到解决,以便对象达到最佳健康状态。如社交孤立、家庭作用改变、角色冲突、精神困扰等。

首优、中优、次优的顺序在护理的过程中不是固定不变的,随着病情的变化,威胁生命的问题得以解决,生理需要获得一定程度的满足后,中优或次优的问题可以上升为首优问题。

(二)排列护理诊断顺序应遵循的原则

1.结合护理理论模式

常用的有马斯洛的人类基本需要层次论。先考虑满足基本生活的需要,再考虑高水平的需要。即将对生理功能平衡状态威胁最大的问题排在最前面。如对氧气的需要优先于对水的需要,对水的需要优先于对食物的需要。

2.紧急情况

危及生命的问题始终摆在护理行动的首位。

3.与治疗计划相一致

要考虑不与医疗措施相抵触。

4.取得护理对象的信任与合作

注重服务对象的个人需求,尊重护理对象的意愿,共同讨论达成一致,即服务对象认为最为迫切的问题,如果与治疗、护理原则无冲突,可考虑优先解决。

5.尊重服务对象的健康价值观和信仰

根据服务对象的健康价值观和信仰排列护理诊断顺序。

6.考虑设备资源及所需的时间

一定要考虑在现有的条件下能否实施,否则计划形同虚设,措施无法实施,问题也就得不到解决。

7.潜在的问题要全面评估

一般认为现存问题应优先解决,但有时潜在的和需协同处理的问题并非首优问题,有时后者比前者更重要。护士应根据理论知识和临床经验对潜在的问题全面评估。例如,大面积烧伤处于休克期时,有体液不足的危险,如果不及时预防,就会危及服务对象生命,应列为首优问题。

(三)制定预期目标

预期目标也称预期结果,是期望的护理结果。指在护理措施实施之后,期望能够达到的健康状态或行为的改变,其目的是为制定的护理措施提供方向及为护理效果评价提供标准。

1.分类

根据实现目标所需的时间分为短期目标和长期目标。

(1)短期目标:是指在较短的时间内(几天、几小时)能够达到的目标,适合于住院时间较短、病情变化快者。例如,"三天后,服务对象下床行走50米","用药2小时后服务对象自述疼痛消失"等都是短期目标。

（2）长期目标：是指需要相对较长时间（数周、数月）才能够达到的目标。可以分为两类：一类是需要护士针对一个长期存在的问题采取连续性行动才能达到的长期目标，例如，一个长期卧床的服务对象需要护士在整个卧床期间给予精心的皮肤护理以预防发生压疮，长期目标可以描述为"卧床期间皮肤完整无破损"；另一类是需要一系列短期目标的实现才能达到的长期目标，例如，"半年内体重减轻 12 kg"，最好通过一系列短期目标来实现，可以定为"每周体重减轻0.5 kg"。短期目标的实现使人看到进步，增强实现长期目标的信心。

2.陈述

目标的陈述方式：主语＋谓语＋行为标准＋条件状语。

（1）主语：是指服务对象或服务对象的一部分或与服务对象有关的因素。如护理对象的血压、脉搏、体重等。主语为护理对象本人时可以省略。

（2）谓语：是指主语将要完成且能被观察到的行为，用行为动词陈述。如说明、解释、走、喝等。

（3）行为标准：是指主语完成该行为将要达到的程度。如时间、距离、速度、次数、重量、计量单位（个、件等）、容量等。

（4）条件状语：是指服务对象完成该行为所必须具备的条件状况，即在什么样的条件下达到目标，并非所有目标陈述都包括此项。如在护士的帮助下、在学习后、在借助扶手后等。

3.制定预期目标的注意事项

（1）目标应以服务对象为中心：目标陈述的是服务对象的行为，而非护理活动本身。

（2）目标应说明服务对象将要做什么、怎么做、什么时候做、做到什么程度，而不是描述护士的行为或护士采取的护理措施。

（3）目标应切实可行：既应在护理对象的能力范围之内，又要能激发服务对象的能动性，且与医疗条件相匹配。

（4）目标应有明确的针对性：一个预期目标只能针对一个护理诊断，一个护理诊断可有多个预期目标。

（5）目标应具体：预期目标应是可观察、可测量的，避免使用含糊不清、不明确的词，如活动适量、饮酒量减少等，不易被观察和测量，难以进行评价。

（6）目标应有时间限制：预期目标应注明具体时间，如三天后、2 小时内、出院时等，为确定何时评价提供依据。

（7）目标必须有据可依：护士应根据医学、护理知识、个人临床经验及服务对象的实际情况制定目标，以保证目标的可行性。

（8）关于潜在并发症的目标：潜在并发症是合作性问题，仅通过护理往往无法阻止，护士只能监测并发症的发生与发展。因此，潜在并发症的目标可这样书写：并发症被及时发现并得到及时处理。

（四）制定护理措施

护理措施是有助于实现预期目标的护理活动及其具体实施方法。护理措施的制定必须围绕已明确的护理诊断和拟定的护理目标，针对护理诊断提出的原因，结合服务对象的具体情况，运用护理知识和经验作出决策。

1.护理措施的分类

(1)独立性护理措施:是指护士运用护理知识和技能可独立完成的护理活动,即护嘱。

(2)合作性护理措施:是指护士与其他医务人员共同合作完成的护理活动。例如,与营养师一起制订符合服务对象病情的饮食计划。

(3)依赖性护理措施:是指护士执行医嘱的护理活动,如给药。然而护士不是盲目地执行医嘱,应能够判别医嘱的正确与否。

2.制定护理措施的原则

护理措施必须具有一定的理论依据,对护理对象是安全的。护理措施针对护理诊断提出的原因而制定,其目的是达到预期的护理目标。应用现有资源,护理措施切实可行、因人而异、与个体情况相适应,与护理对象的价值观和信仰不相违背。与其他医务人员的处理方法不冲突,相辅相成。护理措施的描述应准确、明了。一项完整的护理措施应包括日期、具体做什么、怎样做、执行时间和签名。鼓励服务对象参与制定护理措施,保证护理措施的最佳效果。

(五)护理计划的书写

护理计划的书写就是将已明确的护理诊断、目标、措施书写成文,以便指导和评价护理活动。各个医疗机构护理计划的书写格式不尽相同,一般都有护理诊断、预期目标、护理措施和评价四个栏目。

书写时注意应用标准医学术语,包括护理活动的合作者,也包括出院和家庭护理的内容,制订日期和责任护士要书写完整。

标准护理计划的出现,简化了护理计划的书写工作。标准护理计划是根据临床经验,推测出在一个特定的护理诊断或健康状态下,服务对象所具有的共同的护理需要,根据需要预先印刷好的护理计划表格。护士只需在一系列护理诊断中勾画出与服务对象有关的护理诊断,按标准计划去执行。对于标准护理计划上没有列出,而服务对象却具备的护理诊断,须按护理计划格式填写附加护理计划单,补充服务对象特殊的护理诊断、预期目标、护理措施和评价。

随着计算机在病历管理中的应用,护理计划也逐渐趋向计算机化。标准护理计划被输入存储器后,护士可以随时调阅标准护理计划或符合服务对象实际情况的护理计划。制订某服务对象具体的护理计划,步骤如下:①将护理评估资料输入计算机,计算机将会显示相应的护理诊断。②选定护理诊断后,计算机即可显示与护理诊断相对应的原因、预期目标。③在预期目标后,计算机即提示可行的护理措施。④选择护理措施,制订出一份个体化的护理计划。⑤打印护理计划。

护理计划明确了服务对象健康问题的轻重缓急及护理工作的重点,确定了护理工作的目标,制定了实现预期目标的护理措施,为护士解决服务对象健康问题、满足服务对象健康需要的护理活动提供了行动指南。

（代艳艳）

第四节 护 理 实 施

护理实施是护理程序的第四个步骤,是将护理计划付诸实施的过程。通过实施,可以解决护理问题,并可以验证护理措施是否切实可行。其工作内容包括:实施措施、写出记录、继续收集资料。这一步不仅要求护士具备丰富的专业知识,还要具备熟练的操作技能和良好的人际沟通能力,才能保证患者得到高质量的护理。

一、实施的过程

(一)实施前思考

要求护士在护理实施前思考以下问题。

1.做什么

回顾已制订好的护理计划,保证计划内容是合适的、科学的、安全的,符合患者目前情况。然后,组织所要实施的护理措施。这样一次接触患者时可以根据计划有顺序地执行数个护理措施。

2.谁去做

确定哪些护理措施是护士自己做,哪些是由辅助护士执行,哪些是由其他医务人员共同完成,需要多少人。一旦护士为患者制订好了护理计划,计划可由下列几类人员完成。①护士本人:由制订护理计划的护理人员将计划付诸行动。②其他医务人员:包括其他护理人员、医师和营养师。③患者及其家属:有些护理措施需要患者及其家属参与或直接完成。

3.怎么做

实施时将采取哪些技术和技巧,并回顾技术操作、仪器操作的过程。如果需要运用沟通交流,则应考虑在沟通中可能遇到的问题,可以使用的沟通技巧。

4.何时做

根据患者的具体情况、健康状态,选择执行护理措施的时间。

(二)实施过程

1.落实

将所计划的护理活动加以组织,任务落实。

2.执行

执行医嘱,保持医疗和护理有机结合。

3.解答

解答服务对象及家属的咨询问题。

4.评价

及时评价实施的质量、效果,观察病情,处理突发急症。

5.收集资料

继续收集资料,及时、准确地完成护理记录,不断补充和修正护理计划。

6.协作

与其他医务人员保持良好关系,做好交班工作。

二、实施护理计划的常用方法

(一)提供专业护理

护士运用各种相应的护理技巧来执行护理计划,直接给护理对象提供护理服务。

（二）管理

将护理计划的先后次序进行安排、排序,并委托其他护士、其他人员执行护理措施,使护理活动能够最大限度地发挥护士的作用,使患者最大程度地受益。

（三）健康教育

对患者及其家属进行疾病的预防、治疗、护理等方面的知识教育。

（四）咨询指导

提供有助于健康的信息,指导患者进行自我护理或家属、辅助护士对患者的护理。

（五）记录

记录护理计划的执行情况。

（六）报告

及时向医师报告患者出现的身心反应、病情的进展情况。

三、护理实施的记录

护理记录是护理实施阶段的重要内容,是交流护理活动的重要形式。做好护理记录可以保存重要资料,为下一步治疗护理提供可靠依据。护理记录要求及时、准确、可靠地反映患者的健康问题及其进展状况;描述确切客观、简明扼要、重点突出;体现动态性和连续性。

（一）护理记录的内容

护理记录的主要内容包括:实施护理措施后服务对象、家属的反应及护士观察到的效果,服务对象出现的新的健康问题与病情变化,所采取的临时性治疗、护理措施,服务对象的身心需要及其满足情况,各种症状、体征、器官功能的评价,服务对象的心理状态等。

（二）护理记录的方法

护理文件记录与护理程序的实施同样重要。护理管理者提倡在临床实践中使用具体而统一的护理实践及程序表格,护士只需记录护理中所遇到的特殊问题。然而,这种方法有一定的法律争议,认为如果在表格中没有相应的记录,就证明护士没有做相应的工作。因此,医院及其他的健康机构要求护士认真、详细、完整地记录护理过程。

临床护理记录的方式很多,目前在以患者为中心的整体护理实践中,多采用 PIO 护理记录格式,这是一种简明而又能体现护理程序的记录法。

P(problem,问题),指护理诊断或护理问题。I(intervention,措施),是针对患者的问题进行的护理活动。O(outcome,结果),护理措施完成后的结果。

在护理实践中,护士需准确及时记录护理程序的实施过程,我国护理界也根据有关法律规定及护理专业组织的具体要求建立相应的记录标准。在执行护理措施的过程中,需要随时观察,继续收集资料,评估服务对象的变化,以便根据服务对象的动态变化修改护理计划。

护理实施是落实护理计划的实际行动,计划实施以后服务对象的健康状况是否达到了预期结果,下一步的护理活动应如何进行,还需要护理评价来完成。

（谢燕珍）

第五节　护理评价

护理评价是护理程序的最后一个步骤,是确定护理目标是否实现或判断实现的程度。护理评价按预期目标所规定的时间,将护理后服务对象的健康状况与预期目标进行比较并作出评定和修改,了解服务对象对健康问题的反应,验证护理效果,调控护理质量,积累护理经验。

一、列出已制定的护理目标

计划阶段所确定的预期目标可作为护理效果评价的标准。预期目标对评价的作用有以下两个方面:①确定评价阶段所需收集资料的类型;②提供判断服务对象健康资料的标准。

例如,预期结果:①每天液体摄入量不少于 2 500 mL;②尿液排出量与液体摄入量保持平衡;③残余尿量低于 100 mL。根据以上预期目标,任何一名护士都能明确护理评价时所应收集资料的类型。

二、收集与目标有关的资料

为评价预期目标是否达到,护士应收集服务对象的相关主客观资料。有些主客观资料需要证实,如确认主观资料恶心或疼痛时,护士需依据服务对象的主诉,或该主观资料的客观指标(如脉搏、呼吸频率减慢,面部肌肉放松等可作为疼痛缓解的客观指标)。所收集资料应简明、准确地记录,以备与计划中的预期目标进行比较。

三、比较收集到的资料和预期目标

评价预期目标是否实现,即评价通过实施护理措施后,原定计划中的预期目标是否已经达到。评价分两步进行。

(一)服务对象实际行为的变化

列出实施护理措施后服务对象的反应。

(二)将服务对象的反应与预期目标比较,了解目标是否实现

预期目标实现的程度可分为三种:①预期目标完全实现;②预期目标部分实现;③预期目标未实现。为便于护士之间的合作与交流,护士在对预期目标实现与否作出评价后,应记录结论。记录内容为结论及支持资料,然后签名并注明评价的时间。结论即预期目标达到的情况,支持资料是支持评价结论的服务对象的反应。

四、重审护理计划

(一)分析原因

在评价的基础上,对目标部分实现或未实现的原因进行分析,找出问题之所在,可询问的问题包括:①所收集的基础资料是否欠准确。②护理诊断是否正确。③预期目标是否合适。④护理措施是否适当,是否得到了有效落实。⑤服务对象的态度是否积极,配合良好。⑥病情是否已经改变或有新的问题发生,原定计划是否失去了有效性。

(二)全面决定

对健康问题重新估计后,作出全面决定,一般有以下四种可能。①继续:问题仍然存在,目标与措施恰当,计划继续进行。②停止:问题已经解决,停止采取措施。③确认或排除:对可能的问题,通过进一步的收集资料,给予确认或排除。④修订:对诊断、目标、措施中不适当之处加以修改。

护理程序是护士通过科学的解决问题的方法确定服务对象的健康状态,明确健康问题的身心反应,并以此为依据,制订适合护理对象的护理计划,采取适当的护理措施以解决确认的问题的过程。其目的是帮助护理对象满足其各种需要,恢复或达到最佳的健康状态。运用护理程序不仅能提高护理质量,促进服务对象健康得到恢复,而且能培养护士的逻辑思维,增强其发现问题和解决问题的能力,使业务知识和技能水平得以提高,护患关系也会因此得到改善,同时运用护理程序中完整的护理记录为护理科研与护理理论的发展奠定基础。

(刘亚杰)

第三章

门 诊 护 理

第一节　门诊护理概述

一、门诊优质护理服务项目

(1)送患者住院:门诊值班医师确定需引导住院的非急症患者。由内、外、妇科医师向分诊台人员提出要求,分诊护士负责协调完成此项工作。

(2)60岁以上老人陪诊服务:门诊值班医师确认独自就诊的60岁以上老人,有导诊需求的患者。由门诊各个科室值班医师向门诊部导医台提出要求,导医护士负责协调完成此项工作。

(3)为慢性病患者代购药品服务:由门诊值班医师向门诊部导医台提出要求,提供患者的联系方式,导医护士负责协调完成此项工作。

二、门诊预检分诊管理

(1)预检护士由资深护士担任,同时具有高度的责任心。严格遵守卫生管理法律、法规和有关规定,认真执行临床技术操作规范以及有关工作制度。

(2)患者来院就诊,预检护士严格按照"一看、二问、三检查、四分诊、五请示"原则,正确分诊。

(3)根据《中华人民共和国传染病防治法》有关规定,预检护士对来就诊患者预先进行有关传染病方面的甄别、检查与分流。发现传染病或疑似传染病患者,通知专科医师到场鉴别,排除者到相应普通科就诊;疑似者发放口罩、隔离衣等保护用具,专人护送到特定门诊,并对接诊区进行消毒处理。由特定门诊预检护士按要求通知医务科、公共卫生科、门诊办公室,并做好传染病登记工作。

(4)如遇患者病情突变急需抢救时,预检护士立即联系医师就地抢救;同时联系急诊,待病情允许,由专人护送至急诊。

(5)遇突发事件,预检护士立即通知医务科、护理部、门诊办公室,按相关流程启动应急预案。

三、门诊治疗室管理

（1）治疗室的布局合理，清洁区、污染区分区明确，标志清楚。

（2）环境清洁、干燥，有专用清洁工具，每天 2 次清洁地面。如有脓、血、体液污染，及时用 2 000 mg/L含氯消毒液擦拭消毒。

（3）护士按各自岗位职责工作，无关人员不得入内。

（4）无菌物品按消毒日期前后顺序使用，摆放整齐，有效期为 1 周。使用后的器械等物品，统一送供应室处理。无菌物品（棉球、纱布等）一经打开，使用时间最长不超过 24 小时，提倡使用小包装。疑似过期或污染的无菌物品需重新消毒，否则不得使用。

（5）治疗车上物品应摆放有序，上层为清洁区、下层为污染区。车上应备有快速手消毒液或消毒手套。

（6）治疗室每天紫外线进行空气消毒，做好记录。

（7）每天开窗通风，保持空气流通。

四、门诊患者及家属健康教育规划

门诊健康教育是通过有计划、有组织、有系统的信息传播和行为干预，促使患者及家属自觉地采纳有益于健康的行为和生活方式，消除或减轻影响健康的危险因素，预防疾病、促进健康、提高生活质量。

（一）门诊健康教育的目的

通过健康教育稳定患者情绪，维持良好医疗秩序。同时让患者获得卫生保健知识，树立健康观念，自愿采纳有利于健康的行为和生活方式。

（二）门诊健康教育的服务对象

门诊患者及家属。

（三）门诊健康教育的策略

（1）因人、因病实施健康教育，并将健康教育伴随医疗活动的全过程。在就诊过程中，护士随时与患者进行交谈，针对不同需求进行必要而简短的解释、说明、指导、安慰。

（2）健康教育内容精炼、形式多样，具有针对性和普遍性。

（四）门诊健康教育的形式

1.语言教育

健康咨询、专题讲座、小组座谈。

2.文字教育

卫生标语、卫生传单、卫生小册子、卫生报刊、卫生墙报、卫生专栏、卫生宣传画等。

3.形象化教育

图片、照片、标本、模型、示范、演示等。

4.电化教育

广播、投影、多媒体等。

（五）门诊健康教育的方法

1.接诊教育

在分诊过程中通过与患者交流，了解心理，识别病情的轻重缓急，安排患者就诊科室。

2.候诊教育

护士对候诊患者进行健康知识宣教,设置固定的健康教育课程,内容以常见病、多发病、流行病的防治知识为主,形式多样、内容精炼、语言通俗易懂。通过健康教育安抚患者情绪,向患者和家属传播卫生科学常识及自我保健措施。

(刘晓晶)

第二节 门诊岗位要求

一、门诊总体岗位要求

(一)岗位职责要求

(1)坚持以患者为中心,一切服务工作都要让患者满意。

(2)严格遵守医院作息时间,不迟到、早退,提前10分钟上岗,整理诊台,做好接诊准备。

(3)熟练掌握岗位要求,工作认真负责,坚守岗位。

(4)服务热情(微笑)、主动、周到,语言文明。

(5)执行首问负责制,耐心询问与解答患者,及时解决相关问题。不能解决的及时汇报科室主任/护士长。电话接听、记录详细、仔细,语气温和。

(6)遇危重、突发急症的患者,配合医师采取积极有效的抢救措施。

(7)就诊环境保持清洁、整洁、安静,做好患者就诊前、后的指导、宣教工作。

(8)维持就诊秩序,遇到高龄体弱、危重患者,与相关科室联系,合理安排就诊次序。危重患者、孤寡老人等特殊人员有专人护送。

(9)积极参加院、科组织的培训、学习和活动。

(二)仪表规范要求

(1)服装干净、整洁、衣扣齐全。内衣不外露,配穿护士鞋、白色棉袜或肉色丝袜。

(2)发型要求:长发使用统一的头花、发网盘起;短发不得过肩。头发前不过眉,不佩戴夸张头饰。不染颜色绚丽的发色,不留奇异发型。

(3)护士佩戴燕尾帽稳妥端正,前端距发际4~5 cm,用两个银白色或白色发夹固定于帽后,发夹不得显露于帽子正面。

(4)上班画淡妆,妆色端庄、淡雅。口红颜色接近唇色。不留长指甲和涂带色指(趾)甲油。

(5)工作时禁止佩戴戒指、手镯、脚链、耳饰,颈部不可佩戴粗大或夸张项链。

(三)服务基本用语要求

态度和蔼、亲切自然、语言文明、语气柔和、用词通俗、表达准确、耐心细致、体贴周全,杜绝生、冷、硬、顶、推或斥责患者的现象。

(1)文明用语:请、您好、谢谢、对不起、再见。

(2)称呼用语:同志、先生、老师、女士、阿姨、叔叔、大姐、大哥、小朋友。

(3)公共用语:您好、对不起、不客气、谢谢、请进、请坐、请稍候、再见、我能帮您什么、请配合一下、谢谢合作、祝您早日康复、您走好、请多提宝贵意见。

二、门诊导诊护士

(一)岗位要求

(1)按照疫情防控要求,做好预检分诊工作。

(2)指导患者办理就诊卡及自助充值事项。

(3)维持门诊大厅就诊秩序,遇到高龄体弱、危重患者,与相关科室联系,合理安排就诊次序。危重患者、孤寡老人等患者主动护送。

(4)耐心解答电话咨询。

(5)提供便民服务,监督卫生工作。

(6)做好轮椅的集中发放和保管工作。

(7)站立式微笑服务,使用规范用语,热情接待咨询人员。

(8)完成门诊部主任、护士长交代的其他工作任务。

(二)服务语言要求

(1)患者首问咨询时,护士站立,说:"您好!""您好,有什么可以帮到您?""您好,您有什么需要我来做?""您好,请您稍等,我……""您好,我帮您问一下,请稍等。""您好,这个地方在……"。

(2)送患者坐电梯、楼梯或出门时,说:"请您慢走。""小心。""小心台阶。"或"您走好。"

(3)送患者到达诊区、诊室或其他辅助科室时等,说:"您好,这里是……,"回头交代到达区域工作人员"您好,这位…(称呼)需要……。""您好,这里是某某诊区,现在患者比较多,请您耐心等一下。"

(4)帮助患者取号,说:"很高兴为您服务。"

(5)患者送还轮椅、担架车物品时,说:"您好,交给我吧,让我来。""不客气。""您还有什么需要吗?""请您慢走。"

三、分诊人员

(一)岗位要求

(1)按候诊号的先后顺序依次安排患者就诊,认真维持好候诊秩序,正确分流患者。

(2)分配诊室"一医一患一陪护",以保护患者隐私,确保医师全神贯注地为患者诊治,提高工作效率。

(3)就诊前根据患者情况测量体温、脉搏、呼吸、血压,并记录于门诊病历上。

(4)全面观察候诊患者的病情变化,遇有高热、剧痛、出血、呼吸困难、休克等急性病症应立即安排患者提前就诊,必要时联系急诊科参与救治。

(5)如发现传染患者,应立即隔离诊治,及时向主管领导及时汇报,并做好消毒隔离工作。

(6)在诊疗过程中,要主动指导患者充值、取药、化验等,以缩短候诊时间,并使患者及时得到治疗。

(7)协助做好门诊安全保卫工作,候诊区禁止吸烟,为患者提供安静、舒适、安全的就诊环境。

(8)参与门诊病区的抢救工作。

(二)服务语言要求

面带微笑,站姿规范,主动热情,上前询问:"您有什么事情需要我帮忙吗?""您有哪些问题不清楚,我给您解释一下?""现在候诊患者较多,请不要着急。""请到 XX 诊室就诊。""请到这边坐一下。""看 X 科的患者较多,请您在此排队就诊,谢谢。""为保护患者隐私,请有序就诊,请在诊室外候诊! 谢谢您的配合。""同志,对不起,请在此排队挂号、就诊,请自觉遵守秩序,谢谢您的配合。""对不起,这位专家今天不坐诊,我帮您联系另选一名专家好吗?"

四、儿童诊疗中心护士

(一)岗位要求

(1)做好预检分诊工作,对危重患儿优先安排就诊,发现病情变化时,立即配合医师处理。

(2)保持工作区域干净、整洁。

(3)根据实际工作情况填写各项记录本,如药品、耗材清点记录、仪器设备保养记录等。

(4)协助医师工作,根据医嘱正确执行各项操作并登记。

(5)严格执行"三查九对",认真执行护理核心制度和操作规程。

(6)对中心内的区域进行消毒并记录。

(7)核对账目,不给患者多扣费和漏收费。

(8)及时巡视输液大厅,密切观察患儿在输液过程中病情变化,发现异常情况及时报告医师并记录。

(9)做好护理治疗的宣教工作。

(二)服务语言要求

面带微笑,主动热情,可说:"请您把药品给我,谢谢。""您把药品放在这里,我们会标记孩子姓名,不会出错,请放心。""请您帮孩子按压 5~10 分钟,谢谢您的配合。""输液过程中,请您不要随意调整输液滴数,如有需要,请及时联系我们工作人员。""小朋友用嘴含住这个管口,做深呼吸,然后用鼻子慢慢呼气,看阿姨怎么做。""小朋友雾化结束了,你感觉好点了吗?""家长您好,雾化结束后一定想着给孩子洗脸、漱口或者多喝水,以防声音嘶哑和口腔炎的发生。""小朋友你好,你以前吹过气球吗?""你过生日的时候吹蜡烛没有啊?""你不用紧张,没有一点疼痛的。"

五、健康管理中心

(一)岗位要求

服从主任/护士长的管理和工作安排,认真执行各项规章制度和操作流程。

1.机关、企事业单位来院体检

(1)检前:①根据各单位体检要求,打印发放体检指引单,引导受检者合理安排体检流程,另外要做好未按约定前来体检人员的工作安排。②组织、接待、引导、协调体检人员有序进行健康体检。③按照各科体检项目的要求,认真询问病史,并按各科体检程序进行检查,确保体检项目无遗漏。

(2)检中:①体检过程中对体检人员咨询的问题,要做好解答工作。②对体检中发现的阳性体征,应在体检表的相应栏目中要简明扼要地予以描述,防止简单下结论。

(3)检后:①发放体检结果时,执行保护性医疗制度,尊重受检客人的隐私权。②在健康管理师的指导下,针对管理客户提出并实施相关健康保健计划,以及临床医疗信息服务。③对体检人员的身体健康、日常生活、行为方式进行干预。④管理体检人员及体检团队,重点人群重点服务,建立良好的长期合作关系。

2.封闭式体检(征兵体检、公务员体检)

(1)负责确定相关单位体检时间、体检项目,协调各项目体检人员,布置封闭式体检场地。

(2)负责召开检前培训会,共同学习特殊体检项目标准、体检系统使用、体检结论下达等。

(3)负责物资准备(包括体检表、早餐等)、引导人员培训、报告整理汇总等。

(4)负责主检,统计体检人数及结果并反馈给单位,开具单位发票等。

(5)负责核对体检人数、钱数上报登记,统计参加体检人员考勤并上报人力资源科。

3.外出体检(高考学生体检、中小学生体检)

(1)负责沟通学校体检时间、体检项目,协调各项目体检人员,提前去学校布置体检场地。

(2)负责召开检前培训会,共同学习外出体检项目标准、体检系统使用、体检结论下达等。

(3)负责外出物资准备、引导人员培训、报告整理汇总、学生来院复查等。

(4)负责统计体检人数及结果、出具体检监测报告书,反馈给学校,开具单位发票等。

(5)负责核对体检人数、钱数上报登记,统计参加体检人员考勤并上报人力资源科。

4.其他事项

(1)每月与财务科核对团检单位结算费用的工作,并及时上报主任/护士长。

(2)每月双人核对个人体检人数及费用、各单位人员加项的工作,并及时上报主任/护士长。

(二)服务语言要求

(1)关于打印查体指引单,可采用:"您好,请问有什么可以帮您?""您是单位组织的查体吗?""提供一下您的身份证,好吗?""好的,请稍等。这是您的查体表,请您拿好进入各个诊室进行检查。等您检查完后,把体检表交回前台好吗?"

(2)关于前台导诊,可采用:"您好,请问有什么可以帮您?""XX 在走廊 X 边的位置,请您随我走。""不客气,您慢走。"

(3)关于彩超分号,可采用:"您好,请问有什么可以帮您?""您的彩超号是彩二 10 号,前面还有两个人,请稍等""请您进入彩超室等待区稍等,前面还有一人,一会医师会叫您。""您的彩超号是彩三 10 号,请您去西走廊进行彩超体检""您还有眼科等其他项目没查,就在您右手边方向,请您再去检查其他体检项目。""不客气,您慢走。"

(4)关于测量血压,可采用:"您好,请问有什么可以帮您?""请这边坐,我来帮您测一下。""请您坐好,伸出右胳膊,放松,别紧张。""马上开始测量,请不要动您的手臂,好吗?""您的血压正常。请您再去检查其他体检项目。""不客气,您慢走。"

(5)关于测肺功能,侧采用:"您好,请问有什么可以帮您?""请这边坐,我来帮您测一下。""请您坐好,一只手捏着鼻子,嘴含着吹嘴,先吸一口气,再吹 6 秒(护士说 6 个吹)。""马上开始测量,请不要紧张,尽量配合我,好吗?""您的肺功能正常。请您再去检查其他体检项目。""不客气,您慢走。"

(6)关于测电测听,可采用:"您好,请问有什么可以帮您?""请这边坐,我来帮您测一下。""请您坐好,看一下检查示意图,先把耳机带上,右边是红色、左边是蓝色,听见声音无论大小一定要按。""马上开始测量,请不要紧张,尽量配合我,好吗?""您的电测听正常。请您再去检查其他体检项目。""不客气,您慢走。"

(7)关于测碳 13、碳 14 呼气试验,可采用:"您好,请问有什么可以帮您?"。碳 14:"请这边坐,请您把这个胶囊喝下去,15 分钟之后撕开包装袋,大头套上进行吹气,吹气 5 分钟后给我就可以了,慢慢吹,正常呼吸就可以了。"。碳 13:"请这边坐,请您先吹一口气把蓝袋子吹满,然后把这个胶囊喝下去,30 分钟之后吹红袋子。""您的结果会直接放到体检报告中。请您再去检查其他体检项目。""不客气,您慢走。"

(8)关于领取胃肠镜药品,可采用:"您好,请问有什么可以帮您?""请您跟我来,我来帮您拿一下。""这是您的药品,里面有玻璃瓶药品、一定要轻拿轻放,放到背光地方,千万不要放到冰箱里。""您稍等,给您登记一下,请您签字确认""请您去二楼内镜室进行预约,二楼医务人员会给您一张明白纸,上面会有具体用药时间。""不客气,您慢走。"

(9)关于收回查本人员查体表(前台),可采用:"您好,请问有什么可以帮您?""您把体检表交到我这里就可以。""您坐这里照张相,好吗?""照好了,请您第二天下午两点以后到主检室领取您的体检报告。""若您不方便来取,可留下邮箱给您发送电子版,或者留下地址给您邮寄纸质版。""若您着急要结果,我们会给您尽快出具结果,这是我们的电话,请于今下午 4 点左右打电话咨询结果。""不客气,您慢走。"

(10)关于查体科-领取体检报告,可采用:"您好,请问有什么可以帮您?""有我为您详细讲解您的体检报告。请问,还有什么可以帮助您的吗?""不客气,您慢走。"

六、彩超室分诊人员

(一)岗位要求

(1)按要求提前上班,做好开诊前的清洁工作。

(2)每天登记医师出诊时间,做好工作量统计工作。

(3)保持诊室安静,维持一医一患一诊室。

(4)主动、热情接待患者,有问必答,做好解释工作

(5)熟悉本科医师特长及出诊时间,维护候诊室良好秩序,对高热、新生儿等特殊患者及急危重症患者优先做检查,并对其他患者做好解释工作。

(6)向候诊患者介绍有关本科室的情况。

(7)合理安排彩超预诊工作。

(二)服务语言要求

面带微笑,主动热情,可采用:"您好!请问有什么可以帮您?""请让我看一下您的申请单,好吗?""已经给您排上号了,请您在大厅座位上耐心等待,注意大屏喊号提示,听到您的名字后到相应诊室检查"。"系统有点慢,请您稍等。""您好,这个单子不清晰,您稍等,我问一下开单大夫。""您检查的项目不能吃饭喝水,您吃饭喝水了吗?""您检查的项目需要鼓尿,外面有饮水机,您可以多喝点水。"

七、门诊手术室

(一)岗位要求

(1)在主任/护士长的领导下进行工作。负责开诊、手术、治疗前后的准备工作。

(2)严格执行各项护理规章制度、无菌技术操作规程、查对制度,严防差错事故的发生。

(3)配合医师对患者进行检查,按医嘱给患者进行治疗、冲洗,手术配合与处置。

(4)负责手术室的整洁、保持安静,做好手术前后的健康宣教工作。

(5)负责手术室药品、物资、器材清点及保养、登记、统计工作。

(6)负责使用后的各种器械、物品的终末处理,严格执行消毒隔离制度。

（7）按照实施手术进行手术费用,术后做好各类登记工作,每月第一个工作日统计手术量并汇总上报护士长。

（8）完成上级领导交办的其他工作。

（二）服务语言要求

可采用:"您好,请把手术单给我看一下。""您叫什么名字吗? 马上就要给您手术了,请您躺（坐）好,不要太紧张,有什么不舒服,随时告诉我好吗?""您的手术做完了,谢谢合作。""给您取了病理标本,XX 时间到门诊三楼病理科取报告,谢谢合作。""这是门诊部的电话,您有任何问题可以电话联系。"

八、检验科护士

（一）岗位要求

（1）在主任/护士长的领导下,负责门诊患者的血液采集及采血室日常护理工作。

（2）严格执行无菌技术操作规程,熟练掌握静脉穿刺技术及外周采血技术。

（3）认真执行查对制度,核对患者的信息、检验项目,一旦发现有误,立即与开单医师核对,根据情况及时与检验人员有效沟通。

（4）严格执行一次性医疗用品使用管理制度,做到一人、一针、一管、一带。

（5）严格执行医疗废物管理有关规定,做好医疗废物的分类处理。

（6）做好当日工作量的核对、登记、统计工作。

（7）负责采血物品的请领和保管,并做好使用消耗登记负责采血室的清洁、消毒工作。

（8）采血后主动并详细告知患者及陪属领取报告的时间、地点及方法,必要时协助其领取报告。

（二）服务语言要求

可采用:"您好,请把化验条码给我,谢谢。""您化验的项目需要空腹抽血,您吃饭了吗?""请放松,不要动,采血不会很疼,一会儿就好。""请您按压 5～10 分钟。""请您 X 时刻到诊室门口自助机打印报告单,谢谢您的配合。""这个检查在 X 楼 X 区,您可以到那里去检查。""请您取号后在大厅候诊座椅上等待叫号。""您好,请出示医保卡或就诊电子码。""请带好您的随身物品。""请拿好您的扣费收据及化验条码。"或"请拿好您的扣费收据及检查单。"

九、内镜室护理人员

（一）岗位要求

（1）在主任/护士长的领导下进行工作。

（2）认真执行医院和本科室的各项规章制度和技术操作常规,严格查对制度,严防差错发生。

（3）做好开诊前的准备工作,保持内镜室整洁、安静。热情接待患者,维护就诊秩序。向患者交代检查前和检查中的注意事项,同时做好心理护理等健康宣教工作,解除思想顾虑,使患者愉快地接受检查。

（4）观察候诊患者的病情变化,对病情较重者予以提前就诊,对年老体弱和远道来的患者给予关照。

（5）预约时了解患者的病史及必要的化验检查结果,并做好登记。

（6）注意保护患者的隐私权。

(7)检查后要向患者及家属交代注意事项,严防并发症的发生。

(8)严格执行消毒隔离制度,每次用后应消毒去污、清洁,经高效消毒剂消毒后备用。

(9)各种检查镜分类放置,定期检查,做好器械保养工作。

(10)科内抢救物品及药品定点放置,定期检查,处于备用状态。

(11)每天做好工作量统计工作。

(二)服务语言要求

可采用:"您好,请把申请单给我,谢谢。""您的内镜检查已经预约好,请问您是否选择做无痛内镜?""请你稍等,麻醉师会为您进行评估并开具无痛检查。""请您在候诊区等一下,按顺序检查,很快就会轮到您。""检查时我会陪着您,请您放松,不要紧张。""您是XXX吗?请您朝左侧身躺好,检查时会有点不舒服,请您配合一下,谢谢。""谢谢您的合作,请到候诊区休息,一会就可以取报告单。"或"给您取的病理标本,X天后到内镜室来取报告单就行。您慢走。"

十、口腔门诊护理人员

(一)岗位要求

(1)在科主任/护士长的领导下认真完成诊室的常规护理工作。

(2)密切配合医师治疗工作,准备所需物品及器械。

(3)熟悉常用器械、药品、材料的作用和用法。

(4)负责口腔科整洁、安静、维持就诊秩序,并与患者保持好良好的沟通、宣教工作。

(5)做好器械的消毒、灭菌,及检查物品效期的工作。

(6)认真执行各项规章制度和技术操作规程,严格查对制度,严防事故的发生。

(7)负责领取、保管诊室的材料、器械,及时更换补充,保证完整配套及充足,使诊治工作方面高效。

(二)服务语言要求

可采用:"请您在候诊区稍等一会,按顺序检查,很快就会轮到您。""您是XXX吗?请您躺好,检查时会有点不舒服,请您配合一下,谢谢。""您好,您哪里不舒服,请问您是第一次来看牙吗?"或"您好,我是口腔科,请问有什么需要帮忙的吗?"

十一、影像科护理人员

(一)岗位要求

(1)在护士长领导下负责本科室的各项护理工作,做好各项预约、登记、划价、扣费、治疗等工作。

(2)严格执行各项规章制度和技术操作规程,认真做好各项护理查对,严防差错事故发生。

(3)负责申领、保管耗材及其他物资。按时检查抢救车药品、物品是否完好,并做好记录。

(4)保持候检有序,遵循先来先做原则,对急危重症患者做好解释工作的同时适当安排提前就诊。

(5)为预约增强患者解释检查前的准备工作。检查过程中严密观察患者的病情变化,发现异常情况及时配合医师做好急救处理并做好记录。

(6)检查结束后主动告知患者及家属注意事项。

(7)做好患者及家属的放射防护工作。

(8)做好消毒隔离工作,防止交叉感染。

(9)按要求参加院、科级安排的学习、会议及各种活动。

(二)服务语言要求

可采用:"您好,请把您的就诊卡或医保卡给我。""您好,请出示您的住院号或腕带。""对不起,您的余额不足,您可以用手机充值或自助机充值。""请问您需要帮助吗?""您好,您预约的时间还没到,请您于 xx 点 xx 分来分诊台登记取号。""请您在候诊区等待,按顺序检查,谢谢。""对不起,这位急诊患者需要马上做 xx 检查,请您稍等一会好吗?""检查时需要您配合机器做吸气、憋气的动作,请您听好机器的指令。""您的检查做完了,您可以先回医师处看病。""您如果需要取片,请到门诊大厅自助取片机扫码取片。""您需要做强化检查,请先做一个过敏试验。""注射药物时,可能会有血管发凉发胀的感觉,全身有发热的感觉,都是正常现象,请您不要紧张。""您已检查完毕,请在观察区观察半小时,如果有什么不适请及时告诉我们。"或"半小时已到,请问您有什么不适吗? 没有的话我给您拔针,针眼处请按压 10 分钟,回去后这两天多喝水,以促进造影剂排出。"

十二、血液净化科护理人员

(一)岗位要求

(1)在主任/护士长的领导下进行工作。

(2)严格遵守医院、科室的规章制度,执行各项工作流程和护理核心制度。

(3)热情接待血液透析的患者,合理安排、相对固定床位,保证血液净化护理工作有序开展。

(4)密切观察病情变化,定时巡视,保持良好的应急状态,发现问题及时汇报医师并采取相关措施。

(5)针对患者进行个案宣教,随时关注患者心理变化,做好心理护理。

(6)掌握各种仪器性能、熟练操作,做好日常维护,设备处于完好备用状态,保证治疗安全。

(7)积极进行专业学习,不断提升专业素养,为患者提供高质量透析。

(二)服务语言要求

可采用:"我是您的责任护士XXX,有事您说话。""您在透析过程中有任何不舒服的感觉,请及时告诉我。""请您按规定时间来院透析,有事请提前告知。""您的血压偏低,我把床头给您放平。""为了保护您的内瘘,请不要在内瘘侧肢体抽血、输液、测血压。""请不要用内瘘侧肢体提重物。""请不要把内瘘侧肢体放于枕下。""为了防止您的体重增长过快,请合理控制饮食。""穿刺失败,实在抱歉! 马上给您换高年资老师穿刺。""这是您的医保卡,请您收好。""请问您有牙龈出血、大便发黑、皮肤淤血等情况吗? 若有请及时告诉我们。""回家后若发现穿刺处肿胀请您立即冰敷,并拨打科室电话或通过肾友群联系,第一时间来院就诊。"或"疫情期间请您做好自我防护,正确佩戴口罩。"

十三、介入导管室护理人员

(一)岗位要求

(1)在护理部、护士长的直接领导下,配合手术医师,负责介入治疗术前的准备、介入术中的配合和介入治疗后的导管室整理工作。

(2)认真执行各项规章制度和无菌技术操作规程,并监督上台医师的无菌操作,负责导管室的清洁、消毒及感染监控的工作，防止感染和交叉感染。

（3）严格执行"三查九对"，正确执行医嘱及时完成各项护理治疗。

（4）负责各种介入耗材及有关器械、药品、敷料的请领、保管、保养工作，放置应定点定位有序，出入账目要清楚。

（5）主动热情接待患者，态度和蔼，认真核对患者姓名、病案号、诊断、手术名称，并做好患者心理护理；保持环境安静、整洁、温湿度适宜，注意保护患者的隐私；返回病房时按照规定的程序严格逐项交接，并做好交接记录及签字确认。

（6）术前建立静脉通路、连接心电监护，协助手术医师对患者进行导尿、消毒铺巾等；密切配合手术，材料物品等传递准确、迅速；正确执行术中医嘱，正确配置术中药物，并做好职业防护工作；严密观察术中患者病情变化，发现异常情况及时报告医师。

（7）负责供氧、吸引器及心电监护仪、除颤仪等应急设备的日常保养维护，并熟悉使用方法，正确使用，使其处于备用状态；同时负责急救药品、物品的清点及完好性评估，做好记录，随时做好急救准备。

（8）每天检查介入导管室各项无菌物品是否在有效期内。

（9）术后负责对一次性医疗用品按照规定进行销毁处理。

（10）按要求参加院级安排的学习、会议及各种活动。

（二）服务语言要求

素质要求：服装、鞋帽整洁，仪表大方，举止端庄，态度和蔼，语言恰当，微笑服务。

（1）手术当日，至患者床旁，首先自我介绍、问候患者、说明目的，了解患者基本情况，同病房护士做好详细交接。可以说："您好，我是介入手术室的护士，由我陪您去介入手术室做手术，如果您有疑问，请及时提出；您的家属会在等候区等待，请您不用担心。"

（2）进入手术室，手术室护士做好详细交接，动作轻柔地协助患者过床，为患者盖好棉被。可以说："您好，我叫XXX，由我负责您的手术配合工作，我会一直在您身边陪着您，请您放心。由于手术床比较窄，为了保障您的安全，我们将用安全带为您固定好，请不要紧张！现在我要核对一下您的基本信息，请您配合；手术中我都会在您的身边，有什么不舒服告诉我，我会尽量帮您解决。"

（3）手术结束后，护士要以和蔼可亲的态度告诉患者："您好，您的手术很顺利，谢谢您的配合。"

（4）用温水擦净患者身上的消毒液及血迹，为患者穿好衣裤或盖好被单，协助手术医师将患者平移到转运车上，减少因震荡带给患者的疼痛不适，将患者送回病房，与病房护士做好术中情况和术后皮肤的交接，并适时安慰、鼓励患者："您好，您现在已回到病房，现在您的任务是好好休息，争取早日康复。"

十四、皮肤科门诊护理人员

（一）岗位要求

（1）在科主任的领导下认真完成诊室的常规护理工作。

（2）密切配合医师治疗工作，准备所需物品及器械。

（3）熟悉常用器械、药品、材料的作用和用法。

（4）负责皮肤科整洁、安静、维持就诊秩序，并与患者保持好良好的沟通、宣教工作。

(5)做好仪器清洁,检查药品、物品效期的工作。

(6)认真执行各项规章制度和技术操作规程,严格查对制度,严防事故的发生。

(7)负责领取、保管诊室的材料、器械,及时更换补充,保证完整配套及充足,使诊治工作方面高效。

(二)服务语言要求

可采用:"请您在候诊区稍等一会,按顺序检查,很快就会轮到您。"或"您是XXX吗？请您躺好,我帮您敷一下面膜,请您配合一下,谢谢。"

十五、耳鼻喉门诊护理人员

(一)岗位要求

(1)在科主任的领导下认真完成诊室的常规护理工作。

(2)密切配合医师治疗工作,准备所需物品及器械。

(3)熟悉常用器械、药品、材料的作用和用法。

(4)负责耳鼻喉科整洁、安静、维持就诊秩序,并与患者保持好良好的沟通、宣教工作。

(5)做好仪器清洁,检查药品、物品效期的工作。

(6)认真执行各项规章制度和技术操作规程,严格查对制度,严防事故的发生。

(7)负责领取、保管诊室的材料、器械,及时更换补充,保证完整配套及充足,使诊治工作方面高效。

(二)服务语言要求

可采用:"请您在候诊区稍等一会,按顺序检查,很快就会轮到您。""您是XXX吗？请您坐好,我帮您测一下听力,请您配合一下,谢谢。"

十六、儿童保健中心护理人员

(一)岗位要求

(1)在科主任/护士长的领导下,遵守医院各项规章制度。

(2)保持科室6S,做好接种前的准备工作,接种后的整理工作。

(3)主动热情接待受种者,对年老体弱居民给予提供帮助。严格"三查七对一验证"制度,及时告知接种后的注意事项及下次疫苗的接种时间,严防差错事故发生。

(4)负责每天疫苗、注射器出入库记录,冷链设备的使用、保养记录。

(5)负责疫苗的清点、摆放、近效期检查。

(6)每周负责查漏补种及新生儿建档工作。

(7)按时完成日报表、月报表的填写。

(8)发现不良反应积极配合医师给予处置,并上报不良反应。

(9)做好科室物表、地面的消毒及记录。

(10)按时完成入学查验及统计报表。

(二)服务语言要求

可采用:"您好,请问您今天来接种什么疫苗？""请您把您的接种证或者身份证给我,谢谢！""请问您近几天有没有感冒、发热或者是其他不舒服？""您今天的疫苗是收费的,请您到收款台交一下费用,谢谢！""请您阅读一下疫苗知情同意书,点一下签核,按指纹,谢谢！""马上要注射了,请您配合我一下,把住宝宝胳膊,我会轻轻地给宝宝接种的。"或"接种完疫苗请您留观 30 分钟,回家忌口三天,鱼虾牛羊肉先不吃,注射部位三天不能洗澡。"

十七、放疗科护理人员

(一)岗位要求

(1)在科主任及护士长的领导下进行工作。

(2)认真执行各项护理制度和技术操作规程,正确执行医嘱,准确及时地完成各项护理工作,做好查对,防止差错、事故的发生。

(3)做好基础护理和心理护理工作,密切观察患者病情,发现异常及时报告。

(4)做好科室消毒隔离,药品、物资、材料请领、保管等工作。

(5)认真做好危重患者的护理及抢救工作,做好急救物品管理。

(6)协助医师及技师进行各种治疗工作,保护患者隐私。

(7)做好接诊患者工作,负责患者预约、排号、登记,做好收费管理,负责监督、检查收费项目落实工作。

(8)参加护理教学,指导护生和保洁员工作。

(9)宣传放疗知识,经常征求患者意见,改进护理工作。

(二)服务语言要求

可采用:"您好,请把您的定位检查单给我,谢谢。""您好,请您稍等,马上就轮到您了。""您好,请问您是 XXX? 马上进行定位,一般不会有不舒服的感觉,请您放松,我会陪着您。""您好,请问您是 XXX? 马上进行治疗,请您放松,有什么不适请及时告诉我。""您好,治疗结束了,先到休息区休息会再回病房。"或"您的治疗已经全部结束,谢谢您的配合,祝您早日康复。要定期复查。"

十八、高压氧护理人员

(一)岗位要求

(1)在科主任领导下进行工作,认真执行各项规章制度和技术操作规程,严格执行医嘱,按时完成治疗、护理工作,严格遵守医院医德医风规范。

(2)认真做好进舱治疗的安全教育,严格对进舱人员进行安全检查。详细介绍进舱须知,指导正确使用氧气面罩。

(3)严格按照疫情防控要求做好进舱人员体温检测工作。

(4)负责氧舱操作,严格遵守操作规程和治疗方案。

(5)认真填写各项护理、治疗及操舱记录。

(6)参加教学和科研工作,努力学习专业知识,不断提高护理技术水平。

(7)做好清洁卫生和消毒隔离工作。

(二)服务语言要求

可采用:"请大家不要将手机、手表、打火机和带电的物品带入舱内,谢谢。""XXX 患者(或陪属),请将您的面罩带好,谢谢。""您好,如果在吸氧过程中有什么不适,请及时告知我。"

十九、国医堂护理人员

(一)岗位要求

(1)在科主任的领导下认真完成科室的护理工作。

(2)热情接待来诊患者,患者诊疗完毕,有空的情况下送别人到电梯口。帮患者按下电梯按钮。

(3)负责科室整洁、安静、维持就诊秩序。

(4)密切配合医师的中医疗法,准备每天所需物品和器械。

(5)做好中医仪器清洁、检查物品、耗材效期的工作。

(6)每周更换被服,如有污染随时更换,保持被服清洁。

(7)认真执行各项规章制度和护理操作规程,严防差错事故的发生。

(8)负责领取、保管科室的耗材、器械和后勤物资。

(9)与患者进行良好的沟通,做好宣教工作。

(10)做好消毒隔离工作,避免交叉感染。

(二)服务语言要求

可采用:"您好,你是 XXX 老师吗?您是来针灸吗?请随我来针灸室。上床请稍等,大夫马上过来。""您好,你是 XXX 老师吗?你预约做督灸,请稍等,我马上做好准备工作。"或"您好,你做完督灸不要着凉,禁食生冷饮食。"

(刘晓晶)

第三节　门诊岗位职责

门诊分为预检(导诊)班、分诊班、中午班和主班,现将各岗位职责分述如下。

一、预检(导诊)班

(一)导诊台值班

每天 7:45~11:45、13:30~16:50 导诊台值班。

(1)站立式服务、热情、礼貌,讲普通话,文明用语。

(2)熟知各科室特色,做好预检分诊的工作,耐心听取问题,并给予正确解答,严禁推诿患者

(3)负责分配人员进行患者的陪检、护送等工作并登记

(4)维持好大厅秩序,帮助进行自助挂号、引导陪同、办理手续、代购药品等服务。护送需要提供帮助的患者进行住院手续的办理并送至病房

(5)做好轮椅的借出及归还工作,保证患者安全使用

(6)解决门诊发生的突发事件

(7)医疗废物正确交接并填写交接记录表

(8)维持大厅卫生,及时督促物业人员进行清洁

(二)下班前准备工作

(1)物品、记录本摆放整齐。

(2)桌面、地面清洁消毒。

(三)下班

每天 11:50、17:00 下班。

二、分诊班

(一)开诊前准备工作

每天 7:20、13:30 左右,打开电脑及显示屏,检查大屏幕显示是否正常,检查声音是否正常。

(二)诊区、诊室清洁消毒

每天 7:25 左右。

(1)桌面、地面清洁、消毒。

(2)各种用物、记录本摆放整齐。

(3)诊室整洁,无杂物,及时更换诊断床罩。

(三)分诊患者

每天 7:30～11:45、13:35～16:20。

(1)站立式服务、热情、礼貌,讲普通话,文明用语。

(2)根据患者情况,合理进行分诊。

(3)维持好就诊秩序,及时提供帮助。

(4)随时观察候诊区患者状况,维持候诊秩序,如遇特殊情况及时处理。

(5)维持候诊区及公共卫生间卫生各种设施正常运转,及时督促物业、后勤人员进行清洁、维修。

(6)有需要护送的患者及时联系主班分配人员护送。

(四)下班前准备

每天 11:45、16:20 左右。

(1)诊区卫生清洁、消毒。

(2)整理分诊台,物品摆放整齐。

(五)下班

每天 11:50、16:30 下班。

三、中午班

(一)准备工作

每天 7:20 左右,清点轮椅并签字,准备好轮椅。

(二)桌面清洁、消毒

每天 7:30 左右。

(1)导诊台清洁并消毒,桌面及地面干净、整洁。

(2)分类整理好各类物品,归整到位。

(三)交接工作

每天 7:45、13:30 左右,与主班进行工作交接。

(四)接待、咨询

每天 7:50～11:00、11:50～13:30。

(1)站立式服务、热情、礼貌,讲普通话,文明用语。

(2)做好预检分诊、指引工作。

(3)负责院内(外)患者的咨询工作,耐心听取(接听电话),正确解答问题

(4)预约电话接听及预约工作,确保患者预约成功。

(5)维持好大厅秩序,帮助进行自助挂号、引导陪同、办理手续、代购药品等服务。护送需要提供帮助的患者进行住院手续的办理送至病房并登记。

(6)做好轮椅的借出及归还工作,保证患者安全使用。

(7)维持大厅卫生,及时督促物业人员进行清洁。

(五)下班

每天 11:00、15:30 左右下班。

四、主班

(一)与中午班进行工作交接

每天 7:45、13:30 左右。

(1)与中午班进行工作交接

(2)打开电脑,电脑各个系统运行良好

(3)打开大屏,专家介绍显示正常

(4)配置含氯消毒液并贴好时间标签

(5)工作区域清洁、消毒并签名,桌面及地面干净、整洁

(6)分类整理好各类物品,归整到位

(二)接待、咨询

每天 8:00～11:45、13:40～16:50

(1)站立式服务、热情、礼貌,讲普通话,文明用语。

(2)熟知各科室特色,耐心听取院内(外)患者的咨询,并给予正确解答,严禁推诿患者。

(3)负责电话接听及预约工作,确保患者预约成功。

(4)向护士长或主任反馈患者提出的建议和意见,不断完善门诊工作。

(5)负责诊断证明审查、盖章工作。

(6)负责分配人员进行陪检、护送、驾驶员换证等临时性工作。

(三)做好下班前准备工作

每天 11:45、16:50 左右。

(1)整理桌面,物品摆放整齐。

(2)午休前,需与中午班进行工作交接。

(4)下午下班前,需进行桌面、地面清洁消毒并签字,以及清点轮椅及未归还通知的工作,并做好记录。

(四)下班

每天 11:50、17:00 左右下班。下午下班后需确认关闭电脑、空调等电器,检查电源的关闭情况,并与急诊做好轮椅等的交接。

(刘晓晶)

第四节　门诊患者跌倒防范管理

跌倒是指突发、不自主、非故意的体位改变,倒在地面或比初始位置更低的平面,是患者生理、心理、病理、药物、环境、文化等多种因素综合作用的结果。国际医院评审(JCI)已将患者跌倒作为患者安全管理六大目标之一,我国卫生管理部门也将患者跌倒列入护理质量监测指标之一。国际患者安全 IPSG.6 中要求医院制定并实施流程,对所有患者及病情、诊断、情境或位置表明面临跌倒高风险的患者进行评估,以降低患者由于跌倒受到伤害的风险。

一、评估易跌倒的风险人群

加强预防患者跌倒的措施,主动识别跌倒高风险人群,及时为跌倒高风险人群提供宣教及帮助,能够更好地完成对跌倒高风险人群门诊就诊的护理工作。

门诊易跌倒的人群:年龄≥65 岁老年人及年龄≤14 岁的儿童及婴幼儿;肢体残障或行动不便人员;有跌倒史、服用易致跌倒药物的人员;康复科、血透室、眼科、保健病房等科室就诊患者,以及接受中深度镇静的患者。

分诊护士按易跌倒风险因素初步判断门诊患者是否具有跌倒风险,然后对初筛出的具有跌倒风险的患者按《门诊患者跌倒危险因子评估表》进行评估,明确是否为高风险跌倒患者。

二、患者跌倒防范措施

门诊是医院护患纠纷较多的部门,预防患者跌倒是护理工作中需要重视的一个环节。创造一个舒适、整洁、安静、空气新鲜的门诊环境,能够更好地完成对跌倒高风险人群的门诊就诊护理工作,并保证护理质量安全。

(一)制定防跌倒制度

在门诊接诊的时候要求做好警示工作,建立跌倒的报告和有效的防跌倒制度,告知患者注意事项,更要加强对员工的安全教育,努力改善医疗机构内部的建设,对医院的公共设施进行定期的整改,消除风险隐患。

(二)张贴宣传材料

医院应在候诊区张贴预防跌倒的宣传材料,向患者及家属进行预防跌倒的安全教育。诊室应布局合理,光线充足,走廊设有扶手。卫生间设防滑垫、扶手、呼叫铃,开水间放置防滑垫。易跌倒区域有醒目的提醒标识。医院可制作一些提示标识,在征得跌倒高风险患者同意后,护士在患者上臂等明显位置粘贴"小心跌倒"标识。将跌倒高风险患者安排在距离分诊台较近的区域,集中管理。根据需要提供轮椅等辅助用具,并指导使用,必要时提供平车。

三、患者不慎发生跌倒时的应急处理

首位发现跌倒患者的人员应立即通知就近医护人员,由医护人员评估患者的神志、瞳孔、生命体征及受伤情况,妥善处置,并做好交接工作。若发现跌倒患者病情危重,则按《全院急救紧急呼叫及处理作业标准规范》执行基本生命支持(BLS)或高级生命支持(ACLS)程序。及时报告护士长及科主任,门诊护士长接到报告后,首先应评估与分析患者跌倒的危险因素,加强防范。同时向患者及家属做好耐心细致的解释与安慰,避免医患冲突。

加强医务人员培训,提高人员素质,并对出现问题进行分析,做出相关防范措施,才能更好地预防和减少患者跌倒的发生。

（刘晓晶）

第五节　门诊医疗设备管理

一、普通医疗设备管理

设施管理和安全(FMS)标准对医疗设备管理的目标要求是保证患者用到安全可靠的医疗设备。按照 FMS 要求,医院对所有的医疗设备进行规范管理,其中的基础工作就是确定管理对象。

（一）设备清单的建立

医院列出所有的医疗设备清单。首先对医疗设备的范围进行界定,无论这个设备是否属于固定资产,无论以前由哪个部门管理,统一进行梳理,整理出门诊医疗设备清单。建立设备清单后,根据每台设备的用途、使用年限、维修情况等综合评估,按照使用风险大小分为一类、二类和三类。不同风险级别的设备制定不同的使用和维护方案。

（二）设备的维护管理

很多医院将医疗设备管理分为三种,第一是日常管理,第二是定期巡检,第三是预防性维护。日常管理工作包括设备是否正常开机、外观是否破损、连接线是否完整、是否清洁等简单检查,以及填写医疗设备日常使用保养记录。定期巡检由设备工程师负责,主要检查设备是否能正常使用、各种配件是否完整、是否存在使用风险等。定期巡检常规每个季度进行一次,及时发现和排除医疗设备潜在的安全隐患。预防性维护工作由专业工程师负责,按照医疗设备的风险等级不同分为每季度、每半年或每年进行一次,要对医疗设备进行全面体检,保证设备各种参数准确、性能符合产品使用要求,并对易损件进行更换。通过这种管理方式,医院改变了以前以设备损坏后修复为主的运行模式,转变为以设备损坏前维护保养为主,保证医务人员使用的每台设备都是准确完好的,从而保证患者和医务人员自身的安全。

（三）规范性的记录

为了使门诊医疗设备管理工作符合 JCI 标准,按照 FMS.8 标准要求医疗设备管理应有完整的制度、周密的计划、规范的执行、详细的记录、准确的评估及持续的改进。门诊设备数量基数多,每天都会产生各种使用维护记录,为了保证政策执行的一致性,必须进行全层面的规划,设计统一的表格,制定规范的记录要求及标准的归档方式,使各种不同的医疗设备记录单分类保存,方便快速检索,这也解决了 JCI 评审过程中的难点问题之一。

二、门诊抢救车管理

抢救车管理是医疗设备管理中特殊的一类,需要更高的标准。抢救车是存放抢救药品、物品、器械的专用车,能在危重患者的抢救中迅速、及时、准确的发挥作用。因此,抢救车内的急救药品、物品、器械必须做到全院统一标准配置并定位存放。同时,所有物品应性能良好,随时处于备用状态,从而提高护士的抢救效率。所以,医务人员不但要有娴熟的急救技术,也要有熟练使用高标配抢救车的能力。

(一)医院抢救车管理中常见的问题

1.抢救车物品摆放位置差异

各科抢救车上的药品、物品、器械的放置位置差异性大;除颤仪摆放位置不合理。

2.急救物品种类多

抢救车内备有各类急救物品和急救药品。急救物品有通气用物、各类无菌包、各种注射用物、其他专科物品等,各科的急救物品种类差异非常大,最多时有40余种。急救药品有呼吸兴奋剂、强心剂、止血药等,种类多达30余种;急救药品种类多,护理管理耗时耗力。

3.门诊部抢救车数量少

门诊部抢救车数量相对较少,部分医院仅有1～2台,不能满足抢救时对急救药品、物品、器械的需求。

4.药品维护不规范

抢救车管理只由病区护士执行,药学部人员并没有参与,从而导致药品的维护不符合规范。

(二)门诊抢救车管理规范措施

统一配置抢救车,最大限度地确保患者安全,确保抢救车在突发事件中能及时到达现场,挽回患者的生命,保障患者的安全。

1.统一抢救车的型号

规范全院抢救车配置,统一抢救车的型号标准配置抢救车和双相除颤仪,更换门诊区域的老式抢救车,与全院的抢救车一致。按照FMS.8标准,根据医院实际情况,在门诊每层楼都配置1辆抢救车。

2.统一抢救车配置及外观标识

各自医院根据实际情况规范药品基数,标明药品名称及剂量。高危药品在安瓿上粘贴相应的高危标签,以便护士使用时得到相应的提示。同时增加《抢救药物儿童剂量及换算参考资料》表,方便护士计算药品剂量,更准确地给予用药剂量。

3.绘制抢救车配置示意图

护理部协同医务部根据全院统一的抢救车设置,统一绘制急救药品、物品、器械放置示意图,统一放置在抢救车上,便于使用与清点。

4.抢救车固定位置放置

使用密码锁替代以往经常使用的纸质封条,不仅提高美观度还便于管理。便携式氧气筒放置在抢救车固定支架上。每月检测氧气筒压力。

5.建立抢救车日常管理流程

抢救车24小时保持锁闭状态,打开条件仅限抢救患者和每月定期检查。抢救车一旦被打开要做好药品及物品数量的清点,及时补充,并做好登记。抢救车每班交接,交接需检查密码锁是否处于有效锁闭状态,核对密码,并做好记录。

6.除颤仪管理

除颤仪放置在抢救车上的固定位置,特殊科室可根据实际需求另行放置。护士每天需对除颤仪进行日常系统检测,检测纸贴在登记本上并做好记录,确保除颤仪处在备用状态。医院定期对护士进行除颤仪使用的培训,保证护士人人掌握除颤仪的使用和检测方法。

(三)培训与考核

护理部安排组织学习抢救车管理规范,如抢救车结构、使用方法、药品、物品、器械放置、使用方法、不良反应及注意事项等,并将制度挂在院内网上,方便医务人员查询和学习。该培训纳入个人年度学分考核当中,全员培训达标率必须达到100%。

全院抢救车标准配置后,实现了统一化的管理。无论在医院任何地方,医护人员能熟练运用抢救车,更有效、快捷地抢救危重患者,为抢救赢得宝贵的时间。简化了管理流程,节约了护士的时间,减少了工作量。

(刘晓晶)

第六节 消化内科门诊护理

一、消化性溃疡的检查

(一)胃液分析

胃溃疡患者胃酸分泌正常或稍低,十二指肠溃疡患者则多增高。高峰排量明显减低者,尤其是胃液 pH>7.0 应考虑癌变,十二指肠溃疡高峰排量多大于 40 mmol/L。

(二)粪便隐血实验

素食 3 天后,粪便隐血实验阳性者可提示有活动性消化溃疡。治疗后一般 1~2 周转阴。

(三)X 线钡剂检查

患者吞服钡剂后,钡剂充盈在溃疡的隐窝处,X 线检查可显示阴影。这是诊断消化性溃疡的直接手段。

(四)纤维内镜检查

具有最直接的优点,通过内镜,不仅能明确溃疡是否存在,而且还可以估计溃疡面的大小,周围炎症轻重,溃疡面有无血管显露以及准确评价药物治疗效果。

二、常用药物

(一)西咪替丁

(1)作用:抑制胃酸分泌,但不影响胃排空作用。本药对化学刺激引起的腐蚀性胃炎有预防及保护作用,同时对应激性溃疡和上消化道出血都有较好疗效。

(2)不良反应:消化系统反应,如腹胀、腹泻、口干等;心血管系统反应可表现为面色潮红、心率减慢等。对骨髓有一定抑制作用,还有一定的神经毒性,可有头痛、头晕、疲乏及嗜睡等。

(3)注意事项:不可突然停药,疗程结束后仍需要服用维持量 3 个月或严格遵医嘱服药,因为突然停药会引起酸度回跳性升高;用药期间注意查肝、肾功能和血常规;不可与抗酸剂(氢氧化铝、乐得胃等)同时服用,应在餐中或餐后立即服用;不宜与地高辛、奎尼丁及含咖啡因的饮料合用。

（二）雷尼替丁

（1）作用：组胺 H_2 受体阻滞剂，比西咪替丁作用强 $5\sim8$ 倍，作用迅速、长效、不良反应小。

（2）不良反应：静脉输入后可有头晕、恶心、面部烧灼感及胃肠刺激；可有焦虑、健忘等。对肝有一定毒性，孕妇、婴儿及严重肾功能不全者慎用。

（3）注意事项：静脉用药后可出现头晕等不适，约持续 10 分钟消失。不能与利多卡因合用。

（三）奥美拉唑

（1）作用：可特异性的作用于胃黏膜细胞，抑制胃酸分泌，对 H_2 受体拮抗药效果不好的患者可产生强而持久的扣酸作用，对十二指肠溃疡有很好的治愈作用，并且复发率低，可减弱胃酸对食管黏膜的损伤，可治疗顽固性溃疡。

（2）不良反应：不良反应同雷尼替丁，偶见转氨酶升高、皮疹、嗜睡、失眠等，停药后消失。

（3）注意事项：胶囊应于每天晨起吞服，尽量不要嚼，不可擅自停药。一般十二指肠溃疡服用 $2\sim4$ 周为 1 个疗程，胃溃疡服用 $4\sim8$ 周为 1 个疗程。

三、消化性溃疡的预防及自我护理

消化性溃疡是发生在胃和十二指肠的慢性溃疡，亦可发生于食管下段，胃空肠吻合术后。溃疡的形成与胃酸和胃蛋白酶的消化作用有关，故称消化性溃疡。

（一）病因和发病机制

尚不十分明确，学说甚多，一般认为与多种因素有关。

（1）胃酸和胃蛋白酶：具有强大的消化作用，在本病的发病机制中占有重要位置，尤以胃酸的作用更大

（2）胃黏膜屏障学说：在正常情况下，胃黏膜不受胃内容物的损伤，或在损伤后可迅速地修复。当胃黏膜屏障遭受破坏时，胃液中的氢离子可回流入黏膜层，引起组胺释放，使胃蛋白酶增加而造成胃黏膜腐烂，长期可形成溃疡。

（3）胃泌素在胃窦部潴留。

（4）神经系统和内分泌功能紊乱。

（5）其他因素：物理性及化学性刺激；各种药物可通过各种机制引起消化性溃疡；O 型血人群的十二指肠溃疡发病率高于其他血型者；消化性溃疡常与肝硬化、肺气肿、类风湿关节炎、慢性胰腺炎、高钙血症等并存。

（二）临床表现

（1）疼痛：溃疡病患者的临床表现主要是上腹部疼痛，这种疼痛与饮食有较明显的关系。胃溃疡的疼痛多于饭后 $0.5\sim2$ 小时，至下餐前消失。十二指肠溃疡的疼痛多出现于午夜或饥饿之时，进食后疼痛可减轻或缓解。疼痛可因饮食不当、情绪波动、气候突变等因素而加重。常服抑酸剂、休息、热敷疼痛部位可使疼痛减轻，穿透性溃疡可放射至胸部和背后。少数溃疡病患者可无疼痛或仅有轻微不适。

（2）其他胃肠症状：反酸、嗳气、恶心、呕吐等，可单独出现或伴有疼痛同时出现。

（3）全身性症状：患者可有失眠等神经官能症的表现，并伴有自主神经功能不平衡的症状，如脉缓、多汗等。

（三）并发症

（1）上消化道出血：是本病常见并发症之一。一部分患者以大量出血为本病的初发症状，临

床表现为呕血和黑便,原来的溃疡病症状在出血前可加重,出血后可减轻。

(2)穿孔:急性穿孔是消化性溃疡最严重的并发症。当溃疡深达浆膜层时,可发生急性穿孔。胃及十二指肠内容物溢入腹腔,导致急性弥漫性腹膜炎。临床表现为突然发生上腹剧疼,继而出现腹膜炎的症状和体征,部分患者呈现休克状态。

(3)幽门梗阻:是十二指肠球部溃疡常见的并发症,其原因是溃疡活动期周围组织炎性水肿引起痉挛,妨碍幽门通畅,造成暂时性的幽门梗阻。随着炎症的好转,症状即消失。在溃疡愈合时,有少数患者可因瘢痕形成与周围组织粘连而引起持久性的器质性幽门狭窄,临床体征常见上腹部胃蠕动波、振水音,往往有大量呕吐、含酸性发酵宿食,呕吐后上述症状可缓解。

(4)癌变:少数溃疡可发生癌变。

(四)治疗与护理

(1)生活起居的规律性和饮食的合理性:①精神因素对本病的发生发展有重要影响,过分的紧张、情绪的改变或疲劳过度,均会扰乱生活规律,诱发溃疡的发生或加重。②养成定时进食的良好习惯,忌暴饮暴食,限制酸、辣、生、冷、油炸、浓茶、咖啡等刺激性食物。急性期可服流食,逐步过渡到少渣半流饮食及少渣软饭。适当限制粗纤维,需注意少食多餐。急性期不宜用的食物有粗粮、杂豆、坚果、粗纤维、蔬菜水果及刺激性食物。稳定期选用营养充足的平衡饮食,注意饮食的多样化,按时进餐,细嚼慢咽,不要过饥过饱。

(2)应用制酸、解痉和保护黏膜、促进溃疡愈合的药物:①降低胃内酸度即抑酸治疗。目前常用的抑酸剂有 H_2 受体阻滞剂和质子泵抑制剂。前者常用的是西咪替丁,后者为奥美拉唑,其他常用的药物还有雷尼替丁、法莫替丁等。②增加胃黏膜抵抗力。常用的药物有硫糖铝、铋剂。③抗生素类药物。应用抗生素的目的是为了杀灭幽门螺杆菌。单独应用一种药物疗效较差,常用的有阿莫西林、甲硝唑、铋剂等三联治疗。与抗酸药同时应用疗效较好,复发率低,有效率可达 80%～90%。

(3)注意观察患者的病情变化:如腹痛、出血征兆及程度。

(五)预防

(1)保持心情愉快:持续或过度精神紧张、情绪波动,可使大脑皮质功能紊乱,自主神经兴奋性增加,最后导致胃酸分泌增多。减少和防止精神紧张、忧虑、情绪波动、过度劳累等,保持乐观情绪,心情愉快地工作与生活,以使大脑皮质功能稳定。

(2)注意休息:不要过度疲劳,生活规律化。有规律地生活,注意劳逸结合,病情轻者可边工作边治疗,较重的活动性溃疡患者应卧床休息,一般应休息4～6周(溃疡愈合一般需4～6周)。

(3)每天保证充足的睡眠及休息,防止复发。可适当给予镇静药或采用气功疗法。

(4)饮食合理,注意饮食方式,要定时定量,细嚼慢咽,避免急食,忌生、冷、热、粗糙、油炸及其他刺激性食物和饮料,以清淡饮食为主。溃疡病活动期宜少量多餐(每天5～6次),症状控制后改为每天3次。

(5)戒除烟酒。吸烟可引起血管收缩,抑制胰液、胆汁分泌,使十二指肠中和胃酸的能力减弱;乙醇能使胃黏膜屏障受损加重,延迟愈合。

(6)遵医嘱服药。

(7)注意观察溃疡病复发症状:疼痛、吐酸水、恶心、呕吐、便血或体质量减轻等。

(刘晓晶)

第七节 内分泌科门诊护理

一、内分泌科常用检查方法

(一)口服葡萄糖耐量试验(OGTT)

1.目的

通过增加机体的葡萄糖负荷,观察血糖上升、恢复的速度和水平,以了解机体对葡萄糖的利用情况,推测胰岛 β 细胞的储备功能,从而协助诊断早期糖尿病及某些与糖代谢有关的疾病。

2.方法

试验前一天晚餐后禁食,直至试验完毕。医务人员将口服葡萄糖 75 g 溶解于 300 mL 水中,要求患者在 5 分钟内喝完,分别在空腹、口服葡萄糖 0.5 小时、1 小时、2 小时、3 小时抽取静脉血测血糖。

3.注意事项

近期体质量明显减轻或严格控制热量者,需实验前每天进食糖类 300 g 连续 7 天才可试验。因为各种疾病均可使糖耐量减低,患感冒、肺炎者需病愈 2 周后才可试验;试验前 3 天停止使用口服避孕药、氢氯噻嗪、降糖药等;试验前最少 8 小时内及试验中不可饮咖啡、吸烟及剧烈活动;若有午饭前或晚饭前低血糖反应的病史,则延长试验时间,于口服糖后 4 小时、5 小时各取 1 次静脉血测定血糖。

(二)甲状腺摄[131]I 试验

1.目的

给受检者一定的放射性[131]I,通过测定甲状腺吸碘率的高低,来判断甲状腺的功能状态,以协助诊断。

2.方法

试验前应禁食含碘丰富的食品 2~4 周,试验前 10 小时开始禁食。试验当天去同位素室首先口服[131]I 碘剂,分别在服后 3 小时及 24 小时,用 γ 射线盖革计数管在甲状腺部位测定其放射性。

3.注意事项

妊娠期、哺乳期妇女应避免做此项检查。若服用甲状腺制剂,抗甲状腺药物应停药 2 周以上;若食用含碘较多的中药,则应停药 1 个月以上才可做此项检查。

二、内分泌科常用药物

(一)口服降糖药磺脲类

包括甲苯磺丁脲、格列本脲(优降糖)、格列奇特(达美康)等,临床上主要用于治疗非胰岛素依赖型糖尿病。

(1)药理作用:刺激胰岛素分泌和增强胰岛素的作用。

(2)不良反应:低血糖、胃肠道反应(食欲减退、恶心、呕吐),皮肤反应(瘙痒、红斑、荨麻疹等),血液系统反应(白细胞、血小板减少、粒细胞缺乏、溶血性贫血等)。

(3)服药方法:严格遵医嘱。

(4)注意事项:服药期间,一旦发生心慌、手抖、饥饿、头晕等低血糖症状时,应吃含糖的食品或喝糖水。

(二)硫脲类抗甲状腺药物

包括甲硫氧嘧啶、甲巯咪唑(他巴唑)、卡比马唑(甲亢平)等,临床上主要用于治疗甲状腺功能亢进。

(1)药理作用:通过抑制甲状腺组织合成甲状腺激素,以及外周丙硫氧嘧啶抑制 T_4 转变为 T_3 来达到治疗甲状腺功能亢进的目的。

(2)不良反应:出现过敏性药物皮疹及药物性粒细胞缺乏症,白细胞减少症状及关节疼痛,肌肉疼痛等。

(3)服药方法:严格遵医嘱。

(4)注意事项:服药期间,避免服其他类药物,一旦发生怕冷、乏力、黏液性水肿、动作迟缓、嗜睡等甲状腺功能减退症状需及时通知医师。食物和饮料不会影响抗甲状腺药物的疗效。

三、糖尿病的治疗及自我护理

糖尿病是一组病因和发病机制尚未完全清楚的内分泌代谢性疾病,它是由于胰岛 β 细胞分泌胰岛素的功能异常,导致胰岛素分泌绝对或相对不足及靶细胞对胰岛素的敏感性降低,引起糖、蛋白质和脂肪代谢紊乱,进而出现血中葡萄糖升高及尿糖阳性。本病典型症状是"三多一少",即多饮、多尿、多食及体质量减轻,此外还有糖尿病并发症的症状。有些患者平时并无任何症状,只在体检时被发现。

(一)病因及发病机制

糖尿病的病因和发病机制尚未完全明确,可能为多因素所致。目前,已确认遗传因素在本病发生上具有决定性作用,下面列举可能的诱发因素。

(1)感染:1 型糖尿病与病毒感染有关,柯萨奇病毒、流行性腮腺炎病毒等感染可引起胰岛组织损害而发病。

(2)肥胖:肥胖是 2 型糖尿病最主要的诱发因素之一。肥胖者的外周组织靶细胞的胰岛素受体数量减少,对胰岛素的亲和力减低或存在受体缺陷,故对胰岛素不敏感,导致糖尿病。

(3)创伤、手术、精神刺激、多次妊娠等,可诱发或加重糖尿病。

(4)药物可诱发或加重糖尿病,如肾上腺糖皮质激素、雌激素等。

(二)临床表现

(1)多尿:由于血糖浓度高,大量葡萄糖从肾脏排出,由于渗透压增高,阻碍水分子在肾小管的重吸收,大量水分子伴随糖排出,形成多尿。

(2)烦渴多饮:由于多尿失去大量水分而烦渴多饮。

(3)易饥多食:葡萄糖是体内能量及热量的主要来源,由于胰岛素不足,使葡萄糖不能利用而随尿液丢失,机体常处于半饥饿状态。为补充失去的糖分,多数患者有饥饿感,从而导致食欲亢进,易饥多食。

(4)消瘦乏力:由于机体不能充分利用葡萄糖,故需要蛋白质和脂肪来补充能量与热量,使体内蛋白质和脂肪消耗增多,加之水分的丢失,因此,患者体质量减轻而导致消瘦乏力。

(5)其他患者常有皮肤疖肿及皮肤瘙痒,由于尿糖浓度较高和尿糖的局部刺激,外阴部瘙痒较常见。

(三)诊断标准

(1)可诊断糖尿病的血糖数值:①空腹血糖＞7 mmol/L。②餐后 2 小时血糖＞11.1 mmol/L。

(2)葡萄糖耐量异常:①空腹血糖≥6.9 mmol/L。②0.5 小时血糖≥10.6 mmol/L。③1 小时血糖≥10 mmol/L。④2 小时血糖≥7.8 mmol/L。⑤3 小时血糖≥6.9 mmol/L。0.5 小时及 1 小时数值仅取1点计算,有 3 点达到或超过上述数值者,可确诊为糖尿病。年纪超过 50 岁者,每增加 10 岁将0.5 小时数值增加 0.6 mmol/L。

(四)并发症

1.酮症酸中毒及昏迷

糖尿病加重时,脂肪分解加速,大量脂肪酸在肝脏经 β 氧化产生酮体(包括乙酰乙酸、β-羟丁酸和丙酮),血酮升高时称酮血症,尿酮排出增多时称酮尿,临床上统称酮症。乙酰乙酸和 β-羟丁酸的酸性较强,故易产生酸中毒,即糖尿病酮症酸中毒,病情进展还可出现糖尿病昏迷。

(1)诱因:一是感染,急性感染或慢性感染急性发作,以呼吸道、尿路和胃肠道感染最常见;二是胰岛素治疗突然中断或减量过多;三是饮食失调,过多摄入高糖和高脂肪的食物或过度限制糖类,如每天进食量＜100 g;四是应激,外伤、手术麻醉、精神创伤、妊娠分娩等。

(2)症状和体征。①糖尿病症状加重:如显著软弱无力、极度口渴、尿量增多、多食并不明显;常食欲缺乏、恶心、呕吐,以致不能进水和食物,表明病情恶化,有严重酸中毒。②呼吸:酮症时呼吸可无改变,当 pH＜7.2 或血浆二氧化碳结合力＜15 mmol/L 时,呼吸深大而快,称为酮中毒呼吸,患者呼吸有烂苹果味。③脱水和休克:失水加重致脱水表现,如尿量减少、皮肤干燥无弹性、眼球下陷,严重者出现休克,表现为心率增快、脉细速、血压下降、四肢厥冷等。④神志改变:早期仅有头晕、头痛、精神萎靡继而嗜睡、烦躁不安,病情恶化时反应迟钝,最后陷入昏迷。⑤腹痛:少数病例可有腹痛,常为广泛性,有时较剧烈易被误认为急腹症。

2.糖尿病慢性并发症

(1)心血管病变:糖尿病对心脏的影响包括大血管病变、微血管病变及自主神经病变。

(2)糖尿病肾脏病变:包括肾小球硬化症、肾小动脉硬化症及慢性肾盂肾炎。典型临床表现是蛋白尿、水肿和高血压,最初蛋白尿为间歇性,以后渐呈持续性,晚期为氮质血症,最终出现肾衰竭。

(3)神经病变:可累及神经系统任何一部分,以对称性、反复性、周围性神经病变最为常见。

(4)眼病变:以眼底视网膜病变、动脉硬化及白内障多见。

(5)感染:糖尿病患者易感染,疖、痈等皮肤化脓性感染较常见,有时可引起败血症和脓毒血症。

(五)治疗与自我护理

1.一般治疗与自我护理

患者的长期配合是取得良好治疗效果的基础,故应对患者及其家属进行糖尿病基本知识的教育,使之学会做尿糖测定,掌握饮食治疗的具体措施、使用降糖药的注意事项、学会胰岛素注射技术等,从而在医务人员指导下长期坚持合理治疗。糖尿病患者应保持规律的生活,积极参加力所能及的体力劳动。每天体力活动要保持恒定,不宜过度疲劳,避免精神紧张及精神刺激,保持皮肤清洁,预防各种感染。

2.饮食治疗与自我护理

(1)根据患者的年龄、性别、劳动强度、体质量、有无并发症等多方面因素,计算每天所需总热量。总热量=每天每千克体质量所需热量×标准体质量。不同状态下每天每千克体质量所需热量如下。休息状态:83.68～104.60 kJ(20～25 kcal);轻体力劳动:104.60～125.52 kJ(25～30 kcal);中等体力劳动:125.52～146.44 kJ(30～35 kcal)。标准体质量:男性为(身高－100)×0.9;女性为(身高－100)×0.85。

(2)根据每天所需总热量计算各种营养物质的摄入量,糖类占55%～60%,蛋白质占15%～20%,脂肪占20%～25%。1 g糖类可产热17.15 kJ(4.1 kcal),1 g蛋白质可产热17.15 kJ(4 kcal),1 g脂肪可产热37.66 kJ(9 kcal)。③根据每天糖类需要量安排三餐主食量,可各1/3或为1/5、2/5、2/5。

3.药物治疗与护理

(1)口服降糖药治疗。磺脲类:常用的有格列吡嗪,格列喹酮,格列奇特;双胍类:常用的有苯乙双胍,二甲双胍;α糖酶抑制药:阿卡波糖。

(2)胰岛素治疗:糖尿病患者因胰岛素绝对或相对不足而致血糖升高,部分患者需注射胰岛素控制血糖。注射胰岛素时应注意以下事项:①胰岛素最好保存在2～8 ℃的冰箱中,因温度过高会影响效价,温度过低会使胰岛素变性;②注射前15分钟将胰岛素从冰箱中取出,室温放置15分钟后再注射,注意检查有效期;③注射剂量要准确,如两种胰岛素合用时,先抽吸普通胰岛素,再抽吸混匀的含锌胰岛素,充分混匀后再注射;④注射部位用乙醇消毒,因碘酒会致蛋白变性;⑤长期注射胰岛素者,注意定期更换注射部位,防止发生硬结。

4.运动疗法

糖尿病患者开始体育锻炼时,应先从短时间的轻微活动开始,随着体质增强逐渐增加活动量,延长活动时间,每天锻炼1～3次,每次以15～30分钟为佳,不要过度劳累,可采取散步、做广播体操、打太极拳等方式。运动时间宜在早、午饭后1小时左右开始,锻炼要持之以恒。随身携带糖果,若感觉低血糖时及时进食。不可单独进行活动,尤其是爬山、远行等,运动鞋袜要舒适,防止足部受伤。

5.病情监测

最好每天监测一次尿糖,每周至少查一次血糖,还要定期检查肝功能、肾功能、血脂、糖化血红蛋白、尿蛋白和尿酮体等,定期检查眼底以监测病情变化。只要空腹血糖维持在8.3 mmol/L(150 mg/dL),饭后2小时血糖在10 mmol/L(180 mg/dL)以下,而又没有低血糖发生,血压也基本正常,就能保证不发生并发症。

四、甲状腺功能亢进的预防及自我护理

甲状腺功能亢进(简称甲亢)是由多种原因导致甲状腺功能增高,分泌甲状腺素过多的一组常见内分泌疾病,临床表现为高代谢症候群、神经兴奋性增高、不同程度的甲状腺肿大及突眼等,多见于20～40岁人群,女性多于男性,男女比例为1∶(4～6)。

(一)常见分类

(1)甲状腺性甲亢(甲状腺自身功能亢进):毒性弥漫性甲状腺肿,毒性结节性甲状腺肿,毒性甲状腺腺瘤,新生儿甲亢,碘甲亢,甲状腺癌伴甲亢。

(2)垂体性甲亢:垂体促甲状腺激素腺瘤。

(3)异位促甲状腺激素综合征。

(4)卵巢性甲状腺肿。

(5)仅有甲亢表现而甲状腺功能不高。

(二)临床表现

1.典型症状

(1)神经系统:易激动、两手平举向前伸出时有细微震颤,失眠,紧张,有时多言、易动、躁狂,亦可寡言、抑郁。

(2)高代谢综合征:怕热多汗、心动过速、心悸、胃纳明显亢进,但体质量下降,疲乏无力。

(3)甲状腺肿:甲状腺弥漫对称性肿大伴血管杂音和震颤为本病特征。

(4)肌肉骨骼系统:多数患者肌无力及肌肉萎缩。影响骨骼脱钙而致骨质疏松、尿钙增多,血钙一般正常,还可发生指(趾)端粗厚,又称肢端病。

(5)生殖系统:女性常有月经减少或闭经,男性阳痿,偶有男子乳腺发育,催乳素及雌激素水平增高。

(6)造血系统:血中淋巴细胞多于单核细胞,但白细胞总数低,血容量大,可致轻度贫血。

(7)眼征:眼球突出,突眼度一般都超过 18 mm(正常不超过 16 mm),突眼严重者眼睑多有水肿或不闭合,结膜及角膜外露,易引起充血、水肿,可形成角膜溃疡或全眼球炎以致失明。

2.特殊表现

(1)甲亢危象:高热(39 ℃以上),脉率快(每分钟 140~200 次),常伴房颤或房扑,神志焦虑、烦躁不安、厌食、恶心呕吐、腹泻,大量失水以致虚脱、休克,继而嗜睡、谵妄,终至昏迷,可伴心力衰竭或肺水肿。

(2)甲亢性心脏病:占 10%~20%,男性结节性甲状腺肿伴甲亢严重者可有心脏增大,心律失常或心力衰竭,甲亢控制后可恢复正常。

(3)淡漠型甲亢:多见于老年,起病隐匿,症状不典型,表现为神志淡漠、乏力、嗜睡、反应迟钝、明显消瘦,有时腹泻、厌食,老年者可合并心绞痛、心肌梗死,易与冠心病混淆。未及时诊断、治疗易发生危象。

(4)胫前黏液性水肿:多见于胫骨前 1/3 部位,也可见于足背、踝关节,偶见于面部。皮损大多为对称性,有广泛大小不等的棕红色或红褐色或暗红色突起不平的斑块状结节,边界清楚,直径为 5~30 mm,连成片时可达数厘米,可有感觉过敏、减退或伴有痒感,后期皮肤如桂皮或树皮样,有的还呈象皮腿样。

(5)甲状腺功能正常的 Graves 眼病:少见,约占 5%,只以单侧或双侧突眼为主,无甲亢的临床表现也不伴胫前黏液性水肿,可在突眼发生数月或数年后出现甲亢表现。

3.实验室检查

(1)T_3、T_4 明显增高,正常值分别为 0.78~2.2 μg/L 和 42~135 μg/L。

(2)甲状腺刺激性抗体测定:Graves 患者血中 TsAb 阳性检出率可达 80%~95%,对本病不但有早期诊断意义,而且对判断病情活动、是否复发也有价值,还可作为治疗停药的重要指标。

(3)甲状腺摄[131]I:如摄碘率增高,3 小时>25%或 24 小时>45%,峰值前移符合本病。

(三)治疗

1.一般治疗

消除精神紧张等对本病不利的因素,初期予以适当休息和支持疗法,补充足够热量和营养物质以供消耗。

2.抗甲亢药物治疗

抗甲亢药物有丙硫氧嘧啶、甲巯咪唑、卡比马唑等。①抗甲状腺药物的适应证:症状较轻,甲状腺轻至中度肿大病;20 岁以下青少年及儿童、老年患者;妊娠妇女;甲状腺次全切除术后复发、又不适于放射性^{131}I治疗者;手术治疗前准备;辅助放射性^{131}I治疗。②用药分为三个阶段。初始阶段:需 1～3 个月,服药剂量较大,丙硫氧嘧啶 300～400 mg 或甲巯咪唑 30～40 mg/d;减药阶段:当症状显著减轻,体质量增加,心率 80～90 次/分,T_3、T_4 接近正常,可根据病情每 2～3 周递减药量 1 次,同时注意临床表现,递减剂量不宜过快,一般 2～3 个月为宜;维持阶段:每天 5～10 mg,停药前可减至 2.5～5.0 mg,为期 1.0～1.5 年,不稳定而又不愿采用其他方案者,维持阶段可延长为 2～3 年。

3.辅助药物治疗

(1)普萘洛尔:10～20 mg,每天 3 次,可改善心悸、心动过速、精神紧张、震颤等,可阻止 T_4 转化为 T_3。普萘洛尔还可适用于甲亢危象和紧急甲状腺手术或放射性碘治疗前的快速准备,对急性甲亢性肌病也有一定效果,但在有支气管哮喘、房室传导阻滞、心力衰竭患者和分娩时禁用,对胰岛素依赖型糖尿病也应慎用。

(2)甲状腺干制剂片或甲状腺素:以稳定"下丘脑-垂体-甲状腺"轴的关系,避免甲状腺和突眼加重,还可降低甲状腺自身抗体和减少甲亢复发率。

(3)碘化物:对甲状腺激素合成可有抑制作用,目前主用于抢救甲亢危象或甲亢手术治疗前的准备,也用于放射性^{131}I治疗以减少不良反应。

4.放射性治疗

其效果如同外科手术,但要考虑适应证和禁忌证,特别是远期效应问题。

(1)适应证:年龄在 25 岁以上,对抗甲状腺药物过敏而不可持续用药者,或长期治疗无效或停药后复发者,甲状腺次全切除术后复发者,合并有心脏病、糖尿病、严重肝肾疾病以及有手术切除禁忌证者,甲亢伴有突眼者,甲状腺内^{131}I转换的有效半衰期不少于 3 天者。

(2)放射性^{131}I治疗不适用于下列情况:妊娠或哺乳妇女;年龄＜25 岁者(首选抗甲状腺药物治疗);有严重或活动性肝、肾疾病者;周围血液白细胞总数少于 $3×10^9$/L;严重甲亢患者,结节性甲状腺肿伴功能亢进,结节扫描显示"冷区"者。

(3)远期并发症:甲状腺功能减退、致癌问题、遗传效应、突眼加重。

(四)预防及自我护理

(1)减轻精神紧张,给予有利的精神支持,避免盛怒、急躁、悲哀等不良情绪刺激。

(2)初期要适当地休息,避免从事消耗大、紧张的工作,心悸、心动过速时应多卧床休息,减轻症状。

(3)指导患者掌握合理的饮食,多食高蛋白、高脂肪、高维生素饮食,以保证摄入足够的热量,保证基础代谢,但应减少食物中纤维素的含量,避免生、冷、硬食物,以防增加腹泻机会。

(4)药物治疗时,需注意下列事项:①要指导患者规律服药,避免间断服药。勿用碘剂,少吃或不吃海鲜产品,因为碘对甲状腺激素的合成与释放的抑制是暂时的,如长期食用高碘食物,则甲状腺激素对碘的抑制作用可产生适应性,使甲状腺激素的合成从碘的抑制下逸脱,逸脱后的甲状腺激素的合成重新增加,可引起甲亢的复发。②减药阶段:定时观察临床表现,不少于每天 4 次(基础心率、体质量、白细胞、T_3、T_4),遵医嘱逐渐减药量,尽量保持甲状腺功能正常和稳定性,逐渐过渡到维持阶段。③药物反应:白细胞减少,最常见于甲硫氧嘧啶,丙硫氧嘧啶最少见;开始服药 2～3 个月内最常见。治疗初期应每 1～2 周检查一次白细胞总数和分类,减药和维持阶段可每 2～4 周测 1 次,白细胞低于 $4×10^9/L$ 应注意观察,个别患者可出现药疹及血清谷丙转氨酶升高,可用抗组胺药物及护肝药物。

(5)预防甲亢危象,避免精神刺激,预防和尽快控制感染,不随意停药,手术或放射性治疗前要做好准备工作。

(6)内分泌浸润性突眼症的自我护理:注意眼睛休息,戴黑色或茶色墨镜,避免强光及各种外来刺激。睡眠时应用抗菌药膏并戴眼罩,以免角膜暴露部分受刺激而发生炎症。用单侧眼罩减轻复视,高枕卧位,控制食盐摄入,抗菌眼药和可的松眼药交替使用。

(7)甲亢患者出现突眼、甲状腺肿大而致颈部增粗,初期对自我形象的变化难以适应,要鼓励患者进行修饰,听慢节奏、轻松愉快的音乐,保持平和心境,穿衣时避免领口过紧,以免使甲状腺分泌过快,加重症状。

(8)患者代谢快、出汗多,应注意添加合适的衣服,预防感冒,避免加重病情,及时更换衣服,保持皮肤清洁。

(9)甲亢患者失眠、紧张,可遵医嘱口服安眠药,提供安静的休息环境。保证睡眠,有利于疾病的好转。

(刘晓晶)

第四章

心内科常见病护理

第一节 心 肌 炎

一、概述

(一)概念和特点

心肌炎是心肌的炎症性疾病。最常见病因为病毒感染,细菌、真菌、螺旋体、立克次体、原虫、蠕虫等感染也可引起心肌炎,但相对少见。肺感染性心肌炎的病因包括药物、毒物、放射、结缔组织病、血管炎、巨细胞心肌炎、结节病等。起病急缓不定,少数呈暴发性导致急性泵衰竭或猝死。病程多有自限行,但也可进展为扩张型心肌病。本节重点介绍病毒性心肌炎。

病毒性心肌炎指嗜心肌性病毒感染引起的,以心肌非特异性间质性炎症为主要病变的心肌炎。病毒性心肌炎包括无症状的心肌局灶性炎症和心肌弥漫性炎症所致的重症心肌炎。

(二)相关病理生理

病毒性心肌炎的病理改变轻重不等。轻者常以局灶性病变为主,而重者则多呈弥漫性病变。局灶性病变的心肌外观正常,而弥漫性者则心肌苍白、松软,心脏呈不同程度的扩大、增重。镜检可见病变部位的心肌纤维变性或断裂,心肌细胞溶解、水肿、坏死。间质有不同程度水肿以及淋巴细胞、单核细胞和少数多核细胞浸润。病变以左心室及室间隔最显著,可波及心包、心内膜及传导系统。慢性病例心脏扩大,心肌间质炎症浸润及心肌纤维化并有瘢痕组织形成,心内膜呈弥漫性或局限性增厚,血管内皮肿胀等变化。

(三)主要病因与诱因

近年来由于病毒学及免疫病理学的迅速发展,通过大量动物实验及临床观察,证明多种病毒皆可引起心肌炎。其中柯萨奇病毒 B_6 最常见,占 30%～50%。其他如孤儿病毒、脊髓灰质炎病毒也较常见。此外,人类腺病毒、流感、风疹、单纯疱疹、肝炎病毒以及 EB 病毒、巨细胞病毒和人类免疫缺陷病毒(HIV)等,都能引起心肌炎。

（四）临床表现

1.症状

病毒性心肌炎患者的临床表现取决于病变的广泛程度和部位。轻者可无症状,重者可出现心源性休克及猝死。

（1）病毒感染症状:约半数患者发病前1～3周有病毒感染前驱症状,如发热、全身倦怠、肌肉酸痛,或恶心、呕吐等消化道症状。

（2）心脏受累症状:患者常出现心悸、胸痛、呼吸困难、胸痛、乏力等表现。严重者甚至出现阿-斯综合征、心源性休克、猝死。绝大多数就诊患者以心律失常为主诉或首见症状。

2.体征

可见各种心律失常,以房性与室性期前收缩及房室传导阻滞最多见。心率可增快且与体温升高不相称。听诊可闻及第三、第四心音或奔马律,部分患者于心尖部闻及收缩期吹风样杂音。心力衰竭患者可有颈静脉怒张、肺部湿啰音、肝大等体征。重者可出现血压降低、四肢湿冷等心源性休克体征。

（五）辅助检查

1.血生化及心脏损伤标志物检查

红细胞沉降率加快,C反应蛋白阳性,急性期或心肌炎活动期心肌肌酸激酶、肌钙蛋白增高。

2.病原学检查

血清柯萨奇病毒IgM抗体滴度明显增高,外周血肠道病毒核酸阳性或肝炎病毒血清学检查阳性,心内膜心肌活检有助于病原学诊断。

3.胸部X线检查

胸部X线检查可见心影扩大,有心包积液时可呈烧瓶样改变。

4.心电图

常见ST-T改变,包括ST段轻度移位和T波倒置。可出现各型心律失常,特别是室性心律失常和房室传导阻滞等。

5.超声心动图检查

超声心动图检查可正常,也可显示左心室增大,室壁运动减低,左心室收缩功能降低,附壁血栓等。合并心包炎者可有心包积液。

（六）治疗原则

急性病毒性心肌炎至今无特效治疗,一般都采用对症及支持疗法,减轻心肌负担,注意休息和营养等综合治疗为主。多年实践证明AVCM诊断后,及时给予足够的休息,并避免再次病毒感染,可较快顺利恢复,减少后遗症。

1.一般治疗

目前尚无特异性治疗,以针对左心功能不全的支持治疗为主,注意休息和营养。卧床休息应延长到症状消失,心电图恢复正常,一般需3个月左右;心脏已扩大或曾经出现过心功能不全者应延长至半年,直至心脏不再缩小。心功能不全症状消失后,在密切观察下逐渐增加活动量,恢复期仍应适当限制活动3～6个月。

2.抗病毒及免疫治疗

在心肌炎急性期,抗病毒是治疗的关键,应早期应用抗病毒药物。可抑制病毒复制。本病心肌受累之前,先有病毒血症过程,病毒在细胞内复制,可早期使用如黄芪、牛磺酸、干扰素、辅

酶 Q_{10} 等中西医结合治疗 VMC,有抗病毒、调节免疫和改善心脏功能等作用。

二、护理评估

(一)一般评估

了解患者多有无上呼吸道、肠道或其他感染史,测量体温、脉搏、呼吸、血压,观察尿量及水肿情况。

(二)身体评估

1.测量心界

轻者心脏不扩大,或有暂时性扩大,不久即恢复。心脏扩大显著反映心肌炎广泛而严重。

2.测量心率

心率增速与体温不相称,或心率异常缓慢,均为心肌炎的可疑征象。

3.听诊

(1)心尖区 S_1 可减低或分裂。心音可呈胎心样。心包摩擦音的出现提示有心包炎存在。

(2)杂音。心尖区可能有收缩期吹风样杂音或舒张期杂音,前者为发热、贫血、心腔扩大所致,后者因左心室扩大造成的相对性二尖瓣狭窄。杂音响度都不超过 3 级。心肌炎好转后即消失。

(3)心律失常。极常见,各种心律失常都可出现,以房性与室性期前收缩最常见,其次为房室传导阻滞,此外,心房颤动、病态窦房结综合征均可出现。心律失常是造成猝死的原因之一。

4.心力衰竭

重症弥漫性心肌炎患者可出现急性心力衰竭,属于心肌泵血功能衰竭,左右心同时发生衰竭,引起心排血量过低,故除一般心力衰竭表现外,易合并心源性休克。

(三)心理-社会评估

患者的焦虑、紧张程度,能否积极配合治疗,患者及家属是否存在不了解介入或手术治疗效果而产生较大的心理压力。

(四)辅助检查结果的评估

1.一般检查

(1)细胞总数 1 万～2 万,中性粒细胞偏高。抗"O"(ASO)大多数正常。

(2)损伤标志物:CK 及其同工酶 CK-MB、乳酸脱氢酶(LDH)、谷草转氨酶(AST 或 GOT)在病程早期可增高。肌钙蛋白也可升高,而且持续时间较长。

(3)分离:从心包、心肌或心内膜分离到病毒,或用免疫荧光抗体检查找到心肌中有特异的病毒抗原,电镜检查心肌发现有病毒颗粒,可以确定诊断;咽洗液、粪便、血液、心包液中分离出病毒,同时结合恢复期血清中同型病毒中和抗体滴度较第 1 份血清升高或下降 4 倍以上,则有助于病原诊断。

(4)测定与病毒核酸检测:病毒特异性抗体,补体结合抗体的测定以及用分子杂交法或 PCR 检测心肌细胞内的病毒核酸也有助于病原诊断。部分 VMC 患者可有抗心肌抗体出现,一般于短期内恢复,如持续提高,表示心肌炎病变处于活动期。

2.心电图

心电图在急性期有多变与易变的特点,对可疑病例应反复检查,以助诊断,其主要变化为 ST-T 改变,各种心律失常和传导阻滞。上呼吸道感染、腹泻等病毒感染后 3 周内新出现下列心律失常或心电图改变。

(1)ST-T 及 QRS 波的改变:ST 段下降(心包积液时可见抬高),T 波低平、双向或倒置。可有低电压,Q-T 间期延长。大片心肌坏死时有宽大的 Q 波,类似 MI。

(2)心律失常:除窦性心动过速、窦性心动过缓外,可见各种期前收缩(房性、室性、交界性)其中以室性期前收缩多见。室上性或室性心动过速、心房扑动或颤动,心室颤动也可见。

(3)传导阻滞:窦房、房室或室内传导阻滞颇为常见,其中以一至二度房室传导阻滞最多见。恢复期以各种类型的期前收缩为多见。少数慢性期患儿可有房室肥厚的改变。

3.胸部 X 线

心影正常或不同程度的增大,多数为轻度增大。若反复迁延不愈或合并心力衰竭,心脏扩大明显。后者可见心脏搏动减弱,伴肺淤血、肺水肿或胸腔少量积液。有心包炎时,有积液征。

4.超声心动图(UCG)

主要表现:①心肌收缩功能异常;②心室充盈异常;③室壁节段性运动异常;④心脏扩大,以左心室扩大常见,多数属轻度扩大,对此类心脏扩大 UCG 较 X 线检查更为敏感。VMC 心脏扩大经治疗后,多数逐渐恢复正常,因此,系列的 UCG 随诊观察对 VMC 的病程变化了解具有很大价值。

5.心血管磁共振(CMR)

2010 年美国心脏学会基金会(ACCF)专家共识文件(ECDs)特别领导小组,联合美国放射学会(ACR)、AHA、北美心血管影像学会(NASCI)、心血管磁共振学会(SCMR)等多家学术机构共同制订并颁布了 CMR 专家共识,它可以提高 AVMC 无创检测能力。

(五)常用药物治疗效果的评估

1.抗病毒及免疫治疗

抗病毒治疗主要用于疾病早期,可抑制病毒复制。本病心肌受累之前,先有病毒血症过程,病毒在细胞内复制,可早期使用如黄芪、牛磺酸、干扰素、辅酶 Q_{10} 等中西医结合治疗 VMC,有抗病毒、调节免疫和改善心脏功能等作用。

2.心律失常的治疗

如果期前收缩无明显临床不适症状,不一定马上给予抗心律失常治疗,可以随访观察,并做好患者的解释工作,使其了解该病的预后,解除恐惧心理。

3.免疫抑制疗法

糖皮质激素治疗仍有争论。

4.改善心肌代谢及抗氧化治疗

大量研究证明,氧自由基升高与 VMC 的发病密切相关,采用抗氧化剂治疗 VMC 有肯定疗效。目前常用的药物有辅酶 Q_{10}、曲美他嗪、肌苷、ATP、1,6-二磷酸果糖等。大剂量维生素 C 清除氧自由基的疗效最为肯定,而且其酸度不影响心肌细胞代谢,也无明显毒副作用。

三、主要护理诊断(问题)

(一)活动无耐力

活动无耐力与心肌受损、心律失常有关。

(二)体温过高

体温过高与心肌炎症有关。

(三)焦虑

焦虑与病情加重担心疾病预后有关。

(四)潜在并发症

潜在并发症心律失常、心力衰竭。

四、护理措施

(一)休息与活动

提供一个安静、舒适的环境,急性期需卧床休息 2～3 个月,直到状态消失,血清心肌酶、心电图等恢复正常,方可逐渐增加活动量。若出现心律失常,应延长卧床时间。心脏扩大或出现心力衰竭者应卧床休息半年。恢复期仍适当限制活动 3～6 个月。

(二)饮食

给予高热量、高蛋白、高维生素饮食,易消化的饮食,多吃新鲜蔬菜和水果,以促进心肌细胞恢复。注意进食不宜过饱、禁食用咖啡、浓茶及其他刺激性食物、心力衰竭者限制钠盐摄入、忌烟酒。保持排便通畅,必要时给予缓泻剂,避免因便秘而加重心脏负担。

(三)病情观察

密切监测生命体征,包括体温、脉搏、呼吸、血压。注意心率及心律的改变,观察有无频发室早、短暂室速、房室传导阻滞。注意有无胸闷、呼吸困难、颈静脉怒张等表现。有无咯血、肺部啰音及肺水肿等。当患者出现呼吸困难,发绀,咳粉红色泡沫状痰,双肺满布干、湿啰音,提示出现急性肺水肿。

(四)用药指导

病毒性心肌炎患者可发生心力衰竭,对于应用洋地黄的患者应特别注意其毒性反应,因为心肌炎时心肌细胞对洋地黄的耐受性差。使用糖皮质激素时,注意遵医嘱用量,不可随意增加或减少剂量,更不可随意停药或延长服用时间。

(五)心理护理

向患者耐心解释卧床休息的必要性,解释病情和治疗方案,告诉患者不良情绪会加重心脏负荷,给予心理安慰,解除患者的焦虑、恐惧心理,减轻心理压力,避免环境和精神刺激,防止情绪激动,主动配合治疗,早日康复。

(六)健康教育

1.疾病知识指导

急性心肌炎患者出院后需继续休息 3～6 个月。严重心肌炎伴心界扩大者,应休息 6～12 个月,直到症状消失。

2.饮食指导

应进食高蛋白、高维生素、清淡易消化饮食。注意补充富含维生素 C 的新鲜蔬菜、水果,戒烟酒及刺激性食物,以促进心肌代谢与修复。

3.生活与运动指导

定时排便防便秘,排便时不宜用力、屏气等。无并发症者鼓励患者适当锻炼身体以增强机体抵抗力。

4.自我检测指导

教会患者及家属测脉率、节律,发现异常随时就诊。坚持药物治疗,定期随访。

5.及时就诊的指标

(1)发现脉率、节律异常,或有胸闷、心悸等症状时。

(2)发生晕厥、血压明显降低时。

五、护理效果评估

(1)患者掌握限制最大活动量的指征,能参与制订并实施活动计划,掌握活动中自我监测脉搏和活动过量症状的方法。

(2)患者能控制情绪,心理状态稳定。

(3)患者未发生猝死或发生致命性心律失常时能得到及时发现和处理。

(田 茹)

第二节 心 力 衰 竭

心力衰竭简称心衰,是指心肌收缩力下降使心排血量不能满足机体代谢的需要,器官组织血液灌注不足,同时出现肺循环和/或体循环静脉淤血表现的临床综合征,故又称充血性心力衰竭。临床上按发展的速度可将其分为急性和慢性心衰,以慢性为多;按病变的性质又可将其分为收缩性和舒张性心衰;按其发生的部位可将其分为左心衰、右心衰和全心衰;按输出量多少可将其分为低输出量型和高输出量型心衰。

一、慢性心力衰竭

(一)病因与发病机制

1.基本病因

(1)原发性心肌损害:冠心病心肌缺血、心肌梗死,心肌炎和心肌病,糖尿病心肌病维生素 B_1 缺乏和心肌淀粉样变性。

(2)心脏负荷过重:①前负荷过重,主动脉瓣关闭不全、二尖瓣关闭不全、房室间隔缺损、动脉导管未闭、慢性贫血、甲亢、动静脉瘘;②后负荷过重,高血压、主动脉瓣狭窄、肺动脉高压、肺动脉瓣狭窄。

2.诱因

(1)感染:特别是呼吸道感染最常见,其次为感染性心内膜炎。

(2)心律失常:心房颤动是诱发心力衰竭的最重要因素。

(3)生理或心理压力过大,如过度劳累、情绪激动、精神过于紧张。

(4)心脏负担加重,如妊娠和分娩。

(5)血容量增加,如钠盐摄入过多,输液和输血过快、过多。

(6)其他,如药物使用不当、环境与气候情绪改变、合并其他疾病等。

3.发病机制

(1)心肌损害与心室重构。

(2)神经内分泌的激活。

（3）血流动力学异常。

（二）临床表现

1.左心功能不全

病理基础主要是肺循环静脉淤血及心排血量降低。

（1）症状：①呼吸困难,劳力性呼吸困难是最早出现的症状,随病情进展可出现夜间阵发性呼吸困难,为左心功能不全的典型表现,严重心衰竭时患者可出现端坐呼吸;②咳嗽、咳痰和咯血;③低心排血量症状,心、脑、肾及骨骼等脏器组织血液灌流不足,导致乏力、头晕、嗜睡或失眠、尿少、夜尿等。

（2）体征：两肺底可闻及湿啰音,随病情加重,可遍及全肺,有时伴有哮鸣音;心脏向左下扩大,心尖部可闻及舒张期奔马律,肺动脉瓣区第二心音亢进可出现心律失常。

2.右心功能不全

病理基础主要是体循环静脉淤血。

（1）胃肠道症状：食欲缺乏、恶心、呕吐、腹痛、腹胀、尿少、夜尿等伴呼吸困难。

（2）体征：颈静脉充盈或怒张、肝大和压痛、水肿。

（3）心脏体征：右心室或全心室扩大,胸骨左缘3～4肋间闻及舒张期奔马律。

3.全心功能不全

左、右心衰的临床表现同时存在或以一侧表现为主。右心衰竭、右心排血量减少常可导致夜间阵发性呼吸困难减轻。

4.心功能分级

Ⅰ级：体力活动不受限,日常活动不出现心悸、气短、乏力、心绞痛等症状。

Ⅱ级：体力活动轻度受限,休息时无症状,一般日常活动可出现心悸、气短、乏力、心绞痛等症状。

Ⅲ级：体力活动明显受限,小于日常活动即可出现上述症状。

Ⅳ级：不能从事任何体力活动,休息时也出现上述症状,活动后明显加重。

（三）辅助检查

1.X线检查

心脏扩大,左心衰时还有肺门阴影增大、肺纹理增粗等肺淤血征象,右心衰可有胸腔积液。

2.心电图

左室肥厚劳损、右室扩大。

3.超声心动图

测算左室射血分数、二尖瓣前叶舒张中期关闭速度、快速充盈期和心房收缩期二尖瓣血流速度等能较好地反映左室的收缩和舒张功能。

4.创伤性血流动力学检查

左心衰时肺毛细血管楔压升高,右心衰时中心静脉压升高。

（四）诊断要点

患者肺静脉淤血、体循环静脉淤血的表现明显,有心脏病的体征,合并辅助检查结果得出诊断。诊断应包括基本心脏病的病因、病理解剖、病理生理诊断及心功能分级。

（五）治疗要点

（1）去除或限制基本病因。

（2）消除诱因。

（3）减轻心脏负荷。①休息：体力休息和精神休息。②控制钠盐摄入。③利尿剂：消除水肿，减少循环血容量，减轻心脏前负荷，常用药有氢氯噻嗪和呋塞米（排钾利尿剂）、螺内酯和氨苯蝶啶（保钾利尿剂）。④血管扩张剂：以扩张静脉和肺小动脉为主的药可降低心脏前负荷，常用药有硝酸甘油、硝酸异酸梨醇酯等；以扩张小静脉为主的药可降低心脏后负荷，常用药有血管紧张素转换酶抑制剂（如卡托普利、依那普利）和α受体阻滞剂（如酚妥拉明、乌拉地尔）等；同时扩张小动脉及静脉的药可同时降低心脏的前后负荷，常用药有硝普钠等。

（4）增强心肌收缩力。①洋地黄类药物：常用制剂有毒毛花苷K、毛花苷C、地高辛、洋地黄毒苷等。②其他正性肌力药：常用有β受体兴奋剂，如多巴胺和多巴酚丁胺；磷酸二酯酶抑制剂，如氨力农和米力农。

二、急性心功能不全

急性心功能不全主要指急性左心衰，是由于某种病因使心排血量在短时间内急剧下降，甚至丧失排血功能，导致组织器官供血不足和急性淤血的综合征。

（一）病因与发病机制

1.病因

（1）急性弥散性心肌损害。

（2）严重的突发心脏排血受阻。

（3）严重心律失常。

（4）急性瓣膜反流。

（5）高血压危象。

2.发病机制

以上病因主要导致左心室输出量急剧下降或左室充盈障碍，引起肺循环压力骤然升高而出现急性肺水肿，严重者伴心源性休克。

（二）临床表现

突发严重呼吸困难（呼吸频率可达30～40次/分），端坐呼吸，频繁咳嗽，咳大量粉红色泡沫样痰，面色青灰，口唇发绀，大汗淋漓，极度烦躁。严重者可因脑缺氧而神志模糊，心尖部可闻及舒张期奔马律，两肺满布湿啰音和哮鸣音。

（三）诊断要点

根据典型症状和体征不难得出诊断结果。

（四）治疗要点

（1）体位：两腿下垂呈坐位，减少静脉回流。

（2）吸氧：高流量酒精湿化吸氧，氧流量为6～8 L/min。

（3）镇静：5 mg吗啡皮下注射或静脉推注，必要时隔15分钟重复一次，共2～3次。

（4）快速利尿：呋塞米快速注射。

（5）血管扩张剂：硝普钠或硝酸甘油静脉滴注。

（6）洋地黄制剂：毛花苷C或毒毛花苷K等快速制剂静脉推注。

（7）氨茶碱：0.25 g氨茶碱加入20 mL5%的葡萄糖溶液内静脉注射。

（8）其他：积极治疗原发病，去除诱因等。

（吴燕云）

第三节 心源性猝死

一、概述

(一)概念和特点

心源性猝死(sudden cardiac death,SCD)是指由心脏原因引起的急性症状发作后,以意识突然丧失为特征的自然死亡。世界卫生组织将发病后立即或 24 小时以内的死亡定义为猝死,2007 年美国心脏病学学会(ACC)在会议上将发病1 小时内死亡定义为猝死。

据统计,全世界每年有数百万人因心源性猝死丧生,占死亡人数的 15%～20%。美国每年有约 30 万人发生心源性猝死,占全部心血管病死亡人数的 50%以上,心源性猝死是 20～60 岁男性的首位死因。在我国,心源性猝死也居死亡原因的首位,虽然没有大规模的临床流行病学研究,但心源性猝死的比例在逐年增高,且随年龄增加发病率也逐渐增高,老年人心源性猝死的概率高达 80%～90%。

男性较女性心源性猝死的发病率高,美国弗雷明汉(Framingham)随访心源性猝死 20 年,男性发病率为女性的3.8 倍;北京市的流行病学资料显示,心源性猝死的男性年平均发病率为0.105‰,女性为 0.036‰。

(二)相关病理生理

冠状动脉粥样硬化是最常见的病理表现,病理研究显示,心源性猝死患者急性冠状动脉内血栓形成的发生率为 15%～64%。陈旧性心梗也是心源性猝死的病理表现,这类患者也可见心肌肥厚、冠状动脉痉挛、心电不稳与传导障碍等病理改变。

心律失常是导致心源性猝死的重要原因,通常包括致命性快速心律失常、严重缓慢性心律失常和心室停顿。致命性快速心律失常导致冠状动脉血管事件、心肌损伤、心肌代谢异常和/或自主神经张力改变等因素相互作用,从而引起一系列病理生理变化,引发心源性猝死,但其最终的作用机制仍无定论。严重缓慢性心律失常和心室停顿的电生理机制是当窦房结和/或房室结功能异常时,次级自律细胞不能承担起心脏的起搏功能,常见于病变弥漫累及心内膜下浦肯野纤维的严重心脏疾病。

非心律失常导致的心源性猝死较少,常由心脏破裂、心脏流入和流出道的急性阻塞、急性心脏压塞等原因导致。心肌电机械分离是指心肌细胞有电兴奋的节律活动,而无心肌细胞的机械收缩,是心源性猝死较少见的原因之一。

(三)病因与危险因素

1.基本病因

绝大多数心源性猝死发生在有器质性心脏病的患者。布劳沃德(Braunward)认为心源性猝死的病因有十大类:①冠状动脉疾病;②心肌肥厚;③心肌病和心力衰竭;④心肌炎症、浸润、肿瘤及退行性变;⑤瓣膜疾病;⑥先天性心脏病;⑦心脏电生理异常;⑧中枢神经及神经体液影响的心电不稳;⑨婴儿猝死综合征及儿童猝死;⑩其他。

(1)冠状动脉疾病:主要包括冠心病及其引起的冠状动脉栓塞或痉挛等。而另一些较少见的疾病,如先天性冠状动脉异常、冠状动脉栓塞、冠状动脉炎、冠状动脉机械性阻塞等都是引起心源性猝死的原因。

(2)心肌问题和心力衰竭:心肌问题引起的心源性猝死常在剧烈运动时发生,其机制是心肌电生理异常。由于慢性心力衰竭患者射血分数较低,常常引发猝死。

(3)瓣膜疾病:在瓣膜病中最易引发猝死的是主动脉瓣狭窄,瓣膜狭窄引起心肌突发性、大面积的缺血而导致猝死。梅毒性主动脉炎、主动脉扩张导致主动脉瓣关闭不全时引起的猝死也不少见。

(4)电生理异常及传导系统的障碍:心传导系统异常、长 QT 间期综合征、不明或未确定原因的室颤等都是引起心源性猝死的病因。

2.主要危险因素

(1)年龄:从年龄关系而言,心源性猝死有两个高峰期,即出生后至 6 个月内及 45~75 岁。成年人心源性猝死的发病率随着年龄增长而增长,而老年人是成年人心源性猝死的主要人群。随着年龄的增长,高血压、高血脂、心律失常、糖尿病、冠心病和肥胖的发生率增加,这些危险因素促进了心源性猝死的发生。

(2)冠心病和高血压:在西方国家,约 80% 的心源性猝死是由冠心病及其并发症引起的。冠心病患者发生心肌梗死后,左室射血分数降低是心源性猝死的主要因素。高血压是冠心病的主要危险因素,且这两种疾病在临床上常常并存。高血压患者左室肥厚,维持血压的应激能力受损,交感神经控制能力下降,易出现快速心律失常而引发猝死。

(3)急性心功能不全和心律失常:急性心功能不全患者心脏机械功能恶化时,可出现心肌电活动紊乱,引发心力衰竭患者发生猝死。临床上,几乎都是由心律失常恶化引发的心源性猝死。

(4)抑郁:其机制可能是抑郁患者交感或副交感神经调节失衡,导致心脏的电调节失调。

(5)时间:美国 Framingham 随访 38 年的资料显示,猝死发生以 7~10 时和 16~20 时为两个高峰期,这可能与此时生活、工作紧张,交感神经兴奋,诱发冠状动脉痉挛,导致心律失常有关。

(四)临床表现

心源性猝死可分为四个临床时期:前驱期、终末事件期、心脏骤停期与生物学死亡期。

1.前驱期

前驱症状表现形式多样,具有突发性和不可测性,如在猝死前数天或数月,有些患者可出现胸痛、气促、疲乏、心悸等非特异性症状,但也可无任何前驱症状,突发心脏骤停。

2.终末事件期

终末事件期是指心血管状态出现急剧变化后到心脏骤停发生前的一段时间,时间从瞬间到 1 小时不等。心源性猝死所定义时间多指该时期持续的时间。其典型表现包括严重胸痛、急性呼吸困难、突发心悸或眩晕等。在猝死前常有心电活动改变,其中以致命性快速心律失常和室性异位搏动为主因的室颤猝死者,常先有室性心动过速,少部分以循环衰竭为死亡原因。

3.心脏骤停期

心脏骤停后脑血流急剧减少,患者出现意识丧失,伴有局部或全身的抽搐。心脏骤停刚发生时可出现叹息样或短促痉挛性呼吸,随后呼吸停止伴发绀,皮肤苍白或发绀,瞳孔散大,脉搏消失,二便失禁。

4.生物学死亡期

从心脏骤停至生物学死亡的时间长短取决于原发病的性质和复苏开始时间。心脏骤停后

4～6分钟脑部出现不可逆性损害,随后经数分钟发展至生物学死亡。心脏骤停后立即实施心肺复苏和除颤是避免发生生物学死亡的关键。

(五)急救方法

1.识别心脏骤停

在最短时间内判断患者是否发生心脏骤停。

2.呼救

在不影响实施救治的同时,设法通知急救医疗系统。

3.初级心肺复苏

初级心肺复苏即基础生命活动支持,包括人工胸外按压、开放气道和人工呼吸,被简称CBA。如果具备自动电除颤仪(AED),应联合应用心肺复苏和电除颤。

4.高级心肺复苏

高级心肺复苏即高级生命支持,是在基础生命支持的基础上,应用辅助设备、特殊技术等建立更为有效的通气和血运循环,主要措施包括气管插管、电除颤转复心律、建立静脉通道并给药维护循环等。在这一救治阶段应给予心电、血压、血氧饱和度及呼气末二氧化碳分压监测,必要时还需进行有创血流动力学监测,如动脉血气分析、动脉压、中心动脉压、肺动脉压、肺动脉楔压等。早期电除颤对于救治心脏骤停至关重要,且越早进行越好。心肺复苏的首选药物是肾上腺素,每3～5分钟重复静脉推注1 mg,可逐渐增加剂量到5 mg。低血压时可使用去甲肾上腺素、多巴胺、多巴酚丁胺等,抗心律失常常用药物有胺碘酮、利多卡因、β受体阻滞剂等。

5.复苏后处理

处理原则是维护有效循环和呼吸功能,特别是维持脑灌注,预防再次发生心脏骤停,维护水电解质和酸碱平衡,防治脑水肿、急性肾衰竭和继发感染等,其重点是脑复苏、增加营养补充。

(六)预防

1.识别高危人群,采用相应预防措施

对高危人群,针对其心脏基础疾病采用相应的预防措施能减少心源性猝死的发生率,如对冠心病患者采用减轻心肌缺血、预防心梗或缩小梗死范围等措施;对急性心梗、心梗后充血性心衰的患者应用β受体阻滞剂;对充血性心衰患者应用血管紧张素转换酶抑制剂。

2.抗心律失常

胺碘酮在心源性猝死的二级预防中优于传统的Ⅰ类抗心律失常药物。抗心律失常的外科手术治疗对部分药物治疗效果欠佳的患者有一定的预防心源性猝死的作用。近年研究证明,埋藏式心脏复律除颤器(implantable cardioverter defibrillator,ICD)能改善一些高危患者的预后。

3.健康知识和心肺复苏技能的普及

高危人群应尽量避免独居,对其及家属进行相关健康知识和心肺复苏技能普及。

二、护理评估

(一)一般评估

(1)识别心脏骤停:当发现无反应或突然倒地的患者时,首先观察其对刺激的反应,并判断患者有无呼吸和大动脉搏动。判断心脏骤停的指标包括:意识突然丧失或伴有短阵抽搐;呼吸断续,喘息,随后呼吸停止;皮肤苍白或明显发绀,瞳孔散大,大小便失禁;颈、股动脉搏动消失;心音消失。

（2）患者主诉：胸痛、气促、疲乏、心悸等前驱症状。

（3）相关记录：记录心脏骤停和复苏成功的时间。

（4）复苏过程中须持续监测血压、血氧饱和度，必要时进行有创血流动力学监测。

（二）身体评估

1.头颈部

轻拍肩部呼叫，观察患者反应、瞳孔变化情况，气道内是否有异物。手指于胸锁乳突肌内侧沟中检测颈总动脉搏动（耗时不超过10秒）。

2.胸部

视诊患者胸廓起伏，感受其呼吸情况，听诊其呼吸音判断自主呼吸恢复情况。

3.其他

观察全身皮肤颜色及肢体活动情况，触诊全身皮肤温、湿度等。

（三）心理、社会评估

患者复苏后应评估其心理反应与需求，家庭及社会支持情况，引导患者正确配合疾病的治疗与护理。

（四）辅助检查结果评估

（1）心电图：显示心室颤动或心电停止。

（2）各项生化检查情况和动脉血气分析结果。

（五）常用药物治疗效果的评估

1.血管升压药的评估要点

（1）用药剂量、用药速度、用药方法（静脉滴注、注射泵/输液泵泵入）的评估与记录。

（2）血压的评估：患者意识是否恢复，血压是否上升到目标值，尿量、肤色和肢端温度的改变等。

2.抗心律失常药的评估要点

（1）持续监测心电，观察心律和心率的变化，评估药物疗效。

（2）不良反应的评估：应观察用药后是否发生不良反应，如使用胺碘酮可能引起窦性心动过缓、低血压等现象，使用利多卡因可能引起感觉异常、窦房结抑制、房室传导阻滞等。

三、主要护理诊断（问题）

（一）循环障碍

循环障碍与心脏收缩障碍有关。

（二）清理呼吸道无效

清理呼吸道无效与微循环障碍、缺氧和呼吸形态改变有关。

（三）潜在并发症

脑水肿、感染、胸骨骨折等。

四、护理措施

（一）快速识别心脏骤停，及时进行心肺复苏和除颤

心源性猝死抢救成功的关键是快速识别心脏骤停和启动急救系统，尽早进行心肺复苏和复律治疗。快速识别是进行心肺复苏的基础，而及时行心肺复苏和尽早除颤是避免发生生物学死亡的关键。

（二）合理饮食

多摄入水果、蔬菜和黑鱼等易消化的清淡食物,可通过改善心律变异性来预防心源性猝死。

（三）用药护理

应严格按医嘱用药,并注意观察常用药的疗效和毒副作用,发现问题及时处理等。

（四）心理护理

复苏后部分患者会有明显的恐惧和焦虑心理,应帮助患者正确评估所面对的情况,鼓励患者积极参与治疗和护理计划的制订,使之了解心源性猝死的高危因素和救治方法。帮助患者建立良好有效的社会支持系统,帮助患者克服恐惧和焦虑的情绪。

（五）健康教育

1.高危人群

对高危人群,如冠心病患者,应教会患者及家属心源性猝死早期出现的症状和体征,使其能做到早发现、早诊断、早干预。教会家属基本救治方法和技能,嘱患者外出时随身携带急救物品,记清救助电话,以方便得到及时救助。

2.用药原则

按时、正确服用相关药物,让患者了解常用药物不良反应及自我观察要点。

五、急救效果的评估

（1）患者意识清醒。
（2）患者恢复自主呼吸和心跳。
（3）患者瞳孔缩小。
（4）患者大动脉搏动恢复。

（刘　阳）

第五章

内分泌科常见病护理

第一节　腺垂体功能减退症

腺垂体功能减退症是由多种病因引起一种或多种腺垂体激素减少或缺乏所致的一系列临床综合征。腺垂体功能减退症可原发于垂体病变,或继发于下丘脑病变,表现为甲状腺、肾上腺、性腺等功能减退症和/或蝶鞍区占位性病变。由于病因多,涉及的激素种类和数量多,故临床症状变化大,但补充所缺乏激素治疗后症状可快速缓解。

一、病因与发病机制

(一)垂体瘤

成人最常见的原因,大都属于良性肿瘤。肿瘤可分为功能性和无功能性。腺瘤增大可压迫正常垂体组织,引起垂体功能减退或功能亢进,并与腺垂体功能减退症同时存在。

(二)下丘脑病变

如肿瘤、炎症、浸润性病变(如淋巴瘤、白血病等)、肉芽肿(如结节病)等,可直接破坏下丘脑神经内分泌细胞,使释放激素分泌减少。

(三)垂体缺血性坏死

妊娠期垂体呈生理性肥大,血供丰富,若围产期前置胎盘、胎盘早期剥离、胎盘滞留、子宫收缩无力等引起大出血、休克、血栓形成,可使腺垂体大部分缺血坏死和纤维化,致腺垂体功能低下,临床称为希恩综合征。糖尿病血管病变使垂体供血障碍也可导致垂体缺血性坏死。

(四)蝶鞍区手术、放疗和创伤

垂体瘤切除、术后放疗及乳腺癌做垂体切除治疗等,均可导致垂体损伤。颅底骨折可损毁垂体柄和垂体门静脉血液供应。鼻咽癌放疗也可损坏下丘脑和垂体,引起腺垂体功能减退。

(五)感染和炎症

细菌、病毒、真菌等感染引起的脑炎、脑膜炎、流行性出血热、梅毒或疟疾等均可损伤下丘脑和垂体。

(六)糖皮质激素长期治疗

可抑制下丘脑-垂体-肾上腺皮质轴,突然停用糖皮质激素后可出现医源性腺垂体功能减退,表现为肾上腺皮质功能减退。

(七)先天遗传性

腺垂体激素合成障碍可有基因遗传缺陷,转录因子突变可见于特发性垂体单一或多激素缺乏症患者。

(八)垂体卒中

垂体瘤内突然出血,瘤体骤然增大,压迫正常垂体组织和邻近视神经束,可出现急症危象。

(九)其他

自身免疫性垂体炎、空泡蝶鞍、颞动脉炎、海绵窦处颈内动脉瘤均可引起腺垂体功能减退。

二、临床表现

垂体组织破坏达95%临床表现为重度,75%临床表现为中度,破坏60%为轻度,破坏50%以下者不出现功能减退症状。促性腺激素、生长激素(GH)和催乳素(PRL)缺乏为最早表现;促甲状腺激素(TSH)缺乏次之;然后可伴有促皮质素(ACTH)缺乏。希恩综合征患者往往因围产期大出血休克而有全垂体功能减退症,即垂体激素均缺乏,但无占位性病变发现。腺垂体功能减退主要表现为相应靶腺(性腺、甲状腺、肾上腺)功能减退。

(一)靶腺功能减退表现

1.性腺(卵巢、睾丸)功能减退

常最早出现。女性多数有产后大出血、休克、昏迷病史,表现为产后无乳、绝经、乳房萎缩、性欲减退、不育、性交痛、阴道炎等。查体见阴道分泌物减少,外阴、子宫和阴道萎缩,毛发脱落,尤以阴毛、腋毛为甚。成年男子表现为性欲减退、阳痿、无男性气质等,查体见肌力减弱、皮脂分泌减少、睾丸松软缩小、胡须稀少、骨质疏松等。

2.甲状腺功能减退

表现与原发性甲状腺功能减退症相似,但通常无甲状腺肿。

3.肾上腺功能减退

表现与原发性慢性肾上腺皮质功能减退症相似,所不同的是本病由于缺乏黑素细胞刺激素,故皮肤色素减退,表现为面色苍白、乳晕色素浅淡,而原发性慢性肾上腺功能减退症则表现为皮肤色素加深。

4.生长激素不足

成人一般无特殊症状,儿童出现生长障碍,表现为侏儒症。

(二)垂体内或其附近肿瘤压迫症群

最常见的为头痛及视神经交叉受损引起的偏盲甚至失明。

(三)垂体功能减退性危象

在全垂体功能减退症基础上,各种应激如感染、败血症、腹泻、呕吐、失水、饥饿、寒冷、急性心肌梗死、脑血管意外、手术、外伤、麻醉及使用镇静药、安眠药、降糖药等均可诱发垂体功能减退性危象(简称垂体危象)。临床表现:①高热型(体温>40 ℃);②低温型(体温<30 ℃);③低血糖型;④低血压、循环虚脱型;⑤水中毒型;⑥混合型。各种类型可伴有相应的症状,突出表现为消化系统、循环系统和神经精神方面的症状,如高热、循环衰竭、休克、恶心、呕吐、头痛、神志不清、

谵妄、抽搐、昏迷等严重垂危状态。

三、医学检查

(一)性腺功能测定

女性有血雌二醇水平降低,没有排卵及基础体温改变,阴道涂片未见雌激素作用的周期性改变;男性见血睾酮水平降低或正常低值,精液检查精子数量减少,形态改变,活动度差,精液量少。

(二)甲状腺功能测定

游离 T_4、血清总 T_4 均降低,而游离 T_3、总 T_3 可正常或降低。

(三)肾上腺皮质功能测定

24 小时尿 17-羟皮质类固醇及游离皮质醇输出量减少;血浆皮质醇浓度降低,但节律正常;葡萄糖耐量试验显示血糖曲线低平。

(四)腺垂体分泌激素测定

如 FSH、LH、TSH、ACTH、GH、PRL 均减少。

(五)腺垂体内分泌细胞的储备功能测定

可采用 TRH、PRL 和 LRH 兴奋试验。胰岛素低血糖激发试验忌用于老年人、冠心病、惊厥和黏液性水肿的患者。

(六)其他检查

通过 X 线、CT、MRI 无创检查来了解、辨别病变部位、大小、性质及其对邻近组织的侵犯程度。肝、骨髓和淋巴结等活检,可用于判断原发性疾病的原因。

四、诊断要点

本病诊断须根据病史、症状、体征,结合实验室检查和影像学发现进行全面分析,排除其他影响因素和疾病后才能明确。

五、治疗

(一)病因治疗

肿瘤患者可通过手术、放疗或化疗等措施缓解症状,对于鞍区占位性病变,首先必须解除压迫及破坏作用,减轻和缓解颅内高压症状;出血、休克而引起的缺血性垂体坏死,预防是关键,应加强产妇围产期的监护。

(二)靶腺激素替代治疗

需长期甚至终身维持治疗。

(1)糖皮质激素:为预防肾上腺危象发生,应先补糖皮质激素。常用氢化可的松,20～30 mg/d,服用方法按照生理分泌节律为宜,剂量根据病情变化做相应调整。

(2)甲状腺激素:常用左甲状腺素 50～150 μg/d,或甲状腺干粉片 40～120 mg/d。对于冠心病、老年人、骨密度低的患者,用药从最小剂量开始缓慢递增剂量,防止诱发危象。

(3)性激素:育龄女性病情较轻者可采用人工月经周期治疗,维持第二性征和性功能;男性患者可用丙酸睾酮治疗,以改善性功能与性生活。

(三)垂体危象抢救

抢救过程见图 5-1。抢救过程中,禁用或慎用麻醉剂、镇静药、催眠药或降糖药等。

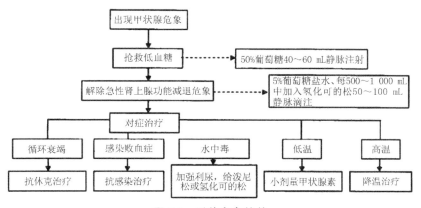

图 5-1　垂体危象抢救

六、护理诊断/问题

(一)性功能障碍
性功能障碍与促性腺激素分泌不足有关。
(二)自我形象紊乱
自我形象紊乱与身体外观改变有关。
(三)体温过低
体温过低与继发性甲状腺功能减退有关。
(四)潜在并发症
垂体危象。

七、护理措施

(一)安全与舒适管理
根据自身体力情况安排适当的活动量,保持情绪稳定,注意生活规律,避免感染、饥饿、寒冷、手术、外伤、过劳等诱因。更换体位时注意动作易缓慢,以免发生晕厥。
(二)疾病监测
1.常规监测
观察有无视力障碍,脑神经压迫症状及颅内压增高征象。
2.并发症监测
严密观察患者生命体征、意识、瞳孔变化,一旦出现低血糖、低血压、高热或体温过低、谵妄、恶心、呕吐、抽搐甚至昏迷等垂体危象的表现,立即通知医师并配合抢救。
(三)对症护理
对于性功能障碍的患者,应安排恰当的时间与患者沟通,了解患者目前的性功能、性活动与性生活情况。向患者解释疾病及药物对性功能的影响,为患者提供信息咨询服务的途径,如专业医师、心理咨询师、性咨询门诊等。鼓励患者与配偶交流感受,共同参加性健康教育及阅读有关性健康教育的材料。女性患者若存在性交痛,推荐使用润滑剂。
(四)用药护理
向患者介绍口服药物的名称、剂量、用法、剂量不足和过量的表现;服甲状腺激素应观察心率、心律、体温及体重的变化；嘱患者避免服用镇静剂、麻醉剂等药物。应用激素替代疗法的患者，应使其认识到长期坚持按量服药的重要性和随意停药的危险性。严重水中毒浮肿明显者，应用利尿剂应注意观察药物治疗效果，加强皮肤护理，防止擦伤，皮肤干燥者涂以油剂。

(五)垂体危象护理

急救配合：立即建立静脉通路，维持输液通畅，保证药物、液体输入；保持呼吸道通畅，氧气吸入；做好对症护理，低温者可用热水袋或电热毯保暖，但要注意防止烫伤；高热者应进行降温处理，如酒精擦浴、冰敷或遵医嘱用药。加强基础护理，如口腔护理、皮肤护理，防止感染。

八、健康指导

(一)预防疾病

保持皮肤清洁，注意个人卫生，督促患者勤换衣、勤洗澡。保持口腔清洁，避免到人多拥挤的公共场所。鼓励患者活动，减少皮肤感染和皮肤完整性受损的机会；告知患者要注意休息，保持心情愉快，避免精神刺激和情绪激动。

(二)管理疾病

指导患者定期复查，发现病情加重或有变化时及时就诊。嘱患者外出时随身携带识别卡，以便发生意外时能及时救治。

(三)康复指导

遵医嘱定时、定量服用激素，勿随意停药。若需要生育者，可在医师指导下使用性激素替代疗法，以期精子(卵子)生成。

(王焕平)

第二节　甲状腺功能亢进症

甲状腺功能亢进症(简称甲亢)指由多种病因导致甲状腺激素(TH)分泌过多，引起各系统兴奋性增高和代谢亢进为主要表现的一组临床综合征。其中以毒性弥漫性甲状腺肿(Graves病)最多见。

一、病因

(一)遗传因素
弥漫性毒性甲状腺肿是器官特异性自身免疫病之一，有显著的遗传倾向。

(二)免疫因素
弥漫性毒性甲状腺肿的体液免疫研究较为深入。最明显的体液免疫特征为血清中存在甲状腺细胞促甲状腺激素(TSH)受体抗体。

(三)环境因素
环境因素对本病的发生、发展有重要影响，如细菌感染、性激素、应激等，可能是该病发生和恶化的重要诱因。

二、临床表现

（一）一般临床表现

1.甲状腺激素分泌过多综合征

（1）高代谢综合征：多汗怕热、疲乏无力、体重锐减、低热和皮肤温暖潮湿。

（2）精神神经系统：焦躁易怒、神经过敏、紧张忧虑、多言好动、失眠不安、思想不集中和记忆力减退等。

（3）心血管系统：心悸、胸闷、气短，严重者可发生甲亢性心脏病。

（4）消化系统：常表现为食欲亢进，多食消瘦。重者可有肝功能异常，偶有黄疸。

（5）肌肉骨骼系统：部分患者有甲亢性肌病、肌无力和周期性瘫痪。

（6）生殖系统：女性月经常有减少或闭经。男性有勃起功能障碍，偶有乳腺发育。

（7）内分泌系统：早期血促肾上腺皮质激素（ACTH）及 24 小时尿 17-羟皮质类固醇升高，继而受过高 T_3、T_4 抑制而下降。

（8）造血系统：血淋巴细胞升高，白细胞计数偏低，血容量增大，可伴紫癜或贫血，血小板寿命缩短。

2.甲状腺肿

（1）弥漫性、对称性甲状腺肿大。

（2）质地不等、无压痛。

（3）肿大程度与甲亢轻重无明显关系。

（4）甲状腺上下可触及震颤，闻及血管杂音，为诊断本病的重要体征。

3.眼征

（1）单纯性突眼：眼球轻度突出，瞬目减少，眼裂增宽。

（2）浸润性突眼：眼球突出明显，眼睑肿胀，眼球活动受限，结膜充血水肿，严重者眼睑闭合不全、眼球固定、角膜外露而形成角膜溃疡、全眼炎，甚至失明。

（二）特殊临床表现

（1）甲亢危象：①高热（40 ℃以上）；②心率快（＞140 次/分）；③烦躁不安、呼吸急促、大汗、恶心、呕吐和腹泻等，严重者可出现心力衰竭、休克及昏迷。

（2）甲状腺毒症性心脏病：主要表现为心排血量增加、心动过速、心房颤动和心力衰竭。

（3）淡漠型甲状腺功能亢进症：①多见于老年患者，起病隐袭；②明显消瘦、乏力、头晕、淡漠、昏厥等；③厌食、腹泻等消化系统症状。

（4）T_3 型甲状腺毒症：多见于碘缺乏地区和老年人，实验室检查血清总三碘甲腺原氨酸（TT_3）与游离三碘甲腺原氨酸（FT_3）均增高，而血清总甲状腺素（TT_4）、血清游离甲状腺素（FT_4）正常。

（5）亚临床型甲状腺功能亢进症：血清 FT_3、FT_4 正常，促甲状腺激素（TSH）降低。

（6）妊娠期甲状腺功能亢进症：①妊娠期甲状腺激素结合球蛋白增高，引起 TT_4 和 TT_3 增高；②一过性甲状腺毒症；③新生儿甲状腺功能亢进症；④产后由于免疫抑制的解除，易发生弥漫性毒性甲状腺肿，称为产后弥漫性毒性甲状腺肿。

（7）胫前黏液性水肿：多发生在胫骨前下 1/3 部位，也见于足背、踝关节、肩部、手背或手术瘢痕处，偶见于面部，皮损大多为对称性。

(8)Graves 眼病(甲状腺相关性眼病)。

三、辅助检查

(一)实验室检查

检测血清游离甲状腺素(FT_4)、游离三碘甲腺原氨酸(FT_3)和促甲状腺激素(TSH)。

(二)影像学及其他检查

放射性核素扫描、CT 检查、B超检查、MRI 检查等有助于甲状腺、异位甲状腺肿和球后病变性质的诊断,可根据需要选用。

四、处理原则和治疗要点

(一)抗甲状腺药物

口服抗甲状腺药物是治疗甲亢的基础措施,也是手术和^{131}I 治疗前的准备阶段。常用的抗甲状腺药物包括硫脲类(丙硫氧嘧啶、甲硫氧嘧啶等)和咪唑类(甲巯咪唑、卡比马唑等)。

(二)^{131}I 治疗甲亢

目的是破坏甲状腺组织,减少甲状腺激素产生。该方法简单、经济,治愈率高,尚无致畸、致癌、不良反应增加的报道。

(三)手术治疗

通常采取甲状腺次全切术,两侧各留下 2～3 g 甲状腺组织。

五、护理评估

(一)病史

详细询问过去健康情况,有无甲亢家族史,有无病毒感染,应激因素,诱发因素,生活方式,饮食习惯,排便情况;查询上次住院的情况,药物使用情况,以及出院后病情控制情况;询问最近有无疲乏无力、怕热多汗、大量进食却容易饥饿、甲状腺肿大、眼部不适、高热的症状。

(二)身体状况

评估生命体征的变化,包括体温是否升高,脉搏是否加快,脉压是否增大等;情绪是否发生变化;有无体重下降,是否贫血。观察和测量突眼度;观察甲状腺肿大的程度,是否对称,有无血管杂音等。

(三)心理-社会评估

询问对甲状腺疾病知识的了解情况,患病后对日常生活的影响,是否有情绪上的变化,如急躁易怒,易与身边的人发生冲突或矛盾;了解所在社区的医疗保健服务情况。

六、护理措施

(一)饮食护理

(1)给予高蛋白、高维生素、矿物质丰富、高热量饮食。

(2)适量增加奶类、蛋类、瘦肉类等优质蛋白以纠正体内的负氮平衡,多摄取新鲜蔬菜和水果。

(3)多饮水,保证每天 2 000～3 000 mL,以补充腹泻、出汗等所丢失的水分。若患者并发心脏疾病应避免大量饮水,以预防水肿和心力衰竭的发生。

(4)为避免引起患者精神兴奋,不宜摄入刺激性的食物及饮料,如浓茶、咖啡等。

（5）为减少排便次数,不宜摄入过多的粗纤维食物。

（6）限制含碘丰富的食物,不宜食海带、紫菜等海产品,慎食卷心菜、甘蓝等易致甲状腺肿的食物。

（二）用药护理

（1）指导患者正确用药,不可自行减量或停药。

（2）观察药物不良反应:①粒细胞缺乏症多发生在用药后 2～3 个月内。定期复查血常规,如血白细胞计数$<3\times10^9$/L 或中性粒细胞计数$<1.5\times10^9$/L,应考虑停药,并给予升白药物。②如伴咽痛、发热、皮疹等症状须立即停药。③药疹较常见,可用抗组胺药控制,不必停药,发生严重皮疹时应立即停药,以免发生剥脱性皮炎。④发生肝坏死、中毒性肝炎、精神病、狼疮样综合征、胆汁淤滞综合征、味觉丧失等应立即停药进行治疗。

（三）休息与活动

评估患者目前的活动情况,与患者共同制订日常活动计划。不宜剧烈活动,活动时以不感疲劳为好,适当休息,保证充足睡眠,防止病情加重。如有心力衰竭或严重感染者应严格卧床休息。

（四）环境

保持病室安静,避免嘈杂,限制探视时间,告知家属不宜提供兴奋、刺激的信息,以减少患者激动、易怒的精神症状。甲亢患者怕热多汗,应安排通风良好的环境,夏天使用空调,保持室温凉爽而恒定。

（五）生活护理

协助患者完成日常的生活护理,如洗漱、进餐、如厕等。对大量出汗的患者,加强皮肤护理,应随时更换浸湿的衣服及床单,防止受凉。

（六）心理护理

耐心细致地解释病情,提高患者对疾病的认知水平,让患者及其家属了解其情绪、性格改变是暂时的,可因治疗而得到改善,鼓励患者表达内心感受,理解和同情患者,建立互信关系。与患者共同探讨控制情绪和减轻压力的方法,指导和帮助患者正确处理生活中的突发事件。

（七）病情观察

观察患者精神状态和手指震颤情况,注意有无焦虑、烦躁、心悸等甲亢加重的表现,必要时使用镇静剂。

（八）眼部护理

采取保护措施,预防眼睛受到刺激和伤害。外出戴深色眼镜,减少光线、灰尘和异物的侵害。经常用眼药水湿润眼睛,避免过度干燥;睡前涂抗生素眼膏,眼睑不能闭合者用无菌纱布或眼罩覆盖双眼。指导患者当眼睛有异物感、刺痛或流泪时,勿用手直接揉眼睛。睡眠或休息时,抬高头部,使眶内液回流减少,减轻球后水肿。

七、健康指导

（一）疾病知识指导

为患者讲解有关甲亢的疾病知识,指导患者注意加强自我保护,上衣领宜宽松,避免压迫甲状腺,严禁用手挤压甲状腺以免 TH 分泌过多,加重病情。对有生育需要的女性患者,应告知其妊娠可加重甲亢,宜治愈后再妊娠。育龄女性在[131]I治疗后的 6 个月内应当避孕。妊娠期间监测胎儿发育。鼓励患者保持身心愉快,避免精神刺激或过度劳累,建立和谐的人际关系和良好的社会支持系统。

（二）患者用药指导

坚持遵医嘱按剂量、按疗程服药，不可随意减量或停药。对妊娠期甲亢患者，应指导其避免各种对母亲及胎儿造成影响的因素，宜选用抗甲状腺药物治疗，禁用131I治疗，慎用普萘洛尔。产后如需继续服药，则不宜哺乳。

（三）定期监测及复查

指导患者服用抗甲状腺药物，开始3个月，每周检查血常规1次，每隔1～2个月做甲状腺功能测定，每天清晨卧床时自测脉搏，定期测量体重。脉搏减慢、体重增加是治疗有效的标志。若出现高热、恶心、呕吐、不明原因腹泻、突眼加重等症状，警惕甲状腺危象可能，应及时就诊。指导患者出院后定期复查甲状腺功能、甲状腺彩超等。

（王焕平）

第三节　甲状腺功能减退症

甲状腺功能减退症（简称甲减）是由各种原因导致甲状腺激素合成和分泌减少（低甲状腺激素血症）或组织利用不足（甲状腺激素抵抗）而引起的，全身性低代谢并伴各系统功能减退的综合征。其病理特征表现为黏液性水肿。起病于胎儿或新生儿的甲减称为呆小病，常伴有智力障碍和发育迟缓；起病于成人者称成年型甲减。本节主要介绍成年型甲减。

一、病因

（一）自身免疫损伤

常见于自身免疫性甲状腺炎引起 TH 合成和分泌减少。

（二）甲状腺破坏

甲状腺切除术后、131I 治疗后的甲状腺功能减退。

（三）中枢性甲减

由垂体外照射、垂体大腺瘤、颅咽管瘤及产后大出血引起的促甲状腺激素释放激素（TRH）和促甲状腺激素（TSH）产生和分泌减少所致。

（四）碘过量

可引起具有潜在性甲状腺疾病者发生甲减，也可诱发和加重自身免疫性甲状腺炎。

（五）抗甲状腺药物使用

硫脲类药物、锂盐等可抑制 TH 合成。

二、临床表现

甲减多病程较长、病情轻或早期可无症状，其临床表现与甲状腺激素缺乏的程度有关。

（一）一般表现

1.基础代谢率降低

体温偏低、怕冷，易疲倦、无力，水肿、体重增加，反应迟钝、健忘、嗜睡等。

2.黏液性水肿面容

面部虚肿、面色苍白或呈姜黄色,部分患者鼻唇增厚、表情淡漠、声音低哑、说话慢且发音不清。

3.皮肤及附属结构

皮肤苍白、干燥、粗糙少光泽,肢体凉。少数病例出现胫前黏液性水肿。指甲生长缓慢、厚脆,表面常有裂纹,毛发稀疏干燥,眉毛外 1/3 脱落。

(二)各系统表现

1.心血管系统

主要表现为心肌收缩力减弱、心动过缓、心排血量降低。久病者由于胆固醇增高,易并发冠心病,10％的患者伴发高血压。

2.消化系统

主要表现为便秘、腹胀、畏食等,严重者可出现麻痹性肠梗阻或黏液水肿性巨结肠。

3.内分泌生殖系统

主要表现为性欲减退,女性常有月经过多或闭经情况。

4.肌肉与关节

主要表现为肌肉乏力,暂时性肌强直、痉挛和疼痛等。

5.血液系统

主要表现为贫血。

6.黏液水肿性昏迷

主要表现为低体温(＜35 ℃)、嗜睡、呼吸减慢、心动过缓、血压下降、四肢肌肉松弛、腱反射减弱或消失、血压明显降低,甚至发生昏迷、休克而危及生命。

三、辅助检查

(一)实验室检查

血常规检查、血生化检查、尿常规检查、甲状腺功能检查。

(二)影像学及其他检查

颈部 B 超检查、心电图检查、胸部 X 线检查、头 MRI 检查、头 CT 检查。

四、处理原则及治疗要点

(一)替代治疗

首选左甲状腺素钠片口服。替代治疗时,需从最小剂量开始用药,之后根据 TSH 目标调整剂量,逐渐纠正甲减而不产生明显不良反应,使血 TSH 和 TH 水平恒定在正常范围内。

(二)对症治疗

有贫血者补充铁剂、维生素 B_{12}、叶酸等。胃酸分泌过少者补充稀盐酸,与 TH 合用疗效好。

(三)亚临床甲减的处理

亚临床甲减引起的血脂异常可导致动脉粥样硬化,部分亚临床甲减也可发展为临床甲减。目前认为只要患者有高胆固醇血症、血清 TSH＞10 mU/L,就需要给予左甲状腺素钠片进行替代治疗。

（四）黏液性水肿昏迷的治疗

（1）立即静脉补充TH,清醒后改口服维持治疗。

（2）保持呼吸道通畅,吸氧,同时给予保暖。

（3）糖皮质激素持续静脉滴注,待患者清醒后逐渐减量、停药。根据需要补液。

（4）祛除诱因,治疗原发病。

五、护理评估

（一）病史

（1）详细了解患者患病的起始时间,有无诱因,发病的缓急,主要症状及其特点。

（2）评估患者有无进食异常或营养异常,有无排泄功能异常和体力减退等。

（3）评估患者有无失眠、瞌睡、记忆力下降、注意力不集中、畏寒、手足搐搦、四肢感觉异常或麻痹等症状。

（4）评估患者既往检查情况,是否遵从医嘱治疗,用药及治疗效果。

（5）询问患者家族有无类似疾病发生。

（二）身体状况

（1）观察有无体温降低、脉搏减慢等体征。

（2）观察患者有无记忆力减退、反应迟钝和表情淡漠等表现。

（3）观察患者皮肤有无干燥发凉、粗糙脱屑、毛发脱落和黏液性水肿等表现。

（4）有无畏食、腹胀和便秘等。

（5）有无肌肉乏力、暂时性肌强直、痉挛、疼痛等表现,有无关节病变。

（6）有无心肌收缩力减弱、心动过缓、心排血量下降等表现。

（三）心理-社会状况

（1）评估患者患病后的精神、心理变化。

（2）评估疾病对患者日常生活、学习或工作、家庭的影响,是否适应角色的转变。

（3）评估患者对疾病的认知程度。

（4）评估社会支持系统,如家庭成员、经济状况等能否满足患者的医疗护理需求。

六、护理措施

（一）心理护理

多与患者接触交流,鼓励患者表达其感受,交谈时语言温和,耐心倾听,消除患者的陌生感和紧张感。耐心向患者解释病情,消除紧张和顾虑,保持一个健康的心态,积极面对疾病,使其积极配合治疗,树立信心。

（二）饮食护理

给予高维生素、高蛋白、低钠、低脂饮食。宜进食粗纤维食物,促进排便。桥本甲状腺炎所致的甲减应避免摄取含碘食物和药物,以免诱发严重的黏液性水肿。

（三）低体温护理

（1）保持室内空气新鲜,每天通风,调节室温在22~24 ℃,注意保暖。可通过添加衣服,包裹毛毯,睡眠时加盖棉被,冬季外出时戴手套、穿棉鞋,以避免着凉。

（2）注意监测生命体征变化,观察有无体温过低、心律失常等表现,并给予及时处理。

（四）便秘护理

指导患者每天定时排便,养成规律的排便习惯。适当地按摩腹部,多进食富含粗纤维的蔬菜、水果、全麦制品。根据患者病情、年龄进行适度的运动,如慢走、慢跑,促进胃肠蠕动。

（五）用药护理

通常需要终身服药,从小剂量开始,逐渐加量至达到完全替代剂量。空腹或餐前30分钟口服,一般与其他药物分开服用。如用泻剂,观察排便的次数、量,有无腹痛、腹胀等麻痹性肠梗阻的表现。

（六）黏液水肿昏迷的护理

(1)应立即建立静脉通路,给予急救药物。

(2)保持呼吸道通畅,给予吸氧,必要时配合气管插管术或气管切开术。

(3)监测生命体征和动脉血气分析的变化,记录24小时出入液量。

(4)给予保暖,避免局部热敷,以免烫伤和加重循环不良。

七、健康指导

（一）疾病知识指导

讲解疾病发生原因及注意事项,如地方性缺碘者可采用碘化盐。药物引起者应调整剂量或停药。注意个人卫生,注意保暖,避免在人群集中的地方停留时间过长,预防感染和创伤。慎用催眠、镇静、止痛等药物。

（二）饮食原则

遵循高蛋白、高维生素、低钠、低脂肪的饮食原则。

（三）药物指导

向其解释终身坚持服药的必要性。不可随意停药或更改剂量,否则可能导致心血管疾病,如心肌缺血、心肌梗死或充血性心力衰竭。替代治疗效果最佳的指标为血TSH恒定在正常范围内,长期行替代治疗者宜每6～12个月检测1次。对有心脏病、高血压、肾炎的患者,注意剂量的调整。服用利尿药时,指导患者记录24小时出入量。

（四）病情观察

观察患者的症状和体征改善情况,如出现明显的药物不良反应或并发症,应及时给予处置。讲解黏液性水肿昏迷发生的原因及表现,若出现低血压、心动过缓、体温<35 ℃等,应及时就医。指导患者自我监测甲状腺激素服用过量的症状,如出现多食消瘦、脉搏>100次/分、心律失常、体重减轻、发热、大汗、情绪激动等情况,及时报告医师。指导患者定期复查肝肾功能、甲状腺功能、血常规、心电图等。

（五）定期复查甲状腺功能

药物治疗开始后4～8周或剂量调整后检测TSH,TSH恢复正常后每6～12个月检查1次甲状腺功能。监测体重,以了解病情控制情况,及时调整用药剂量。

（王焕平）

第四节 糖 尿 病

糖尿病(diabetes mellitus,DM)是一组由多病因引起的以慢性高血糖为特征的代谢性疾病,是由胰岛素分泌和/或作用缺陷所引起。糖尿病是常见病、多发病。据国际糖尿病联盟统计,2011年全球有糖尿病患者3.66亿,比2010年的2.85亿增加近30%。我国成年人糖尿病患病率达9.7%,而糖尿病前期的比例更高达15.5%。因此,糖尿病是严重威胁人类健康的世界性公共卫生问题。

一、分型

(一)1型糖尿病
胰岛β细胞破坏,常导致胰岛素绝对缺乏。

(二)2型糖尿病
从以胰岛素抵抗为主伴胰岛素分泌不足到以胰岛素分泌不足为主伴胰岛素抵抗。

(三)其他特殊类型糖尿病
其他特殊类型糖尿病指病因相对比较明确,如胰腺炎、库欣综合征等引起的一些高血糖状态。

(四)妊娠期糖尿病
妊娠期糖尿病指妊娠期间发生的不同程度的糖代谢异常。

二、病因与发病机制

糖尿病的病因和发病机制至今未完全阐明。总的来说,遗传因素及环境因素共同参与其发病过程。胰岛素由胰岛β细胞合成和分泌,经血液循环到达体内各组织器官的靶细胞,与特异受体结合并引发细胞内物质代谢效应。该过程中任何一个环节发生异常,均可导致糖尿病。

(一)1型糖尿病
1.遗传因素

遗传因素在1型糖尿病发病中起重要作用。

2.环境因素

糖尿病可能与病毒感染、化学毒物和饮食因素有关。

3.自身免疫

有证据支持1型糖尿病为自身免疫性疾病。

4.1型糖尿病的自然史

1型糖尿病的发生发展经历以下阶段。

(1)个体具有遗传易感性,临床无任何异常。

(2)某些触发事件,如病毒感染引起少量β细胞破坏并启动自身免疫过程。

(3)出现免疫异常,可检测出各种胰岛细胞抗体。

(4)β细胞数目开始减少,仍能维持糖耐量正常。

(5)β细胞持续损伤达到一定程度时(通常只残存 10%～20% 的 β 细胞),胰岛素分泌不足,出现糖耐量降低或临床糖尿病,需用外源胰岛素治疗。

(6)β细胞几乎完全消失,需依赖外源胰岛素维持生命。

(二)2型糖尿病

1.遗传因素与环境因素

有资料显示遗传因素主要影响 β 细胞功能。环境因素包括年龄增加、现代生活方式改变、营养过剩、体力活动不足、子宫内环境以及应激、化学毒物等。

2.胰岛素抵抗和 β 细胞功能缺陷

胰岛素抵抗是指胰岛素作用的靶器官对胰岛素作用的敏感性降低。β 细胞功能缺陷主要表现为胰岛素分泌异常。

3.糖耐量减低和空腹血糖调节受损

糖耐量减低是葡萄糖不耐受的一种类型。空腹血糖调节受损是指一类非糖尿病性空腹血糖异常,其血糖浓度高于正常,但低于糖尿病的诊断值。目前认为两者均为糖尿病的危险因素,是发生心血管病的危险标志。

4.临床糖尿病

达到糖尿病的诊断标准(表 5-1)。

表 5-1　糖尿病诊断标准(WHO,1999)

诊断标准	静脉血浆葡萄糖水平
(1)糖尿病症状＋随机血糖 或	≥11.1 mmol/L
(2)空腹血浆血糖(FPG) 或	≥7.0 mmol/L
(3)葡萄糖负荷后两小时血糖(2 小时 PG)	≥11.1 mmol/L
无糖尿病症状者,需改天重复检查,但不做第 3 次 OGTT	

注:空腹的定义是至少 8 小时没有热量的摄入;随机是指一天当中的任意时间而不管上次进餐的时间及食物摄入量。

三、临床表现

(一)代谢紊乱综合征

1."三多一少"

多饮、多食、多尿和体重减轻。

2.皮肤瘙痒

患者常有皮肤瘙痒,女性患者可出现外阴瘙痒。

3.其他症状

四肢酸痛、麻木、腰痛、性欲减退、月经失调、便秘和视物模糊等。

(二)并发症

1.糖尿病急性并发症

(1)糖尿病酮症酸中毒(diabetic ketoacidosis,DKA):为最常见的糖尿病急症,以高血糖、酮症和酸中毒为主要表现。DKA 最常见的诱因是感染,其他诱因有胰岛素治疗中断或不适当减量、饮食不当、各种应激及酗酒等。临床表现为早期三多一少,症状加重;随后出现食欲缺乏、恶心、呕吐,多尿、口干、头痛、嗜睡,呼吸深快,呼气中有烂苹果味(丙酮);后期严重失水、尿量减少、眼球下陷、皮肤黏膜干燥,血压下降、心率加快,四肢厥冷;晚期出现不同程度意识障碍。

(2)高渗高血糖综合征:是糖尿病急性代谢紊乱的另一临床类型,以严重高血糖、高血浆渗透压、脱水为特点,无明显酮症酸中毒,患者常有不同程度的意识障碍或昏迷。本病起病缓慢,最初表现为多尿、多饮,但多食不明显或反而食欲缺乏;随病情进展出现严重脱水和神经精神症状,患者反应迟钝、烦躁或淡漠、嗜睡,逐渐陷入昏迷、出现抽搐,晚期尿少甚至尿闭,但无酸中毒样深大呼吸。与 DKA 相比,失水更为严重、神经精神症状更为突出。

(3)感染性疾病:糖尿病容易并发各种感染,血糖控制差者更易发生,病情也更严重。

(4)低血糖:一般将血糖≤2.8 mmol/L 作为低血糖的诊断标准,而糖尿病患者血糖值≤3.9 mmol/L就属于低血糖范畴。低血糖有两种临床类型,即空腹低血糖和餐后(反应性)低血糖。低血糖的临床表现呈发作性,具体分为两类。①自主(交感)神经过度兴奋表现为多有出汗、颤抖、心悸、紧张、焦虑、饥饿、流涎、软弱无力、面色苍白、心率加快、四肢冰凉和收缩压轻度升高等。②脑功能障碍表现为初期表现为精神不集中、思维和语言迟钝、头晕、嗜睡、视物不清、步态不稳,后可有幻觉、躁动、易怒、性格改变、认知障碍,严重时发生抽搐和昏迷。

2.糖尿病慢性并发症

(1)微血管病变:这是糖尿病的特异性并发症。微血管病变主要发生在视网膜、肾、神经和心肌组织,尤其以肾脏和视网膜病变最为显著。

(2)大血管病变:这是糖尿病最严重、突出的并发症,主要表现为动脉粥样硬化。动脉粥样硬化主要侵犯主动脉、冠状动脉、脑动脉、肾动脉和肢体外周动脉等。

(3)神经系统并发症:以周围神经病变最常见,通常为对称性,下肢较上肢严重,病情进展缓慢。患者常先出现肢端感觉异常,如呈袜子或手套状分布,伴麻木、烧灼、针刺感或如踏棉垫感,可伴痛觉过敏、疼痛;后期可有运动神经受累,出现肌力减弱甚至肌萎缩和瘫痪。

(4)糖尿病足:指与下肢远端神经异常和不同程度周围血管病变相关的足部溃疡、感染和/或深层组织破坏,主要表现为足部溃疡、坏疽。糖尿病足是糖尿病最严重且需治疗费用最多的慢性并发症之一,是糖尿病非外伤性截肢的最主要原因。

(5)其他:糖尿病还可引起黄斑病、白内障、青光眼、屈光改变和虹膜睫状体病变等。牙周病是最常见的糖尿病口腔并发症。

在我国,糖尿病是导致成人失明、非创伤性截肢的主要原因;心血管疾病是使糖尿病患者致残、致死的主要原因。

四、辅助检查

(一)尿糖测定

尿糖受肾糖阈的影响。尿糖呈阳性只提示血糖值超过肾糖阈(大约10 mmol/L),尿糖呈阴性不能排除糖尿病可能。

(二)血糖测定

血糖测定的方法有静脉血葡萄糖测定、毛细血管血葡萄糖测定和 24 小时动态血糖测定3 种。前者用于诊断糖尿病,后两种仅用于糖尿病的监测。

（三）口服葡萄糖耐量试验

当血糖高于正常范围而又未达到诊断糖尿病标准时，须进行口服葡萄糖耐量试验（OGTT）。OGTT 应在无摄入任何热量 8 小时后，清晨空腹进行，75 g 无水葡萄糖，溶于 250～300 mL 水中，5～10 分钟内饮完，空腹及开始饮葡萄糖水后 2 小时测静脉血浆葡萄糖。儿童服糖量按 1.75 g/kg 计算，总量不超过 75 g。

（四）糖化血红蛋白 A_1 测定

糖化血红蛋白 A_1 测定：其测定值者取血前 8～12 周血糖的总水平，是糖尿病病情控制的监测指标之一，正常值是 3%～6%。

（五）血浆胰岛素和 C 肽测定

主要用于胰岛 β 细胞功能的评价。

（六）其他

根据病情需要选用血脂、肝肾功能等常规检查，急性严重代谢紊乱时的酮体、电解质、酸碱平衡检查，心、肝、肾、脑、眼科以及神经系统的各项辅助检查等。

五、治疗要点

糖尿病管理须遵循早期和长期、积极而理性、综合治疗和全面达标、治疗措施个体化等原则。国际糖尿病联盟（IDF）提出糖尿病综合管理 5 个要点（有"五驾马车"之称）：糖尿病健康教育、医学营养治疗、运动治疗、血糖监测和药物治疗。

（一）健康教育

健康教育是重要的基础管理措施，是决定糖尿病管理成败的关键。每位糖尿病患者均应接受全面的糖尿病教育，充分认识糖尿病并掌握自我管理技能。

（二）医学营养治疗

医学营养治疗是糖尿病基础管理措施，是综合管理的重要组成部分。

（三）运动疗法

在糖尿病的管理中占重要地位，尤其对肥胖的 2 型糖尿病患者，运动可增加胰岛素敏感性，有助于控制血糖和体重。运动的原则是适量、经常性和个体化。

（四）药物治疗

1.口服药物治疗

（1）促胰岛素分泌剂。①磺脲类药物：其作用不依赖于血糖浓度。常用的有格列苯脲、格列吡嗪、格列齐特、格列喹酮和格列美脲等。②非磺脲类药物：降血糖作用快而短，主要用于控制餐后高血糖。如瑞格列奈和那格列奈。

（2）增加胰岛素敏感性药物。①双胍类：常用的药物有二甲双胍。二甲双胍通常每天剂量 500～1 500 mg，分 2～3 次口服，最大剂量不超过每天 2 g。②噻唑烷二酮类：也称格列酮类，有罗格列酮和吡格列酮两种制剂。

（3）α-葡萄糖苷酶抑制剂：作为 2 型糖尿病第一线药物，尤其适用于空腹血糖正常（或偏高）而餐后血糖明显升高者。常用药物有阿卡波糖和伏格列波糖。

2.胰岛素治疗

胰岛素治疗是控制高血糖的重要和有效手段。

（1）适应证：①1 型糖尿病。②合并各种严重的糖尿病急性或慢性并发症。③处于应激状态,如手术、妊娠和分娩等。④2 型糖尿病血糖控制不满意,β细胞功能明显减退者。⑤某些特殊类型糖尿病。

(2)制剂类型:按作用快慢和维持作用时间长短,可分为速效、短效、中效、长效和预混胰岛素5 类。根据胰岛素的来源不同,可分为动物胰岛素、人胰岛素和胰岛素类似物。

(3)使用原则:①胰岛素治疗应在综合治疗基础上进行。②胰岛素治疗方案应力求模拟生理性胰岛素分泌模式。③从小剂量开始,根据血糖水平逐渐调整。

(五)人工胰

人工胰由血糖感受器、微型电子计算机和胰岛素泵组成。

(六)胰腺和胰岛细胞移植

治疗对象主要为 1 型糖尿病患者,目前尚局限于伴终末期肾病的患者。

(七)手术治疗

部分国家已将减重手术(代谢手术)推荐为肥胖 2 型糖尿病患者的可选择的治疗方法之一,我国也已开展这方面的治疗。

(八)糖尿病急性并发症的治疗

1.糖尿病酮症酸中毒

对于早期酮症患者,仅需给予足量短效胰岛素和口服液体,严密观察病情,严密监测血糖、血酮变化,调节胰岛素剂量。对于出现昏迷的患者应立即抢救,具体方法如下。

(1)补液:是治疗的关键环节。基本原则是"先快后慢,先盐后糖"。在 1～2 小时内输入0.9%氯化钠溶液 1 000～2 000 mL,前 4 小时输入所计算失水量的 1/3。24 小时输液量应包括已失水量和部分继续失水量,一般为 4 000～6 000 mL,严重失水者可达 6 000～8 000 mL。

(2)小剂量胰岛素治疗:每小时 0.1 U/kg 的短效胰岛素加入生理盐水中持续静脉滴注或静脉泵入。根据血糖值调节胰岛素的泵入速度,血糖下降速度一般以每小时 3.9～6.1 mmol/L(70～110 mg/dL)为宜,每 1～2 小时复查血糖;病情稳定后过渡到胰岛素常规皮下注射。

(3)纠正电解质及酸碱平衡失调:①轻度酸中毒一般不必补碱。补碱指征为血 pH<7.1,HCO_3^-<5 mmol/L。应采用等渗碳酸氢钠(1.25%～1.4%)溶液。补碱不宜过多、过快,以避免诱发或加重脑水肿。②根据血钾和尿量补钾。

(4)防治诱因和处理并发症:如休克、严重感染、心力衰竭、心律失常、肾衰竭、脑水肿和急性胃扩张等。

2.高渗高血糖综合征

治疗原则同 DKA。严重失水时,24 小时补液量可达 6 000～10 000 mL。

3.低血糖

对轻至中度的低血糖,口服糖水或含糖饮料,进食面包、饼干、水果等即可缓解。重者和疑似低血糖昏迷的患者,应及时测定毛细血管血糖,甚至无须血糖结果,及时给予 50%葡萄糖 60～100 mL 静脉注射,继以 5%～10%葡萄糖液静脉滴注。另外,应积极寻找病因,对因治疗。

(九)糖尿病慢性并发症的治疗

1.糖尿病足

控制高血糖、血脂异常和高血压,改善全身营养状况和纠正水肿等;神经性足溃疡给予规范的伤口处理;给予扩血管和改善循环治疗;有感染出现时给予抗感染治疗;必要时行手术治疗。

2.糖尿病高血压

血脂紊乱和大血管病变,要控制糖尿病患者血压<17.3/10.7 kPa(130/80 mmHg);如尿蛋白排泄量达到1 g/24 h,血压应控制<16.7/10.0 kPa(125/75 mmHg)。低密度脂蛋白胆固醇(LDL-C)的目标值为<2.6 mmol/L。

3.糖尿病肾病

早期筛查微量蛋白尿及评估GFR。早期应用血管紧张素转化酶抑制剂或血管紧张素Ⅱ受体拮抗剂,除可降低血压外,还可减轻微量清蛋白尿和使GFR下降缓慢。

4.糖尿病视网膜病变

定期检查眼底,必要时尽早使用激光进行光凝治疗。

5.糖尿病周围神经病变

早期严格控制血糖并保持血糖稳定是糖尿病神经病变最重要和有效的防治方法。在综合治疗的基础上,采用多种维生素及对症治疗可改善症状。

六、护理措施

(一)一般护理

1.饮食护理

应帮助患者制订合理、个性化的饮食计划,并鼓励和督促患者坚持执行。

(1)制订总热量。①计算理想体重(简易公式法):理想体重(kg)=身高(cm)−105。②计算总热量:成年人休息状态下每天每千克理想体重给予热量105~126 kJ,轻体力劳动126~147 kJ,中度体力劳动147~167 kJ,重体力劳动>167 kJ。儿童、孕妇、乳母、营养不良和消瘦以及伴有消耗性疾病者应酌情增加,肥胖者酌减,使体重逐渐恢复至理想体重的±5%左右。

(2)食物的组成和分配。①食物组成:总的原则是高碳水化合物、低脂肪、适量蛋白质和高纤维的膳食。碳水化合物所提供的热量占饮食总热量的50%~60%,蛋白质的摄入量占供能比的10%~15%,脂肪所提供的热量不超过总热量的30%,饱和脂肪酸不应超过总热量的7%,每天胆固醇摄入量宜<300 mg。②确定每天饮食总热量和碳水化合物、脂肪、蛋白质的组成后,按每克碳水化合物、蛋白质产热16.7 kJ,每克脂肪产热37.7 kJ,将热量换算为食品后制订食谱,可按每天三餐分配为1/5、2/5、2/5或1/3、1/3、1/3。

(3)注意事项。①超重者,禁食油炸、油煎食物,炒菜宜用植物油,少食动物内脏、蟹黄、蛋黄、鱼子、虾子等含胆固醇高的食物。②每天食盐摄入量应<6 g,限制摄入含盐高的食物,如加工食品、调味酱等。③严格限制各种甜食:包括各种糖果、饼干、含糖饮料、水果等。为满足患者口味,可使用甜味剂。对于血糖控制较好者,可在两餐之间或睡前加水果,例如,苹果、梨、橙子等。④限制饮酒量,尽量不饮白酒,不宜空腹饮酒。每天饮酒量≤1份标准量(1份标准量:啤酒350 mL或红酒150 mL或低度白酒45 mL,各约含乙醇15 g)。

2.运动护理

(1)糖尿病患者运动锻炼的原则:有氧运动、持之以恒和量力而行。

(2)运动方式的选择:有氧运动为主,如散步、慢跑、快走、骑自行车、做广播体操、打太极拳和球类活动等。

(3)运动量的选择:合适的运动强度为活动时患者的心率达到个体60%的最大氧耗量,简易计算方法为:心率=170−年龄。

(4)运动时间的选择：最佳运动时间是餐后1小时(以进食开始计时)。每天安排一定量的运动，至少每周3次。每次运动时间30~40分钟，包括运动前作准备活动和运动结束时的整理运动时间。

(5)运动的注意事项：①不宜空腹时进行，运动过程应补充水分，携带糖果，出现低血糖症状时，立即食用。②运动过程中出现胸闷、胸痛、视物模糊等应立即停止运动，并及时处理。③血糖>14 mmol/L，应减少活动，增加休息。④随身携带糖尿病卡以备急需。⑤运动时，穿宽松的衣服，棉质的袜子和舒适的鞋子，可以有效排汗和保护双脚。

(二)用药护理

1.口服用药的护理

指导患者正确服用口服降糖药，了解各类降糖药的作用、剂量、用法、不良反应和注意事项。

(1)口服磺脲类药物的护理：①协助患者于早餐前30分钟服用，每天多次服用的磺脲类药物应在餐前30分钟服用。②严密观察药物的不良反应。最主要的不良反应是低血糖，护士应教会患者正确识别低血糖的症状及如何及时应对和选择医疗支持。③注意药物之间的协同与拮抗。水杨酸类、磺胺类、保泰松、利血平、β受体阻滞剂等药物与磺脲类药物合用时会产生协同作用，增强后者的降糖作用；噻嗪类利尿剂、呋塞米、依他尼酸、糖皮质激素等药物与磺脲类药物合用时会产生拮抗作用，降低后者的降糖作用。

(2)口服双胍类药物的护理：①指导患者餐中或餐后服药。②如出现轻微胃肠道反应，给予患者讲解和指导，以减轻患者的紧张或恐惧心理。③用药期间限制饮酒。

(3)口服α-葡萄糖苷酶抑制剂类药物的护理：①应与第一口饭同时服用。②本药的不良反应有腹部胀气、排气增多或腹泻等症状，在继续使用或减量后消失。③服用该药时，如果饮食中淀粉类比例太低，而单糖或啤酒过多则疗效不佳。④出现低血糖时，应直接给予葡萄糖口服或静脉注射，进食淀粉类食物无效。

(4)口服噻唑烷二酮类药物的护理：①每天服用1次，可在餐前、餐中、餐后任何时间服用，但服药时间应尽可能固定。②密切观察有无水肿、体重增加等不良反应，缺血性心血管疾病的风险增加，一旦出现应立即停药。③如果发现食欲缺乏等情况，警惕肝功能损害。

2.使用胰岛素的护理

(1)胰岛素的保存：①未开封的胰岛素放于冰箱4~8 ℃冷藏保存，勿放在冰箱门上，以免震荡受损。②正在使用的胰岛素在常温下(≤28 ℃)可使用28天，无须放入冰箱。③运输过程尽量保持低温，避免过热、光照和剧烈晃动等，否则可因蛋白质凝固变性而失效。

(2)胰岛素的注射途径：包括静脉注射和皮下注射。注射工具有胰岛素专用注射器、胰岛素笔和胰岛素泵。

(3)胰岛素的注射部位：皮下注射胰岛素时，宜选择皮肤疏松部位，如上臂三角肌、臀大肌、大腿前侧、腹部等。进行运动锻炼时，不要选择大腿、臂部等要活动的部位注射。注射部位要经常更换，如在同一区域注射，必须与上次注射部位相距1 cm以上，选择无硬结的部位。

(4)胰岛素不良反应的观察与处理：①低血糖反应。②变态反应表现为注射部位瘙痒，继而出现荨麻疹样皮疹，全身性荨麻疹少见。处理措施包括更换高纯胰岛素，使用抗组胺药及脱敏疗法，严重反应者中断胰岛素治疗。③注射部位皮下脂肪萎缩或增生时，采用多点、多部位皮下注射和及时更换针头可预防其发生。若发生则停止注射该部位后可缓慢自然恢复。④胰岛素治疗初期可发生轻度水肿，以颜面和四肢多见，可自行缓解。⑤部分患者出现视物模糊，多为晶状体屈光改变,常于数周内自然恢复。⑥体重增加以老年 2 型糖尿病患者多见,多引起腹部肥胖。护士应指导患者配合饮食、运动治疗控制体重。

(5)使用胰岛素的注意事项:①准确执行医嘱,按时注射。对 40 U/mL 和 100 U/mL 两种规格的胰岛素,使用时应注意注射器与胰岛素浓度的匹配。②长、短效或中、短效胰岛素混合使用时,应先抽吸短效胰岛素,再抽吸长效胰岛素,然后混匀,禁忌反向操作。③注射胰岛素时应严格无菌操作,防止发生感染。④胰岛素治疗的患者,应每天监测血糖 2~4 次,出现血糖波动过大或过高,及时通知医师。⑤使用胰岛素笔时要注意笔与笔芯是否匹配,每次注射前确认笔内是否有足够的剂量,药液是否变质。每次注射前安置新针头,使用后丢弃。⑥用药期间定期检查血糖、尿常规、肝肾功能、视力、眼底视网膜血管、血压及心电图等,了解病情及糖尿病并发症的情况。⑦指导患者配合糖尿病饮食和运动治疗。

(三)并发症的护理

1.低血糖的护理

(1)加强预防:①指导患者应用胰岛素和胰岛素促分泌剂,从小剂量开始,逐渐增加剂量,谨慎调整剂量。②指导患者定时定量进餐,如果进餐量较少,应相应减少药物剂量。③指导患者运动量增加时,运动前应增加额外的碳水化合物的摄入。④乙醇能直接导致低血糖,应指导患者避免酗酒和空腹饮酒。⑤容易在后半夜及清晨发生低血糖的患者,晚餐适当增加主食或含蛋白质较高的食物。

(2)症状观察和血糖监测:观察患者有无低血糖的临床表现,尤其是服用胰岛素促分泌剂和注射胰岛素的患者。对老年患者的血糖不宜控制过严,一般空腹血糖≤7.8 mmol/L,餐后血糖≤11.1 mmol/L 即可。

(3)急救护理:一旦确定患者发生低血糖,应尽快给予糖分补充,解除脑细胞缺糖状态,并帮助患者寻找诱因,给予健康指导,避免再次发生。

2.高渗高血糖综合征的护理

(1)预防措施:定期监测血糖,应激状况时每天监测血糖。合理用药,不要随意减量或停药。保证充足的水分摄入。

(2)病情监测:严密观察患者的生命体征、意识和瞳孔的变化,记录 24 小时出入液量等。遵医嘱定时监测血糖、血钠和渗透压的变化。

(3)急救配合与护理:①立即开放两条静脉通路,准确执行医嘱,输入胰岛素,按照正确的顺序和速度输入液体。②绝对卧床休息,注意保暖,给予患者持续低流量吸氧。③加强生活护理,尤其是口腔护理、皮肤护理。④昏迷者按昏迷常规护理。

3.糖尿病足的预防与护理

(1)足部观察与检查:①每天检查双足 1 次,视力不佳者,亲友可代为检查。②了解足部有无感觉减退、麻木、刺痛感;观察足部的皮肤温度、颜色及足背动脉搏动情况。③注意检查趾甲、趾间、足底皮肤有无红肿、破溃、坏死等损伤。④定期做足部保护性感觉的测试,常用尼龙单丝测试。

(2)日常保护措施:保持足部清洁,避免感染,每天清洗足部 1 次,10 分钟左右;水温适宜,不能烫脚;洗完后用柔软的浅色毛巾擦干,尤其是脚趾间;皮肤干燥者可涂护肤软膏,但不要太油,不能常用。

(3)预防外伤:①指导患者不能赤足走路,外出时不能穿拖鞋和凉鞋,不能光脚穿鞋,禁忌穿高跟鞋和尖头鞋,防止脚受伤。②应帮助视力不好的患者修剪趾甲,趾甲修剪与脚趾平齐,并锉圆边缘尖锐部分。③冬天不要使用热水袋、电热毯或烤灯保暖,防止烫伤,同时应注意预防冻伤。夏天注意避免蚊虫叮咬。④避免足部针灸、修脚等,防止意外感染。

(4)选择合适的鞋袜:①指导患者选择厚底、圆头、宽松、系鞋带的鞋子;鞋子的面料以软皮、帆布或布面等透气忹好的面料为佳;购鞋时间最好是下午,需穿袜子试穿,新鞋第 1 次穿 20～30 分钟,之后再延长穿鞋时间。②袜子选择以浅色、弹性好、吸汗、透气及散热好的棉质袜子为佳,大小适中、无破洞和不粗糙。

(5)促进肢体血液循环:①指导患者步行和进行腿部运动(如提脚尖,即脚尖提起、放下,重复20 次。试着以单脚承受全身力量来做)。②避免盘腿坐或跷二郎腿。

(6)积极控制血糖,说服患者戒烟:足溃疡的教育应从早期指导患者控制和监测血糖开始。同时告知患者戒烟,因吸烟会导致局部血管收缩而促进足溃疡的发生。

(7)及时就诊:如果伤口出现感染或久治不愈,应及时就医,进行专业处理。

(四)心理护理

糖尿病患者常见的心理特征有:否定、怀疑、恐惧紧张、焦虑烦躁、悲观抑郁、轻视麻痹、愤怒拒绝和内疚混乱等。针对以上特征,护理人员应对患者进行有针对性的心理护理。糖尿病患者的心理护理因人而异,但对每一个患者,护士都要做到以和蔼可亲的态度进行耐心细致、科学专业的讲解。

(1)当患者拒绝承认患病事实时,护士应耐心主动地向患者讲解糖尿病相关的知识,使患者消除否定、怀疑、拒绝的心理,并积极主动地配合治疗。

(2)有轻视、麻痹心理的患者,应耐心地向患者讲解不重视治疗的后果及各种并发症的严重危害,使患者积极地配合治疗。

(3)指导患者学习糖尿病自我管理的知识,帮助患者树立战胜疾病的信心,使患者逐渐消除上述心理。

(4)寻求社会支持,动员糖尿病患者的亲友学习糖尿病相关知识,理解糖尿病患者的困境,全面支持患者。

(王焕平)

第五节　库欣综合征

库欣综合征(又称 Cushing 综合征)是由各种病因导致糖皮质激素(主要是皮质醇)分泌过多所致病症的总称,其中最多见者为垂体促肾上腺皮质激素(ACTH)分泌亢进所引起的临床类型,称为库欣病(Cushing 病)。

一、病因

(一)依赖性 ACTH 的库欣综合征

1.库欣病

最常见,约占库欣综合征的 70%,是指垂体性库欣综合征,由垂体促肾上腺皮质激素细胞瘤分泌大量 ACTH。

2.异位 ACTH 分泌综合征

垂体以外肿瘤分泌过量 ACTH,刺激肾上腺皮质增生分泌过多的皮质醇。

(二)不依赖 ACTH 的综合征

(1)肾上腺皮质腺瘤占库欣综合征的 15%～20%,多见于成人,男性相对多见。

(2)肾上腺皮质癌占库欣综合征的 5%以下,病情重,进展快。

(3)不依赖 ACTH 的双侧肾上腺小结节性增生,可伴或不伴 Carney 综合征。

(4)不依赖 ACTH 的双侧肾上腺大结节性增生。

二、临床表现

(1)向心性肥胖:满月脸,水牛背,多血质外貌,面圆而呈暗红色,颈、胸、腹、背部脂肪甚厚。疾病后期,因肌肉消耗,四肢显得瘦小。

(2)皮肤表现:皮肤薄,微血管脆性增加,轻微损伤即可引起瘀斑。手、脚、指(趾)甲、肛周常出现真菌感染。异位 ACTH 综合征者及较重 Cushing 病患者皮肤色素沉着、颜色加深。

(3)代谢障碍:大量皮质醇促进肝糖原异生,使血糖升高,部分患者出现继发性糖尿病。大量皮质醇有潴钠、排钾作用,低血钾使患者乏力加重,部分患者因潴钠出现轻度水肿。同时病程长者可出现身材变矮、骨质疏松等。

(4)心血管表现:高血压常见,常伴有动脉硬化。长期高血压可并发左心室肥大、心力衰竭和脑血管意外。易发生动、静脉血栓,使心血管并发症发生率增加。

(5)感染:肺部感染多见。患者在感染后,炎症反应往往不显著,发热不明显,易于漏诊而造成严重后果。

(6)性功能障碍:女性患者大多出现月经减少、不规则或停经;痤疮常见;明显男性化(乳房萎缩、生须、喉结增大、阴蒂肥大)者少见。男性患者性欲可减退、睾丸变软、阴茎缩小。

(7)全身肌肉及神经系统:肌无力,下蹲后起立困难。不同程度的精神、情绪变化,严重者精神变态,个别可发生类偏狂。

三、辅助检查

(一)实验室检查

血、尿、粪便常规检查,血生化检查和血皮质醇检查。

(二)影像学及其他检查

肾上腺 B 超检查、CT 检查、MRI 检查,蝶鞍区断层摄片、鞍区 CT 检查及 MRI 检查,心电图及超声心动图检查和骨密度检查。

(三)地塞米松抑制试验

1.小剂量地塞米松抑制试验

尿 17-羟皮质类固醇不能降至对照值的 50%以下,或尿游离皮质醇不能降至 55 nmol/24 h 以下者,表示不能被抑制。

2.大剂量地塞米松抑制试验

尿 17-羟皮质类固醇或尿游离皮质类固醇能降至对照组的 50%以下者,表示被抑制。

(四)ACTH 兴奋试验

垂体性库欣病和异位 ACTH 综合征者常有反应,原发性肾上腺皮质肿瘤者多数无反应。

四、处理原则及治疗要点

根据不同病因行相应治疗。在病因治疗前,对病情严重的患者,宜先对症治疗以防止并发症的发生。

(一)库欣病

(1)经蝶窦切除垂体微腺瘤为治疗本病的首选疗法。

(2)如经蝶窦手术未能发现并摘除垂体微腺瘤或某种原因不能做垂体手术,对病情严重者,宜做一侧肾上腺全切,另一侧肾上腺大部分或全切除术,术后做激素替代治疗。

(3)对垂体大腺瘤患者,需做开颅手术治疗,尽可能切除肿瘤。

(4)影响神经递质的药物可做辅助治疗,对于催乳素升高者,可用溴隐亭治疗。

(5)必要时行双侧肾上腺切除术,术后行激素替代治疗。

(二)肾上腺腺瘤

手术切除可根治,术后需使用激素行替代治疗。在肾上腺功能逐渐恢复时,氢化可的松的剂量也随之递减,大多数患者于 6 个月至 1 年或更久可逐渐停用替代治疗。

(三)不依赖 ACTH 的小结节性或大结节性双侧肾上腺增生

行双侧肾上腺切除术,术后行激素替代治疗。

(四)异位 ACTH 综合征

应治疗原发性恶性肿瘤,视具体病情做手术、放疗和化疗。如能根治,Cushing 综合征可以缓解;如不能根治,则需要用肾上腺皮质激素合成阻滞剂。

五、护理评估

(一)病史

(1)详细了解患者患病的起始时间,有无诱因,发病的缓急,主要症状及其特点。

(2)评估患者有无进食异常或营养异常,有无排泄功能异常和体力减退等。

(3)评估患者有无失眠、瞌睡、记忆力减退、注意力不集中,有无下蹲后起立困难,肌无力症状等。

(4)评估患者既往检查情况,是否遵从医嘱治疗,用药及治疗效果。

(5)评估婚姻状况及生育情况,了解患者是否有性功能异常等问题。

(二)身体状况

(1)评估患者有无血压升高、向心性肥胖、满月脸等。

(2)评估患者有无皮肤、黏膜色素沉着、痤疮、多毛等。

(3)评估患者有无脊椎压缩变形、身材矮小、肌无力等。

(4)评估患者腹部皮肤有无紫纹。

(5)评估患者有无外生殖器发育异常。

(三)心理-社会状况

(1)评估患者患病后的精神、心理变化。

(2)评估疾病对日常生活、学习、工作和家庭的影响,是否适应患者角色的转变,对疾病的认知程度。

（3）评估社会支持系统，如家庭成员、经济状况等能否满足患者的医疗护理需求。

六、护理措施

（一）心理护理

讲解疾病的有关知识，给患者提供有关疾病的资料，向患者说明身体外形的改变是疾病发生、发展过程的表现，消除患者的紧张和焦虑情绪。经常巡视病房，了解患者的需要，帮助解决问题。多与患者接触和交流，鼓励患者表达其感受，交谈时语言要温和，耐心倾听。使患者正确认识疾病所导致的形体和外观改变，提高对形体改变的认识和适应能力，需要积极配合检查和治疗，帮助其树立自信心。

（二）饮食护理

给予低钠、高钾、高蛋白、低碳水化合物、低热量的饮食，预防和控制水肿。鼓励患者摄取富含钙及维生素 D 的食物，如牛奶、紫菜、虾皮、坚果等以预防骨质疏松。鼓励患者多食柑橘类、枇杷、香蕉、南瓜等含钾高的食物。

（三）生活护理

保持病室环境清洁，避免患者暴露在污染的环境中，减少感染机会。保持室内适宜的温度和相对湿度。严格执行无菌操作，尽量减少侵入性治疗，以降低发生感染及交叉感染的危险。指导患者和家属学习预防感染的知识，如注意保暖，减少或避免到公共场所，以防上呼吸道感染。给予皮肤与口腔护理，协助患者做好个人卫生，避免皮肤擦伤和感染。长期卧床者宜定期翻身，注意保护骨隆突处，预防压疮发生。病重者做好口腔护理。

（四）安全护理

提供安全、舒适的环境，移除环境中不必要的家具或摆设，浴室应铺上防滑脚垫。避免剧烈运动，变换体位时动作宜轻柔，防止因跌倒或碰撞引起骨折。

七、健康指导

（一）疾病知识指导

指导患者在日常生活中注意预防感染，保持皮肤清洁，避免外伤、骨折等各种可能导致病情加重或诱发并发症的因素存在。

（二）药物指导

指导患者正确用药并掌握对药物疗效和不良反应的观察，了解激素替代治疗的有关注意事项，尤其是识别激素过量或不足的症状和体征，并告诫患者随意停用激素会引起致命的肾上腺危象。若发生虚弱、头晕、发热、恶心、呕吐等情况应立即就诊。

（三）定期复查

教会患者自我护理措施，适当从事力所能及的活动，以增强患者的自信心和自尊感，定期门诊复查。

（王焕平）

第六节 痛 风

痛风是由单钠尿酸盐沉积在骨关节、肾脏和皮下等部位引发的急、慢性炎症与组织损伤,与嘌呤代谢紊乱和/或尿酸排泄减少所导致的高尿酸血症直接相关。其临床特点为高尿酸血症、反复发作的痛风性急性关节炎、间质性肾炎和痛风石形成,严重者可导致关节畸形及功能障碍,常伴有尿酸性尿路结石。根据病因可分为原发性及继发性两大类,其中原发性痛风占绝大多数。

一、病因与发病机制

由于地域、民族、饮食习惯的不同,高尿酸血症的发病率也明显不同。其中原发性痛风属遗传性疾病,由先天性嘌呤代谢障碍所致,多数有阳性家族史。继发性痛风可由肾病、血液病、药物及高嘌呤食物等多种原因引起。

(一)高尿酸血症的形成

痛风的生化标志是高尿酸血症。尿酸是嘌呤代谢的终产物,血尿酸的平衡取决于嘌呤的生成和排泄。高尿酸血症的形成原因。

1.尿酸生成过多

当嘌呤核苷酸代谢酶缺陷和/或功能异常时,嘌呤合成增加,尿酸升高,这类患者在原发性痛风中不足 20%。

2.肾对尿酸排泄减少

肾对尿酸排泄减少这是引起高尿酸血症的重要因素,在原发性痛风中 80%～90% 的个体有尿酸排泄障碍。事实上尿酸的排泄减少和生成增加常是伴发的。

(二)痛风的发生

高尿酸血症只有 5%～15% 发生痛风,部分患者的高尿酸血症可持续终生但却无痛风性关节炎发作。当血尿酸浓度过高或在酸性环境下,尿酸可析出结晶,沉积在骨关节、肾脏及皮下组织等,引起痛风性关节炎、痛风肾及痛风石等。

二、临床表现

痛风多见于 40 岁以上的男性,女性多在绝经期后发病,近年发病有年轻化趋势,常有家族遗传史。

(一)无症状期

本期突出的特点为仅有血尿酸持续性或波动性升高,无任何临床表现。一般从无症状的高尿酸血症发展至临床痛风需要数年,有些甚至可以终生不出现症状。

(二)急性关节炎期

常于夜间突然起病,并可因疼痛而惊醒。初次发病往往为单一关节受累,继而累及多个关节。以第一跖趾关节为好发部位,其次为足、踝、跟、膝、腕、指和肘。症状一般在数小时内进展至高峰,受累关节及周围软组织呈暗红色,明显肿胀,局部发热,疼痛剧烈,常有关节活动受限,大关节受累时伴有关节腔积液。可伴有体温升高、头痛等症状。

（三）痛风石及慢性关节炎期

痛风石是痛风的特征性临床表现，典型部位在耳郭，也可见于反复发作的关节周围。外观为大小不一、隆起的黄白色赘生物，表面菲薄，破溃后排出白色豆渣样尿酸盐结晶，很少引起继发感染。关节内大量沉积的痛风石可导致骨质破坏、关节周围组织纤维化及继发退行性改变等，临床表现为持续的关节肿痛、畸形、关节功能障碍等。

（四）肾脏改变

1.痛风性肾病

早期表现为尿浓缩功能下降，可出现夜尿增多、低分子蛋白尿和镜下血尿等。晚期发展为慢性肾功能不全、高血压、水肿、贫血等。少数患者表现为急性肾衰竭，出现少尿甚至无尿，尿中可见大量尿酸晶体。

2.尿酸性肾石病

有 10%～25% 的痛风患者出现肾尿酸结石。较小者呈细小泥沙样结石并可随尿液排出，较大的结石常引起肾绞痛、血尿、排尿困难及肾盂肾炎等。

三、辅助检查

（一）尿尿酸测定

经过 5 天限制嘌呤饮食后，24 小时尿尿酸排泄量超过 3.57 mmol（600 mg），即可认为尿酸生成增多。

（二）血尿酸测定

男性血尿酸正常值为 208～416 μmol/L；女性为 149～358 μmol/L，绝经后接近男性。男性及绝经期后女性血尿酸＞420 μmol/L，绝经前女性＞350 μmol/L，可诊断为高尿酸血症。

（三）滑囊液或痛风石内容物检查

偏振光显微镜下可见双折光的针形尿酸盐结晶。

（四）X 线检查

急性关节炎期可见非特异性软组织肿胀；慢性关节炎期可见软骨缘破坏，关节面不规则，特征性变化为穿凿样、虫蚀样圆形或弧形的骨质透亮缺损。

（五）CT 与 MRI

CT 扫描受损部位可见不均匀的斑点状高密度痛风石影像；MRI 的 T_1 和 T_2 加权图像呈斑点状低信号。

四、治疗要点

痛风防治原则：控制高尿酸血症，预防尿酸盐沉积；控制急性关节炎发作；预防尿酸结石形成和肾功能损害。

（一）无症状期的处理

一般无须药物治疗，积极寻找病因及相关因素，如一些利尿药、体重增加、饮酒、高血压、血脂异常等。适当调整生活方式，以减低血尿酸水平。此期的患者需定期监测血尿酸水平。

（二）急性关节炎期的治疗

此期治疗目的是迅速终止关节炎发作。①非甾体抗炎药为急性痛风关节炎的一线药物，代表药物有吲哚美辛、双氯芬酸、依托考昔。②秋水仙碱为痛风急性关节炎期治疗的传统药物，其机制是抑制致炎因子释放,对控制痛风急性发作具有非常显著的疗效,但不良反应较大。③上述两类药无效或禁忌时用糖皮质激素,一般尽量不用。

(三)间歇期及慢性关节炎期的治疗

主要治疗目的是降低血尿酸水平。抑制尿酸合成的药物有别嘌醇;促进尿酸排泄的药物有丙磺舒、磺吡酮、苯溴马隆等;碱性药物有碳酸氢钠,目的是碱化尿液。

(四)继发性痛风的治疗

除治疗原发病外,对于痛风的治疗原则同前面阐述。

五、护理措施

(一)一般护理

改变生活方式,饮食应以低嘌呤食物为主,鼓励多饮水,每天饮水量至少在 1 500 mL,最好 >2 000 mL。限制烟酒,坚持运动和控制体重等。

(二)病情观察

观察关节疼痛的部位、性质、间隔时间等。观察受累关节红肿热痛的变化和功能障碍。观察有无过度疲劳、受凉、潮湿、饮酒、饱餐、精神紧张、关节扭伤等诱发因素。有无痛风石体征,结石的部位,有无溃破,有无症状。观察药物疗效及不良反应,及时反馈给医师,调整用药。卧床患者做好口腔、皮肤护理,预防压疮发生。观察患者体温的变化,有无发热。监测血尿酸、尿尿酸、肾功能的变化。

(三)关节疼痛的护理

急性发作时应卧床休息,抬高患肢,避免受累关节负重。也可在病床上安放支架支托盖被,减少患部受压。也可给予 25%硫酸镁于受累关节处湿敷,消除关节的肿胀和疼痛。如痛风石溃破,则要注意保持受损部位的清洁,避免发生感染。

(四)用药护理

指导患者正确用药,观察药物的疗效,及时发现不良反应并反馈给医师,给予处理。

1.秋水仙碱

口服给药常有胃肠道反应,若患者一开始口服即出现恶心、呕吐、水样腹泻等严重的消化道反应,可静脉给药。但是静脉给药可能发生严重的不良反应,如肝损害、骨髓抑制、弥散性血管内凝血(DIC)、脱发、肾衰竭、癫痫样发作甚至死亡。应用时要密切观察患者状态,一旦出现不良反应立即停药。此外静脉给药时要特别注意切勿外漏,以免引起组织坏死。

2.非甾体抗炎药

要注意有无活动性消化道溃疡或消化道出血的发生。

3.别嘌醇

除有可能出现皮疹、发热、胃肠道反应外,还可能出现肝损害、骨髓抑制等,要密切关注。对于肾功能不全者,使用别嘌醇宜减量。

4.丙磺舒、磺吡酮、苯溴马隆

可能出现皮疹、发热、胃肠道反应等。

5.糖皮质激素

要观察其疗效,是否出现"反跳"现象。

（五）健康指导

给予患者健康指导及心理指导,讲解疾病相关知识,提高患者防病治病的意识,提高治疗依从性。

（1）培养良好的生活习惯,肥胖的患者要减轻体重,避免劳累、受凉、感染、外伤等诱发因素。

（2）限制进食高嘌呤食物,多饮水,尤其是碱性水,多食碱性食物,有助于尿酸的排出。

（3）适度活动与保护关节:急性期避免运动。运动后疼痛超过1小时,则暂时停止此项运动。不要长时间持续进行重体力劳动或工作,可选择交替完成轻、重不同的工作。不时改变姿势,使受累关节保持舒适,若局部红肿,应尽可能避免活动。

（4）促进局部血液循环,可通过局部按摩、泡热水澡等促进局部血液循环,避免尿酸盐结晶形成。

（5）自我观察病情,如经常用手触摸耳郭及手足关节,检查是否有痛风石形成。

（6）定期复查血尿酸及门诊随访。

（王焕平）

第七节　尿　崩　症

尿崩症(DI)是指精氨酸加压素(AVP)[又称抗利尿激素(ADH)]严重缺乏或部分缺乏(称中枢性尿崩症),以及肾脏对AVP不敏感,致肾远曲小管和集合管对水的重吸收减少(称肾性尿崩症),从而引起多尿、烦渴、多饮与低密度尿为特征的一组综合征。正常人每天尿量仅1.5 L左右。任何情况使ADH分泌不足或不能释放,或肾脏对ADH不反应都可使尿液无法浓缩而有多尿,随之有多饮。尿崩症可发生于任何年龄,但以青少年为多见。男性多于女性,男女之比为2:1。

一、病因分类

（一）中枢性尿崩症

任何导致AVP合成、分泌与释放受损的情况都可引起本症的发生,中枢性尿崩症的病因有原发性、继发性与遗传性3种。

1.原发性

病因不明者占1/3~1/2。此型患者的下丘脑视上核与室旁核内神经元数目减少,Nissil 颗粒耗尽。AVP合成酶缺陷,神经垂体缩小。

2.继发性

中枢性尿崩症可继发于下列原因导致的下丘脑-神经垂体损害,如颅脑外伤或手术后、肿瘤等;感染性疾病,如结核、梅毒、脑炎等;浸润性疾病,如结节病、肉芽肿病;脑血管病变,如血管瘤;自身免疫性疾病,有人发现患者血中存在针对下丘脑AVP细胞的自身抗体;Sheehan综合征等。

3.遗传性

一般症状轻,可无明显多饮多尿。临床症状包括尿崩症、糖尿病、视神经萎缩和耳聋,是一种常染色体隐性遗传疾病,常为家族性,患者从小多尿,本症可能为渗透压感受器缺陷所致。

（二）肾性尿崩症

肾脏对AVP产生反应的各个环节受到损害导致肾性尿崩症,病因有遗传性与继发性两种。

1.遗传性

呈 X 连锁隐性遗传方式,由女性遗传,男性发病,多为家族性。近年已把肾性尿崩症基因即 G 蛋白耦联的 *AVP-V2R* 基因精确定位于 X 染色体长臂端粒 Xq28 带上。

2.继发性

肾性尿崩症可继发于多种疾病导致的肾小管损害,如慢性肾盂肾炎、阻塞性尿路疾病、肾小管性酸中毒、肾小管坏死、淀粉样变、骨髓瘤、肾脏移植与氮质血症。代谢紊乱如低钾血症、高钙血症也可导致肾性尿崩症。多种药物可致肾性尿崩症,如庆大霉素、头孢唑林、诺氟沙星、阿米卡星、链霉素、大剂量地塞米松、过期四环素、碳酸锂等。应用碳酸锂的患者中 20%~40% 可致肾性尿崩症,其机制可能是锂盐导致了细胞 cAMP 生成障碍,干扰肾脏对水的重吸收。

二、诊断要点

(一)临床特征

(1)大量低密度尿,每天尿量超过 3 L。

(2)病因为鞍区肿瘤过大或向外扩展者,常有蝶鞍周围神经组织受压表现,如视力减退、视野缺失。

(3)有渴觉障碍者,可出现脱水、高钠血症、高渗状态、发热、抽搐等,甚至脑血管意外。

(二)实验室检查

(1)尿渗透压:为 50~200 mOsm/L,明显低于血浆渗透压,血浆渗透压可高于 300 mOsm/L(正常参考值为 280~295 mOsm/L)。

(2)血浆抗利尿激素值:降低(正常基础值为 1.0~1.5 pg/mL),尤其是禁水和滴注高渗盐水时仍不能升高,提示垂体抗利尿激素储备能力降低。

(3)禁水试验:是最常用的诊断垂体性尿崩症的功能试验。

方法:试验前测体重、血压、尿量、尿密度、尿渗透压。以后每 2 小时排尿,测尿量、尿密度、尿渗透压、体重、血压等,至尿量无变化、尿密度及尿渗透压持续两次不再上升为止。抽血测定血浆渗透压,并皮下注射抗利尿激素(水剂)5 U,每小时再收集尿量,测尿密度、尿渗透压 1~2 次。一般需禁水 12 小时以上。如有血压下降、体重减轻 3 kg 以上时,应终止试验。

三、鉴别要点

(一)精神性多饮性多尿

有精神刺激史,主要表现为烦渴、多饮、多尿、低密度尿,与尿崩症极相似,但 AVP 并不缺乏,禁水试验后尿量减少,尿密度增高,尿渗透压上升,注射加压素后尿渗透压和尿密度变化不明显。

(二)糖尿病多饮多尿

糖尿病为高渗性利尿,尿糖阳性,尿密度高,血糖高。

(三)高钙血症

甲旁亢危象时血钙增高。尿钙增高,肾小管对抗利尿激素反应下降,产生多饮多尿,亦是高渗利尿,尿密度增高。

(四)其他

如慢性肾功能不全、肾上腺皮质功能减退。

四、规范化治疗

(一)中枢性尿崩症

1.病因治疗

针对各种不同的病因积极治疗有关疾病,以改善继发于此类疾病的尿崩症病情。

2.药物治疗

轻度尿崩症患者仅需多饮水,如长期多尿,每天尿量>4 000 mL 时因可能造成肾脏损害而致肾性尿崩症,需要药物治疗。

(1)抗利尿激素制剂。①1-脱氨-8-右旋精氨酸血管升压素(DDAVP):为目前治疗尿崩症的首选药物,可由鼻黏膜吸入,每天 2 次,每次 10~20 μg(儿童患者为每次 5 μg,每天 1 次),肌内注射制剂每毫升含 4 μg,每天 1~2 次,每次 1~4 μg(儿童患者每次 0.2~1.0 μg)。②加压素针(鞣酸加压素油剂注射液):每毫升油剂注射液含 5 U,从 0.1 mL 开始肌内注射,必要时可加至 0.2~0.5 mL。疗效持续 5~7 天。长期应用 2 年左右可因产生抗体而减效,过量则可引起水潴留,导致水中毒。故因视病情从小剂量开始,逐渐调整用药剂量与间隔时间。③垂体后叶粉:每次吸入 20~50 mg,每 4~6 小时 1 次。长期应用可致萎缩性鼻炎,影响吸收或过敏而引起支气管痉挛,疗效亦减弱。④赖氨酸血管升压素粉剂(尿崩灵):为人工合成粉剂,由鼻黏膜吸入,疗效持续 3~5 小时,每天吸入 2~3 次。长期应用亦可发生萎缩性鼻炎。⑤神经垂体后叶素水剂:每次 5~10 μg,每天 2~3 次,皮下注射。作用时间短,适用于一般尿崩症,注射后有头痛、恶心、呕吐及腹痛不适等症状,故多数患者不能坚持用药。⑥抗利尿素纸片:每片含 AVP 10 μg,可于白天或睡前舌下含化,使用方便,有一定的疗效。⑦神经垂体后叶素喷雾剂:赖氨酸血管升压素与精氨酸血管升压素均有此制剂,疗效与粉剂相当,久用亦可致萎缩性鼻炎。

(2)口服治疗尿崩症药物。①氢氯噻嗪:小儿每天 2 mg/kg,成人每次 25 mg,每天 3 次,或 50 mg,每天 2 次,服药过程中应限制钠盐摄入,同时应补充钾(每天 60 mg 氯化钾)。②氯磺丙脲:每次 0.125~0.250 g,每天 1~2 次,一般每天剂量不超过 0.5 g。服药 24 小时后开始起作用,4 天后出现最大作用,单次服药 72 小时后恢复疗前情况。③氯贝丁酯:用量为每次 0.50~0.75 g,每天 3 次,24~48 小时迅速起效,可使尿量下降,尿渗透压上升。④卡马西平:为抗癫痫药物,其抗尿崩作用机制大致同氯磺丙脲,用量每次 0.2 g,每天 2~3 次,作用迅速,尿量可减至 2 000~3 000 mL,不良反应为头痛、恶心、疲乏、眩晕、肝损害与白细胞减低等。⑤吲达帕胺:为利尿、降压药物,其抗尿崩作用机制可能类似于氢氯噻嗪。用量为每次 2.5~5.0 mg,每天 1~2 次。用药期间应监测血钾变化。

(二)肾性尿崩症

由药物引起的或代谢紊乱所致的肾性尿崩症,只要停用药物,纠正代谢紊乱,就可以恢复正常。如果为家族性的,治疗相对困难,可限制钠盐摄入,应用噻嗪类利尿剂、前列腺素合成酶抑制剂(如吲哚美辛),上述治疗可将尿量减少 80%。

五、护理措施

按内科及本系统疾病的一般护理常规。

(一)病情观察

(1)准确记录患者尿量、尿比重、饮水量,观察液体出入量是否平衡,以及体重变化。

（2）观察饮食情况，如食欲缺乏以及便秘、发热、皮肤干燥、倦怠、睡眠不佳等症状。

（3）观察脱水症状，如头痛、恶心、呕吐、胸闷、虚脱、昏迷。

（二）对症护理

（1）对于多尿、多饮者应给予扶助与预防脱水，根据患者的需要供应水。

（2）测尿量、饮水量、体重，从而监测液体出入量，正确记录，并观察尿色、尿比重等及电解质、血渗透压情况。

（3）患者因夜间多尿而失眠、疲劳以及精神焦虑等，应给予护理照料。

（4）注意患者出现的脱水症状，一旦发现要尽早补液。

（5）保持皮肤、黏膜的清洁。

（6）有便秘倾向者及早预防。

（7）药物治疗及检查时，应注意观察疗效及不良反应，嘱患者准确用药。

（三）一般护理

（1）患者夜间多尿，白天容易疲倦，要注意保持安静舒适的环境。

（2）在患者身边经常备足温开水。

（3）定时测血压、体温、脉搏、呼吸及体重，以了解病情变化。

（四）健康指导

（1）患者由于多尿、多饮，要嘱患者在身边备足温开水。

（2）注意预防感染，尽量休息，适当活动。

（3）指导患者记录尿量及体重变化。

（4）准确遵医嘱给药，不得自行停药。

（5）门诊定期随访。

（王焕平）

第八节 肥 胖 症

肥胖症是由包括遗传和环境因素在内的多种因素相互作用而引起的体内脂肪堆积过多、分布异常、体重增加的一组慢性代谢性疾病。根据肥胖的病因，可分为单纯性肥胖与继发性肥胖两大类。单纯性肥胖症是指无明显的内分泌和代谢性疾病病因引起的肥胖，它属于非病理性肥胖。单纯性肥胖是各类肥胖中最常见的一种，占肥胖人群的95%左右。许多城市的流行病学调查显示单纯性肥胖的患病率随着年龄的增长而增加，不同年龄段的患病率是不同的。本节主要讲述单纯性肥胖患者的护理。

一、病因与发病机制

单纯性肥胖的病因和发病机制尚未完全阐明，其主要原因是遗传因素和环境因素共同作用的结果。总的来说，热量摄入多于热量消耗使脂肪合成增加是肥胖的物质基础。正常脂肪组织主要由脂肪细胞、少数成纤维细胞和少量细胞间胶原物质组成。脂肪组织平均含脂肪约80%，含水约18%，含蛋白质约2%。深部脂肪组织比皮下脂肪组织含水略多，肥胖者脂肪组织含水量增多。当肥胖发生时,一般仅见脂肪细胞的明显肥大,但是当缓慢长期持续肥胖时,脂肪细胞既肥大,同时数量也增多。

二、临床表现

任何年龄都可以发生肥胖,但是女性单纯性肥胖者发病多在分娩后和绝经期后,男性多在35岁以后。喜欢进食肥肉、甜食、油腻食物或啤酒者容易发胖。睡前进食和多吃少动为单纯性肥胖的常见原因。一般轻度肥胖症无自觉症状。中重度肥胖症可以引起气急、关节痛、肌肉酸痛、体力活动减少、焦虑及忧郁等。肥胖症常有高胰岛素血症、血脂异常症、高尿酸血症、糖尿病、脂肪肝、胆囊疾病、高血压、冠心病、睡眠呼吸暂停综合征、静脉血栓等疾病伴发。

三、辅助检查

(一)体重指数(BMI)
BMI=体重(kg)/身高(m)^2,是较常用的指标,可以更好反映肥胖的情况。我国正常人的BMI在24以下,≥24即为超重,≥28为肥胖。

(二)理想体重(IBW)
可衡量身体肥胖程度,主要用于计算饮食中热量。40岁以下,IBW(kg)=身高(cm)−105;40岁以上IBW(kg)=身高(cm)−100,但通常认为合理体重范围为理想体重±10%。

(三)腰围(WC)
WHO建议男性WC>94 cm,女性WC>80 cm诊断为肥胖。中国肥胖问题工作组建议,我国成年男性WC≥85 cm,女性WC≥80 cm为腹型肥胖的诊断界限。

(四)腰/臀比(WHR)
以肋骨下缘至髂前上棘之间的中点的径线为腹围长度与以骨盆最突出点的径线为臀部围长(以cm为单位)之比所得的比值。正常成人WHR男性<0.90、女性<0.85,超过此值为内脏型肥胖。

(五)血液生化
单纯性肥胖者可有口服糖耐量异常,故应检查空腹及餐后2小时血糖;可合并有高脂血症,严重者有乳糜血,应定期检查血脂;血尿酸可有升高,但机制尚未清楚。

(六)腹部B超
检查肝脏和胆囊,有无脂肪肝、胆结石、慢性胆囊炎。

四、治疗要点

防治的两个关键环节是减少热能摄取及增加热能消耗。治疗方法强调以行为、饮食、运动为主的综合疗法,必要时辅以药物或手术治疗。继发性肥胖症应针对病因进行治疗,各种并发症与伴随病应给予相应处理。结合患者实际情况制订合理减肥目标极为重要,体重短期内迅速下降而不能维持往往使患者失去信心。

五、护理措施

(一)教育与行为护理
(1)评估患者:评估患者发病的原因,体重增加的情况,饮食习惯、进餐量及次数,排便习惯。

有无行动困难、腰痛、便秘、怕热、多汗、头晕、心悸等伴随症状及其程度。观察是否存在影响摄食行为的精神心理因素。

（2）制订个体化饮食计划和目标，对患者进行行为教育，包括食物的选择与烹饪，摄食行为等，护士应检查计划执行情况。

（3）教导患者改变不良饮食行为技巧，如增加咀嚼次数，减慢进食速度；进餐时集中注意力，避免边看电视、边听广播或边阅读边吃饭。避免在社交场合因为非饥饿原因进食。

（4）克服疲乏、厌烦、抑郁期间的进食冲动。

（二）饮食护理

（1）合理分配营养比例：碳水化合物、蛋白质、脂肪所提供能量的比例，分别占总热量的60％～65％、15％～20％和25％左右。

（2）合理搭配饮食：适量优质蛋白质、复合碳水化合物（例如谷类）、足够的新鲜蔬菜（400～500 g/d）和水果（100～200 g/d）、适量维生素及微量营养素。

（3）避免进食油煎食品、方便面、快餐、巧克力等，少食甜食，可进食胡萝卜、芹菜、黄瓜、西红柿、苹果等低热量食物来满足"饱腹感"。

（4）提倡少食多餐，可每天4～5餐，每餐7～8分饱，因为有资料表明若每天2餐，可增加皮脂厚度和血清胆固醇水平。限制饮酒，鼓励患者多饮水。

（三）运动护理

制订个体化运动方案，提倡有氧运动，循序渐进并持之以恒。建议每次运动30～60分钟，包括前后10分钟的热身及整理运功，持续运动20分钟左右。运动形式包括散步、快走、慢跑、游泳、跳舞、做广播体操、打太极拳、各种球类活动等。运动方式及运动量根据患者的年龄、性别、病情及有无并发症等情况确定。避免运动过度或过猛，避免单独运动。

（四）用药护理

应指导患者正确服药，并观察和及时处理药物的不良反应。如西布曲明的不良反应有头痛、畏食、口干、失眠、心率加快等，一些受试者服药后血压轻度升高，因此禁用于患有冠心病、充血性心力衰竭、心律失常和脑卒中的患者。奥利司他主要的不良反应是胃肠积气、大便次数增多和脂肪泻，恶臭，肛门的周围常有脂滴溢出而容易污染内裤，应指导患者及时更换，并注意肛门周围皮肤护理。

（五）精神心理调适

对因焦虑、抑郁等不良情绪导致进食量增加的患者，应针对其精神心理状态给予相应的辅导；对于有严重心理问题的患者建议转入心理专科治疗。

（六）病情观察

观察患者的体重变化，并评估其营养状况，是否对日常生活产生影响或引起并发症。注意热量摄入过低是否引起衰弱、脱发、抑郁、甚至心律失常，因此必须严密观察并及时按医嘱处理。

（七）健康指导

对患者进行健康教育，说明肥胖对健康的危害性，使他们了解肥胖症与心血管疾病、高血压、糖尿病、血脂异常等患病率密切相关。宣讲基本的营养、饮食知识，培养患者养成健康的饮食习惯。

（王焕平）

第六章

妇科常见病护理

第一节 外阴炎及阴道炎

一、外阴炎

外阴炎是妇科常见病,是外阴部的皮肤与黏膜的炎症,可发生于任何年龄,以生育期及绝经后妇女多见。

(一)护理评估

1.健康史

(1)病因评估:外阴炎主要指外阴部的皮肤与黏膜的炎症,以大、小阴唇为多见。由于外阴与尿道、肛门、阴道邻近且暴露,同时,阴道分泌物、月经血、产后的恶露、尿液、粪便的刺激、糖尿病患者的糖尿的长期浸渍,均可引起外阴不同程度的炎症,此外,穿化纤内裤、紧身内裤、使用卫生巾使局部透气性差等,均可诱发外阴部的炎症。

(2)病史评估:评估有无外阴炎的因素存在,有无糖尿病、阴道炎病史。

2.身心状况

(1)症状:外阴瘙痒、疼痛、红、肿、灼热,性交及排尿时加重。

(2)体征:局部充血、肿胀、糜烂,常有抓痕,严重者形成溃疡或湿疹。慢性炎症者,外阴局部皮肤或黏膜增厚、粗糙、皲裂等。

(3)心理-社会状况:了解病程,了解患者对症状的反应,有无烦躁、不安等心理。

(二)护理诊断及合作性问题

(1)皮肤或黏膜完整性受损:与皮肤黏膜炎症有关。

(2)舒适改变:与外阴瘙痒、疼痛、分泌物增多有关。

(3)焦虑:与性交障碍、行动不便有关。

(三)护理目标

(1)患者皮肤与黏膜完整。

(2)患者病情缓解或好转,舒适感增加。

(3)患者情绪稳定,积极配合治疗与护理。

(四)护理措施

1.一般护理

炎症期间宜进食清淡且富含营养的食物,禁食辛辣、刺激性食物。

2.心理护理

患者常出现烦躁不安、焦虑紧张,应帮助患者树立信心,减轻心理负担,坚持治疗,讲究患者常出现烦躁不安、焦虑紧张,应帮助患者树立信心,减轻心理负担,坚持治疗,讲究卫生。

3.病情监护

积极寻找病因,消除刺激原。

4.治疗护理

(1)治疗原则:去除病因,积极治疗原发病,如阴道炎、尿瘘、粪瘘、糖尿病等。

(2)治疗配合:保持外阴清洁干燥,局部使用约 40 ℃的 1:5 000 高锰酸钾溶液坐浴,每天 2 次,每次15~30分钟,5~10 次为 1 个疗程。如有破溃,可涂抗生素软膏或紫草油,急性期可用物理治疗。

(五)健康指导

(1)卫生宣教,指导妇女穿棉质内裤,减少分泌物刺激,对公共场所,如游泳池、公共浴室等谨慎出入,注意经期、孕期、产期及流产后的生殖道清洁,防止感染。

(2)定期妇科检查,积极参与普查与普治。

(3)指导用药方法及注意事项。

(4)加强性道德教育,纠正不良性行为。

(六)护理评价

(1)患者诉说外阴瘙痒症状减轻,舒适感增加。

(2)患者焦虑缓解或消失,掌握了卫生保健常识,能养成良好卫生习惯。

二、前庭大腺炎

细菌侵入前庭大腺腺管内致腺管充血、水肿称为前庭大腺炎。

(一)护理评估

1.健康史

(1)病因评估:前庭大腺腺管开口位于小阴唇与处女膜之间,在性交、流产、分娩或其他情况污染外阴部时,病原体易侵入引起炎症,因此,以育龄妇女多见,主要病原体为葡萄球菌、链球菌、大肠埃希菌、淋病奈瑟菌及沙眼衣原体等。急性炎症发作时,细菌先侵犯腺管,腺管口因炎症肿胀阻塞,渗出物不能排出,积存而形成脓肿,称为前庭大腺脓肿(又称巴氏腺脓肿),多发于一侧。如急性炎症消退,腺管口粘连阻塞,分泌物不能外流,脓液转清,则形成前庭大腺囊肿,多为单侧,大小不等,可持续数年不增大。患者往往无自觉症状。

(2)病史评估:了解患者有无反复的外阴感染史及卫生习惯。

2.身心状况

(1)症状:初起时局部肿胀、疼痛、烧灼感,行走不便,可伴有大小便困难等。有时可出现发热等全身症状(表 6-1)。

表 6-1　前庭大腺炎临床类型及身体状况

临床类型	身体状况
急性期	(1)大阴唇下 1/3 处疼痛、肿胀,严重时行走受限。检查局部可见皮肤红、肿、热、压痛。 (2)脓肿形成时,可触及波动感,脓肿直径可达 5~6 cm,可自行破溃。如破口大,引流通畅,脓液流出后炎症消退;如破口小,引流欠佳,炎症持续不退或反复发作。 (3)可出现全身不适、发热等全身症状
慢性期	慢性期囊肿形成,患者感到外阴部有坠胀感或性交不适。检查时局部可触及囊性肿物,大小不一,有时可反复急性发作

(2)体征:外阴部皮肤红肿、压痛明显。当脓肿形成时,疼痛加剧,并可触及波动感,脓肿直径可达5~6 cm。

(3)心理-社会状况:了解病程,了解患者对症状的反应,有无烦躁、不安等心理,患者常有因害羞或怕痛而未及时诊治的心理障碍。

(二)辅助检查

取前庭大腺开口处分泌物做细菌培养,确定病原体。

(三)护理诊断及合作性问题

(1)皮肤完整性受损:与脓肿自行破溃或手术切开引流有关。

(2)疼痛:与局部炎症刺激有关。

(四)护理目标

(1)患者皮肤保持完整。

(2)疼痛缓解或好转。

(五)护理措施

1.一般护理

急性期患者应卧床休息,饮食易消化、富含营养。

2.心理护理

患者常常烦躁不安、焦虑紧张,应尊重患者,为患者保密,以解除其忧虑,使其积极治疗,帮助其建立治愈疾病的信心和生活的勇气。

3.病情监护

观察患者的生命体征,重点观察体温变化,观察伤口愈合情况。

4.治病护理

(1)治疗原则:急性期局部热敷或坐浴,抗生素消炎治疗;脓肿形成或囊肿较大时,切开引流或行囊肿造口术,保持腺体功能,防止复发。

(2)治疗配合:急性炎症发作时,取前庭大腺开口处分泌物做细菌培养,确定病原体。根据细菌培养结果和药物敏感试验选用抗生素口服或肌内注射。脓肿形成或囊肿较大时,切开引流或行囊肿造口术,并放置引流条。术后保持局部清洁,引流条每天更换一次,外阴用 1∶5 000 氯己定棉球擦拭,每天擦洗外阴2次,也可用清热解毒中药热敷或坐浴,每天 2 次。

(六)健康指导

(1)向患者及家属讲解此病的病因及预防措施,指导患者注意外阴清洁卫生。

(2)告知患者及家属月经期、产褥期禁止性交;月经期应使用消毒卫生巾预防感染;术后注意事项及正确用药。告知患者相关卫生保健常识,养成良好卫生习惯。

(七)护理评价

(1)患者诉说外阴不适症状减轻,舒适感增加。

(2)患者接受医护人员指导,焦虑缓解或消失。

阴道炎是阴道黏膜及黏膜下结缔组织的炎症,是妇科常见病。正常健康妇女由于解剖结构、组织特点,阴道对病原体的侵入有自然防御功能。当各种因素导致自然防御功能降低,阴道内生态平衡遭到破坏时,病原体侵入导致阴道炎症。幼女及绝经后妇女由于雌激素缺乏,阴道上皮薄,阴道抵抗力低,比青春期及育龄期妇女更易受感染。

三、滴虫性阴道炎

滴虫性阴道炎是由阴道毛滴虫引起的最常见的阴道炎。阴道毛滴虫主要寄生于女性阴道,也可存在于尿道、尿道旁腺及膀胱。男性可存在于包皮皱襞、尿道及前列腺内。滴虫适宜生长在温度为 25～40 ℃,pH 为 5.2～6.6 的潮湿环境。月经前后,阴道内酸性减弱,接近中性,隐藏在腺体及阴道皱襞中的滴虫常得以繁殖,而发生滴虫性阴道炎。此病的传播途径有经性交的直接传播及经游泳池、浴盆、厕所、衣物、器械等途径的间接传播。

(一)护理评估

1.健康史

(1)病因评估:阴道毛滴虫呈梨形,体积为多核白细胞的 2～3 倍。滴虫顶端有 4 根鞭毛,体部有波动膜,后端尖并有轴柱凸出。活的滴虫透明无色,如水滴,鞭毛随波动膜的波动而活动(图 6-1)。阴道毛滴虫极易传播,pH 在 4.5 以下时便受到抑制甚至致死。pH 上升至 7.5 时,其繁殖可完全被抑制。在妊娠期和月经来潮前后,阴道 pH 升高,可使阴道毛滴虫的感染率和发病率升高。

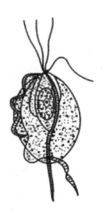

图 6-1　滴虫模式图

(2)病史评估:评估发作与月经周期的关系,既往阴道炎病史,个人卫生情况;分析感染经过;了解治疗经过。

2.身心状况

(1)症状:主要症状为白带呈稀薄泡沫状,量多及伴有外阴、阴道口瘙痒。如有其他细菌混合感染,白带可呈黄绿色、血性、脓性且有臭味。局部可有灼热、疼痛、性交痛。合并尿路感染,可有尿频、尿痛、血尿。阴道毛滴虫能吞噬精子,阻碍乳酸生成,影响精子在阴道内存活,可致不孕。

(2)体征:妇科检查时可见阴道黏膜充血,严重时有散在的出血点。有时可见阴道后穹隆处有液性或脓性泡沫状分泌物。

(3)心理-社会状况:患者常因炎症反复发作而烦恼,出现无助感。

(二)辅助检查

(1)悬滴法:在玻片上加 1 滴温生理盐水,自阴道后穹隆处取少许分泌物混于生理盐水中,用低倍镜检查,如有滴虫,可见其活动。阳性率可达 80％～90％。取分泌物检查前 24～48 小时,避免性交、阴道灌洗及阴道上药。

(2)培养法:适于症状典型而悬滴法未见滴虫者,可用培养基培养,其准确率可达 98％。

(三)护理诊断及合作性问题

(1)知识缺乏:缺乏对疾病传染途径的认识及缺乏阴道炎治疗的知识。

(2)舒适改变:与外阴瘙痒、分泌物增多有关。

(3)组织完整性受损:与分泌物增多、外阴瘙痒、搔抓有关。

(四)护理目标

(1)患者能说出疾病传染的途径、阴道炎的治疗与日常防护知识。

(2)患者分泌物减少,舒适度提高。保持组织完整性,无破损。

(五)护理措施

1.一般护理

注意个人卫生,保持外阴部清洁、干燥,避免搔抓外阴导致皮肤破损。

2.心理护理

解除患者因疾病带来的烦恼,减轻其对确诊后的心理压力,增强治疗疾病的信心。告知患者夫妇滴虫性阴道炎的传播途径、临床表现、治疗方法和注意事项,减轻他们的焦虑心理,同时鼓励他们积极配合治疗。

3.病情观察

观察患者的外阴瘙痒症状、阴道分泌物的量及颜色等。

4.治疗护理

(1)治疗原则:杀灭阴道毛滴虫,保持阴道的自净作用,防止复发,夫妻双方要同时治疗,切断直接传染途径。

(2)治疗配合:①局部治疗:增强阴道酸性环境,用 1％乳酸溶液、0.5％醋酸溶液或 1∶5 000 高锰酸钾溶液冲洗阴道后,每晚睡前用甲硝唑 200 mg,置于阴道后穹隆,每天一次,10 天为 1 个疗程。②全身治疗:甲硝唑(灭滴灵)每次 200～400 mg,每天 3 次,口服,10 天为 1 个疗程。③指导患者正确用药,按疗程坚持用药,注意冲洗液的浓度、温度。④观察用药后反应:甲硝唑口服后偶见胃肠道反应,如食欲缺乏、恶心、呕吐、白细胞减少、皮疹等,一旦发现,应报告医师并停药。妊娠期、哺乳期妇女应慎用,因为药能通过胎盘进入胎儿体内,并可由乳汁排泄。

(六)健康指导

(1)做好卫生宣教,积极开展普查普治,消灭传染源,严格禁止滴虫阴道炎或带虫者进入游泳池。医疗单位做好消毒隔离,防止交叉感染。治疗期间勤换内裤,内裤、坐浴及洗涤用物应煮沸消毒 5～10 分钟以消灭病原体,禁止性生活,避免交叉或重复感染的机会。哺乳期妇女在用药期间或用药后 24 小时为不宜哺乳。经期暂停坐浴、阴道冲洗及阴道用药。

（2）夫妻应双双检查,男方若查出毛滴虫,夫妻应同治,有助于提高疗效,治疗期间应禁止性生活。

（3）治愈标准:治疗后应在每次月经干净后复查 1 次,连续 3 次均为阴性,方为治愈。

（七）护理评价

（1）患者自诉外阴不适症状减轻,舒适感增加,悬滴法试验连续 3 个周期复查为阴性。

（2）患者正确复述预防及治疗此疾病的相关知识。

四、外阴阴道假丝酵母菌病

外阴阴道假丝酵母菌病（vulvovaginal candidiasis,VVC）也称外阴阴道念珠菌病,是一种常见的外阴、阴道炎,80%～90%的病原体为白假丝酵母菌,其发病率仅次于滴虫阴道炎。白假丝酵母菌是真菌,不耐热,加热至 60 ℃,持续 1 小时,即可死亡;但对干燥、日光、紫外线及化学制剂的抵抗力较强。

（一）护理评估

1.健康史

（1）病因评估:念珠菌为条件致病菌,可存在口腔、肠道和阴道而不引起症状。当阴道内糖原增多、酸度增加、局部细胞免疫力下降时,念珠菌可繁殖并引起炎症,故外阴阴道假丝酵母菌病多见于孕妇、糖尿病患者及接受大量雌激素治疗者。此外,长期应用抗生素、服用类固醇皮质激素或免疫缺陷综合征等,可以改变阴道内微生物之间的相互制约关系,易发此症;紧身化纤内裤、肥胖可使会阴局部的温度及湿度增加,也易使念珠菌得以繁殖而引起感染。

（2）传播途径评估:①内源性感染为主要感染,假丝酵母菌除寄生阴道外,还可寄生于人的口腔、肠道,这些部位的假丝酵母菌可互相传染。②通过性交直接传染。③通过接触感染的衣物等间接传染。

（3）病史评估:了解有无糖尿病及长期使用抗生素、雌激素、类固醇皮质激素病史,了解个人卫生习惯及有无不洁性生活史。

2.身心状况

（1）症状:外阴、阴道奇痒,坐卧不安,痛苦异常,可伴有尿痛、尿频、性交痛。阴道分泌物为干酪样或豆渣样。

（2）体征:妇科检查见小阴唇内侧、阴道黏膜红肿并附着白色块状薄膜,容易剥离,下面为糜烂及溃疡。

（3）心理-社会状况:患者常因外阴瘙痒痛苦不堪,由于影响休息与睡眠,产生忧虑与烦躁,评估患者心理障碍及影响疾病治疗的原因。

3.辅助检查

（1）悬滴法:在载片上加 1 滴温生理盐水,自阴道后穹隆处取少许分泌物混于生理盐水中,用低倍镜检查,若找到白假丝酵母菌的芽孢和假菌丝即可确诊。

（2）培养法:适于症状典型而悬滴法未见白假丝酵母菌者,可用培养基培养。

（二）护理诊断及合作性问题

1.焦虑

焦虑与易复发、影响休息与睡眠有关。

2.组织完整性受损

组织完整性受损与分泌物增多、外阴瘙痒、搔抓有关。

（三）护理目标

（1）患者情绪稳定,积极配合治疗与护理。

（2）患者病情改善,舒适度提高。

（3）保持组织完整性,组织无破损。

（四）护理措施

1.一般护理

注意个人卫生,保持外阴部清洁、干燥,避免搔抓外阴以免皮肤破损。

2.心理护理

向患者讲解外阴阴道假丝酵母菌病的病因、治疗方法和注意事项等,消除患者的顾虑和焦虑心理,使其积极配合治疗。

3.病情观察

观察患者的外阴瘙痒症状、阴道分泌物的量及颜色等。

4.治疗护理

（1）治疗原则:消除诱因,改变阴道酸碱度,根据患者情况选择局部或全身应用抗真菌药杀灭致病菌。

（2）用药护理:①局部治疗,用 2％～4％ 碳酸氢钠溶液冲洗阴道或坐浴,再选用制霉菌素栓剂、克霉唑栓剂、咪康唑栓剂等置于阴道内,一般 7～10 天为 1 个疗程。②全身用药,若局部用药效果较差或病情顽固者,可选用伊曲康唑、氟康唑、酮康唑等口服。③用药注意,孕妇要积极治疗,否则阴道分娩时新生儿易感染发生鹅口疮。妊娠期坚持局部治疗,禁用口服唑类药物。勤换内裤,内裤、坐浴及洗涤用物应煮沸消毒 5～10 分钟以消灭病原体,避免交叉和重复感染的机会。④用药护理,嘱阴道灌洗或坐浴应注意药液浓度和治疗时间,灌洗药物要充分溶化,温度一般为 40 ℃,切忌过烫,以免烫伤皮肤。

（五）健康指导

（1）做好卫生宣教,养成良好的卫生习惯,每天洗外阴、换内裤。切忌搔抓。

（2）约 15％ 的男性与女性患者接触后患有龟头炎,对有症状男性也应进行检查与治疗。

（3）鼓励患者坚持用药,不随意中断疗程。

（4）嘱积极治疗糖尿病等疾病,正确使用抗生素、雌激素,以免诱发外阴阴道假丝酵母菌病。

（六）护理评价

（1）患者分泌物减少,性状转为正常,舒适感增加。

（2）患者正确复述预防及治疗此疾病的相关知识,做到积极配合并坚持治疗。

五、萎缩性阴道炎

萎缩性阴道炎属非特异性阴道炎,常见于绝经后及卵巢切除后或盆腔放疗者。绝经后的萎缩性阴道炎又称老年性阴道炎。

（一）护理评估

1.健康史

（1）病因评估:①妇女绝经后;②手术切除卵巢;③产后闭经;④药物假绝经治疗;⑤盆腔放疗

后等。由于雌激素水平降低,阴道上皮萎缩变薄,上皮细胞内糖原减少,阴道内 pH 增高,阴道自净作用减弱,局部抵抗力降低,致病菌入侵后易繁殖引起炎症。

(2)病史评估:了解有无糖尿病及长期使用抗生素、雌激素、类固醇皮质激素病史;了解个人卫生习惯及有无不洁性生活史;了解有无进行盆腔放疗等。

2.身心状况

(1)症状:白带增多,多为黄水状,严重感染时可呈脓性,有臭味。黏膜有浅表溃疡时,分泌物可为血性,有的患者可有点滴出血,可伴有外阴瘙痒、灼热、尿频、尿痛、尿失禁等症状。

(2)体征:妇科检查可见阴道皱襞消失,上皮菲薄,黏膜出血,表面可有小出血点或片状出血点;严重时可形成浅表溃疡,阴道弹性消失、狭窄,慢性炎症、溃疡还可引起阴道粘连,导致阴道闭锁。

(3)心理-社会状况:老年人常因思想比较保守,不愿就医而出现无助感。其他患者常因知识缺乏而病急乱投医,因此,应注意评估影响患者不愿就医的因素及家庭支持系统。

3.辅助检查

取分泌物检查,悬滴法排除滴虫性阴道炎和外阴阴道假丝酵母菌病;有血性分泌物时,常需做宫颈刮片或分段诊刮排除宫颈癌和子宫内膜癌。

(二)护理诊断及合作性问题

(1)舒适改变:与外阴瘙痒、疼痛、分泌物增多有关。

(2)知识缺乏:与缺乏绝经后妇女预防保健知识有关。

(3)有感染的危险:与局部分泌物增多、破溃有关。

(三)护理目标

(1)患者分泌物减少,性状转为正常,舒适感增加。

(2)患者正确复述预防及治疗此疾病的相关知识,做到积极配合并坚持治疗。

(3)患者无感染发生或感染被及时发现和控制,体温、血常规正常。

(四)护理措施

1.一般护理

嘱患者保持外阴清洁,勤换内裤。穿棉织内裤,减少刺激等。

2.心理护理

使患者了解老年性阴道炎的病因和治疗方法,减轻其焦虑;对卵巢切除、放疗者给予心理安慰与相关医学知识解释,增强其治疗疾病的信心;解释雌激素替代疗法可缓解症状,帮助其建立治愈疾病的信心。

3.病情观察

观察白带性状、量、气味,有无外阴瘙痒、灼热及膀胱刺激症状等。

4.治疗护理

(1)治疗原则:增强阴道黏膜的抵抗力,抑制细菌生长繁殖。

(2)治疗配合:①增加阴道酸度,用 0.5% 醋酸或 1% 乳酸溶液冲洗阴道,每天 1 次。阴道冲洗后,将甲硝唑 200 mg 或氧氟沙星 200 mg,放入阴道深部,每天 1 次,7～10 天为 1 个疗程。②增加阴道抵抗力,针对病因给予雌激素制剂,可局部用药,也可全身用药。将己烯雌酚 0.125～0.250 mg,每晚放入阴道深部,4 天为 1 个疗程。③全身用药,可口服尼尔雌醇,首次 4 mg,以后每 2～4 周 1 次,每晚 2 mg,维持 2～3 个月。

（五）健康指导

（1）对围绝经期、老年妇女进行健康教育，使其掌握预防老年性阴道炎的措施及技巧。

（2）指导患者及其家属阴道灌洗、上药的方法和注意事项。用药前洗净双手及会阴，减少感染的机会。自己用药有困难者，指导其家属协助用药或由医务人员帮助使用。

（3）告知使用雌激素治疗可出现的症状，嘱乳癌或子宫内膜癌患者慎用雌激素制剂。

（六）护理评价

（1）患者分泌物减少，性状转为正常，舒适感增加。

（2）患者正确复述预防及治疗此疾病的相关知识，做到积极配合并坚持治疗。

（代艳艳）

第二节　子宫颈炎

　　子宫颈炎是指子宫颈发生的急性/慢性炎症。子宫颈炎是妇科常见疾病之一，包括宫颈阴道部炎症及宫颈管黏膜炎症。临床上分为急性子宫颈炎和慢性子宫颈炎。临床多见的子宫颈炎是急性子宫颈管黏膜炎，若急性子宫颈炎未经及时诊治或病原体持续存在，可导致慢性子宫颈炎症。

　　由于宫颈管黏膜上皮为单层柱状上皮，抗感染能力较差，当遇到多种病原体侵袭、物理化学因素刺激、机械性子宫颈损伤、子宫颈异物等，引起子宫颈局部充血、水肿，上皮变性、坏死，黏膜、黏膜下组织、腺体周围大量中性粒细胞浸润，或子宫颈间质内有大量淋巴细胞、浆细胞等慢性炎细胞浸润，可伴有子宫颈腺上皮及间质增生和鳞状上皮化生。因子宫颈阴道部鳞状上皮与阴道鳞状上皮相延续，亦可由阴道炎症引起宫颈阴道部炎症。

　　病原体种类：①性传播疾病的病原体主要是淋病奈瑟菌及沙眼衣原体。②内源性病原体，与细菌性阴道病病原体、生殖道支原体感染有关。

一、护理评估

（一）健康史

1.一般资料

年龄、月经史、婚育史，是否处在妊娠期。

2.既往疾病史

详细了解有无阴道炎、性传播疾病及子宫颈炎症的病史，包括发病时间、病程经过、治疗方法及效果。

3.既往手术史

详细询问分娩手术史，了解阴道分娩时有无宫颈裂伤；是否做过妇科阴道手术操作及有无宫颈损伤、感染史。

4.个人生活史

了解个人卫生习惯，分析可能的感染途径。

（二）生理状况

1.症状

（1）急性子宫颈炎：阴道分泌物增多，呈黏液脓性，阴道分泌物的刺激可引起外阴瘙痒及灼热感；可出现月经间期出血、性交后出血等症状；常伴有尿道症状，如尿急、尿频、尿痛。

（2）慢性子宫颈炎：患者多无症状，少数患者可有阴道分泌物增多，呈淡黄色或脓性，偶有接触性出血、月经间期出血，偶有分泌物刺激引起外阴瘙痒或不适。

2.体征

（1）急性子宫颈炎：检查见脓性或黏液性分泌物从子宫颈管流出；用棉拭子擦拭子宫颈管时，容易诱发子宫颈管内出血。

（2）慢性子宫颈炎：检查可见宫颈呈糜烂样改变，或有黄色分泌物覆盖子宫颈口或从宫颈管流出，也可见子宫颈息肉或子宫颈肥大。

3.辅助检查

（1）实验室检查：分泌物涂片做革兰染色，中性粒细胞＞30/高倍视野；阴道分泌物湿片检查白细胞＞10/高倍视野；做淋菌奈瑟菌及沙眼衣原体检测，以明确病原体。

（2）宫腔镜检查：镜下可见血管充血，宫颈黏膜及黏膜下组织、腺体周围大量中性粒细胞浸润，腺腔内可见脓性分泌物。

（3）宫颈细胞学检查：宫颈刮片、宫颈管吸片，与宫颈上皮瘤样病变或早期宫颈癌相鉴别。

（4）阴道镜及活组织检查：必要时进行，以明确诊断。

（三）高危因素

（1）性传播疾病，年龄＜25 岁，多位性伴侣或新性伴侣且为无保护性交。

（2）细菌性阴道病。

（3）分娩、流产或手术致子宫颈损伤。

（4）卫生不良或雌激素缺乏，局部抗感染能力差。

（四）心理-社会因素

1.对健康问题的感受

是否存在因无明显症状，而不重视或延误治疗。

2.对疾病的反应

是否因病变在宫颈，又涉及生殖器官与性，而不愿及时就诊；或因阴道分泌物增多引起不适；或治疗效果不明显而烦躁不安；或遇有白带带血或接触性出血时，担心疾病的严重程度，疑有癌变而恐惧、焦虑。

3.家庭、社会及经济状况

家人对患者是否关心；家庭经济状况及是否有医疗保险。

二、护理诊断

（一）皮肤完整性受损

皮肤完整性受损与宫颈上皮糜烂及炎性刺激有关。

（二）舒适的改变

舒适的改变与白带增多有关。

（三）焦虑

焦虑与害怕宫颈癌有关。

三、护理措施

（一）症状护理

1.阴道分泌物增多

观察阴道分泌物颜色、性状、气味及量,选择合适的药液进行阴道冲洗。在不清楚种类时,不可滥用冲洗液,指导患者勤换会阴垫及内裤,保持外阴清洁干燥。

2.外阴瘙痒与灼痛

嘱患者尽量避免搔抓,防止外阴部皮肤破损,减少活动,避免摩擦外阴。

（二）用药护理

药物治疗主要用于急性子宫颈炎。

1.遵医嘱用药

(1)经验性抗生素治疗:在未获得病原体检测结果前,采用针对衣原体的经验性抗生素治疗,阿奇霉素 1 g,单次顿服,或多西环素 100 mg,每天 2 次,连服 7 天。

(2)针对病原体的抗生素治疗:临床上除选用抗淋病奈瑟菌的药物外,同时应用抗衣原体感染的药物。对于单纯急性淋病奈瑟菌性子宫颈炎,常用药物有头孢菌素,如头孢曲松钠 250 mg,单次肌内注射,或头孢克肟 400 mg,单次口服等;对沙眼衣原体所致子宫颈炎,治疗药物有四环素类,如多西环素 100 mg,每天 2 次,连服 7 天。

2.用药观察

注意观察药物的不良反应,若出现不良反应,立即停药并通知医师。

3.用药注意事项

注意药物的半衰期及有效作用时间;注意药物的配伍禁忌;抗生素应现配现用。

4.用药指导

若病原体为沙眼衣原体及淋病奈瑟菌,应对性伴侣进行相应的检查和治疗。

（三）物理治疗及手术治疗的护理

1.宫颈糜烂样改变

若为无症状的生理性柱状上皮异位,无须处理;对伴有分泌物增多、乳头状增生或接触性出血,可给予局部物理治疗,包括激光、冷冻、微波等,也可以给予中药作为物理治疗前后的辅助治疗。

2.慢性子宫颈黏膜炎

针对病因给予治疗,若病原体不清可试用物理治疗,方法同上。

3.子宫颈息肉

配合医师行息肉摘除术。

4.子宫颈肥大

一般无须治疗。

（四）心理护理

(1)加强疾病知识宣传,引导患者正确认识疾病,以及时就诊,接受规范治疗。

(2)向患者解释疾病与健康的问题,鼓励患者表达自己的想法。对病程长、迁延不愈的患者,给予关心和耐心解说,告知疾病的过程及防治措施;对病理检查发现宫颈上皮有异常增生的病例,告知通过密切监测,坚持治疗,可阻断癌变途径,以缓解焦虑心理,增加治疗的信心。

(3)与家属沟通,让其多关心患者,支持患者,坚持治疗,促进康复。

四、健康指导

(一)讲解疾病知识

向患者讲解子宫颈炎的疾病知识,告知及时就诊和规范治疗的重要性。

(二)个人卫生指导

嘱患者保持外阴清洁,每天清洗外阴 2 次,养成良好的卫生习惯,尤其是经期、孕产期及产褥期卫生,避免感染发生。

(三)随访指导

告知患者,物理治疗后有分泌物增多,甚至有多量水样排液,在术后 1~2 周脱痂时可有少量出血,是创面愈合的过程,不必应诊;如出血量多于月经量则需到医院就诊处理;在物理治疗后 2 个月内禁止性生活、盆浴和阴道冲洗;治疗后经过 2 个月经周期,于月经干净后 3~7 天来院复查,评价治疗效果,效果欠佳者可进行第二次治疗。

(四)体检指导

坚持每 1~2 年做 1 次体检,以及早发现异常,以及早治疗。

五、注意事项

(1)治疗前,应常规做宫颈刮片行细胞学检查。

(2)在急性生殖器炎症期不做物理治疗。

(3)治疗时间应选在月经干净后 3~7 天内进行。

(4)物理治疗后可出现阴道分泌物增多,甚至有大量水样排液,在术后 1~2 周脱痂时可有少许出血。

(5)应告知患者,创面完全愈合时间为 4~8 周,期间禁盆浴、性交和阴道冲洗。

(6)物理治疗有引起术后出血、宫颈管狭窄、感染的可能,应定期复查,观察创面愈合情况直到痊愈,同时检查有无宫颈管狭窄。

(代艳艳)

第三节　盆腔炎性疾病

盆腔炎性疾病(PID)是指女性上生殖道的一组炎性疾病,主要包括子宫内膜炎、输卵管炎、输卵管卵巢脓肿、盆腔腹膜炎。最常见的是输卵管炎及输卵管卵巢脓肿。

女性生殖系统具有比较完善的自然防御功能,当自然防御功能遭到破坏,或机体免疫力降低、内分泌发生变化或外源性病原体入侵而导致子宫内膜、输卵管、卵巢、盆腔腹膜、盆腔结缔组织发生炎症。感染严重时,可累及周围器官和组织,当病原体毒性强、数量多、患者抵抗力低时,常发生败血症及脓毒血症,若未得到及时治疗可能发生盆腔炎性疾病后遗症。

一、护理评估

(一)健康史

(1)了解既往疾病史、用药史、月经史及药物过敏史。

(2)了解流产、分娩的时间、经过及处理。

(3)了解本次患病的起病时间、症状、疼痛性质、部位、有无全身症状。

(二)生理状况

1.症状

(1)轻者无症状或症状轻微不易被发现,常表现为持续性下腹痛,活动或性交后加重;发热、阴道分泌物增多等。

(2)重者可表现为寒战、高热、头痛、食欲减退;月经期发病者可表现为经量增多、经期延长;腹膜炎者出现消化道症状,如恶心、呕吐、腹胀等;若脓肿形成,可有下腹包块及局部刺激症状。

2.体征

(1)急性面容、体温升高、心率加快。

(2)下腹部压痛、反跳痛及肌紧张。

(3)检查见阴道充血;大量脓性臭味分泌物从宫颈口外流;穹隆有明显触痛;宫颈充血、水肿、举痛明显;子宫体增大有压痛且活动受限;一侧或双侧附件增厚,有包块,压痛。

3.辅助检查

(1)实验室检查:宫颈黏液脓性分泌物,或阴道分泌物0.9%氯化钠溶液湿片中见到大量白细胞;红细胞沉降率升高;血C反应蛋白升高;宫颈分泌物培养或革兰染色涂片淋病奈瑟菌阳性或沙眼衣原体阳性。

(2)阴道超声检查:显示输卵管增粗,输卵管积液,伴或不伴有盆腔积液、输卵管卵巢肿块。

(3)腹腔镜检查:输卵管表面明显充血;输卵管壁水肿;输卵管伞端或浆膜面有脓性渗透物。

(4)子宫内膜活组织检查证实子宫内膜炎。

(三)高危因素

1.年龄

盆腔炎性疾病高发年龄为15~25岁。

2.性活动及性卫生

初次性交年龄小、有多个性伴侣、性交过频及性伴侣有性传播疾病;有使用不洁的月经垫、经期性交等。

3.下生殖道感染

性传播疾病,如淋病奈瑟菌性宫颈炎、衣原体性宫颈炎及细菌性阴道病。

4.子宫腔内手术操作后感染

刮宫术、输卵管通液术、子宫输卵管造影术、宫腔镜检查、人工流产、放置宫内节育器等手术时,消毒不严格或术前适应证选择不当,导致感染。

5.邻近器官炎症直接蔓延

如阑尾炎、腹膜炎等蔓延至盆腔。

6.复发

盆腔炎性疾病再次发作。

(四)心理-社会因素

1.对健康问题的感受

是否存在因无明显症状或症状轻,而不重视致延误治疗。

2.对疾病的反应

是否由于慢性疾病过程长,患者思想压力大而产生焦虑、烦躁情绪;若病情严重,则担心预后,患者往往有恐惧、无助感。

3.家庭、社会及经济状况

是否存在因炎症反复发作,严重影响妇女生殖健康甚至导致不孕,且增加家庭与社会经济负担。

二、护理诊断

(一)疼痛

疼痛与感染症状有关。

(二)体温过高

体温过高与盆腔急性炎症有关。

(三)睡眠形态紊乱

睡眠形态紊乱与疼痛或心理障碍有关。

(四)焦虑

焦虑与病程长治疗效果不明显或不孕有关。

(五)知识缺乏

缺乏经期卫生知识。

三、护理措施

(一)症状护理

1.密切观察

分泌物增多,观察阴道分泌物颜色、性状、气味及量,选择合适的药液进行阴道冲洗。在不清楚阴道炎的种类时,不可滥用冲洗液,指导患者勤换会阴垫及内裤,保持外阴清洁干燥。

2.支持疗法

卧床休息,取半卧位,有利于脓液积聚于直肠子宫陷凹,使炎症局限;给高热量、高蛋白、高维生素饮食或半流质饮食,以及时补充丢失的液体;对出现高热的患者,采取物理降温,出汗时及时更衣,保持身体清洁舒服;若患者腹胀严重,应行胃肠减压。

3.症状观察

密切监测生命体征,测体温、脉搏、呼吸、血压,每4小时1次;物理降温后30分钟测体温,以观察降温效果。若患者突然出现腹痛加剧、寒战、高热、恶心、呕吐、腹胀,应立即报告医师,同时做好剖腹探查的准备。

(二)用药护理

1.门诊治疗

指导患者遵医嘱用药,了解用药方案并告知注意事项。常用方案:头孢西丁钠2 g,单次肌内注射,同时口服丙磺舒1 g,然后改为多西环素100 mg,每天2次,连服14天,可同时加服甲硝唑

400 mg,每天 2～3 次,连服 14 天;或选用其他第三代头孢菌素与多西环素、甲硝唑合用。

2.住院治疗

严格遵医嘱用药,了解用药方案并密切观察用药反应。

(1)头孢霉素类或头孢菌素类药物:头孢西丁钠 2 g,静脉滴注,每 6 小时 1 次。头孢替坦二钠 2 g,静脉滴注,每 12 小时 1 次。加多西环素 100 mg,每 12 小时 1 次,静脉输注或口服。对不能耐受多西环素者,可用阿奇霉素替代,每次 500 mg,每天 1 次,连用 3 天。对输卵管卵巢脓肿患者,可加用克林霉素或甲硝唑。

(2)克林霉素与氨基糖苷类药物联合方案:克林霉素 900 mg,每 8 小时 1 次,静脉滴注;庆大霉素先给予负荷量(2 mg/kg),然后予维持量(1.5 mg/kg),每 8 小时 1 次,静脉滴注;临床症状、体征改善后继续静脉应用 24～48 小时,克林霉素改口服,每次 450 mg,1 天 4 次,连用 14 天;或多西环素 100 mg,每 12 小时1 次,连续用药 14 天。

3.观察药物疗效

若用药后 48～72 小时,体温持续不降,患者症状加重,应及时报告医师处理。

4.中药治疗

主要为活血化瘀、清热解毒药物。可遵医嘱指导服中药或用中药外敷腹部,若需进行中药保留灌肠,按保留灌肠操作规程完成。

(三)手术护理

1.药物治疗无效

经药物治疗 48～72 小时,体温持续不降,患者中毒症状加重或包块增大者。

2.脓肿持续存在

经药物治疗病情好转,继续控制炎症数天(2～3 周),包块仍未消失但已局限化。

3.脓肿破裂

突然腹痛加剧,寒战、高热、恶心、呕吐、腹胀,检查腹部拒按或有中毒性休克表现。

(四)心理护理

(1)关心患者,倾听患者诉说,鼓励患者表达内心感受,通过与患者进行交流,建立良好的护患关系,尽可能满足患者的合理需求。

(2)加强疾病知识宣传,解除患者思想顾虑,增加其对治疗的信心。

(3)与家属沟通,指导家属关心患者,与患者及家属共同探讨适合个人的治疗方案,取得家人的理解和帮助,减轻患者心理压力。

四、健康指导

(一)讲解疾病知识

向患者讲解盆腔炎性疾病的疾病知识,告知及时就诊和规范治疗的重要性。

(二)个人卫生指导

保持会阴清洁做好经期、孕期及产褥期的卫生宣传。

(三)性生活指导及性伴侣治疗

注意性生活卫生,月经期禁止性交。

(四)饮食生活指导

给予高热量、高蛋白、高维生素饮食,增加营养,积极锻炼身体,注意劳逸结合,不断提高机体抵抗力。

(五)随访指导

对于抗生素治疗的患者,应在 72 小时内随诊,明确有无体温下降、反跳痛减轻等临床症状改善。若无改善,需做进一步检查。对沙眼衣原体及淋病奈瑟菌感染者,可在治疗后 4~6 周复查病原体。

五、注意事项

(一)倾听患者主诉

应仔细倾听患者主诉,全面了解患者疾病史,认真阅读治疗方案,制订相应的护理计划,配合完成相应治疗和处理。

(二)预防宣传

(1)注意性生活卫生,减少性传播疾病。

(2)及时治疗下生殖道感染。

(3)进行公共卫生教育,提高公民对生殖道感染的认识,明白预防感染的重要性。

(4)严格掌握妇科手术指征,做好术前准备,严格无菌操作,预防感染。

(5)及时治疗盆腔炎性疾病,防止后遗症发生。

(代艳艳)

第四节 痛 经

痛经是指在行经前、后或月经期出现下腹疼痛、坠胀伴腰酸及其他不适,严重影响生活和工作质量者。痛经分为原发性痛经与继发性痛经两类。前者指生殖器官无器质性病变的痛经,称功能性痛经;后者指盆腔器质性病变引起的痛经,如子宫内膜异位症等。本节仅叙述原发性痛经。

一、护理评估

(一)健康史

原发性痛经常见于青少年,多发生在有排卵的月经周期,精神紧张、恐惧、寒冷刺激及经期剧烈运动可加重疼痛。评估时需了解患者的年龄和月经史、疼痛特点及与月经的关系、伴随症状和缓解疼痛的方法等。

(二)身体状况

1.痛经

痛经是主要症状,多自月经来潮后开始,最早出现在月经来潮前 12 小时,月经第 1 天疼痛最剧烈,持续 2~3 天后逐渐缓解。疼痛呈痉挛性,多位于下腹正中,常放射至腰骶部、外阴与肛门,少数人的疼痛可放射至大脚内侧。可伴面色苍白、出冷汗、恶心、呕吐、腹泻、头晕、乏力等。痛经多于月经初潮后 1~2 年发病。

2.妇科检查

生殖器官无器质性病变。

（三）心理-社会状况

患者缺乏痛经的相关知识,担心痛经可能影响健康及婚后的生育能力,表现为情绪低落、烦躁、焦虑;伴随着月经的疼痛,常常使患者抱怨自己是女性。

（四）辅助检查

B超检查生殖器官有无器质性病变。

（五）处理要点

以解痉、镇痛等对症治疗为主,并注意对患者的心理治疗。

二、护理问题

（一）急性疼痛

急性疼痛与经期宫缩有关

（二）焦虑

焦虑与反复疼痛及缺乏相关知识有关。

三、护理措施

（一）一般护理

(1)下腹部局部可用热水袋热敷。

(2)鼓励患者多饮热茶、热汤。

(3)注意休息,避免紧张。

（二）病情观察

(1)观察疼痛的发生时间、性质、程度。

(2)观察疼痛时的伴随症状,如恶心、呕吐、腹泻。

(3)了解引起疼痛的精神因素。

（三）用药护理

遵医嘱给予解痉、镇痛药,常用药物有前列腺素合成酶抑制剂(如吲哚美辛、布洛芬等),亦可选用避孕药或中药治疗。

（四）心理护理

讲解有关痛经的知识及缓解疼痛的方法,使患者了解经期下腹坠胀、腰酸、头痛等轻度不适是生理反应。原发性痛经不影响生育,生育后痛经可缓解或消失,从而消除患者紧张、焦虑的情绪。

（五）健康指导

进行经期保健的教育,包括注意经期清洁卫生,保持精神愉快,加强经期保护,避免剧烈运动及过度劳累,防寒保暖等。疼痛难忍时一般选择非麻醉性镇痛药治疗。

（代艳艳）

第五节　功能失调性子宫出血

功能失调性子宫出血(dysfunctional uterine bleeding,DUB)简称功血,为妇科常见病。它是由于调节生殖系统的神经内分泌机制失常引起的异常子宫出血,而全身及内、外生殖器官无器质性病变存在。常表现为月经周期长短不一、经期延长、经量过多或不规则阴道出血。功血可分为排卵性功血和无排卵性功血两类,约85%病例属无排卵性功血。功血可发生于月经初潮至绝经期间的任何年龄,约50%患者发生于绝经前期,育龄期约占30%,青春期约占20%。

一、护理评估

(一)健康史

1.无排卵性功血

(1)青春期:与下丘脑-垂体-卵巢轴调节功能未健全有关,过度劳累、精神紧张、恐惧、忧伤、环境及气候改变等应激刺激,及肥胖、营养不良等因素易导致下丘脑-垂体-卵巢轴调节功能紊乱,卵巢不能排卵。

(2)绝经过渡期:因卵巢功能衰退,卵巢对促性腺激素敏感性降低,卵泡在发育过程中因退行性变而不能排卵。

(3)生育期:可因内、外环境改变,如劳累、应激、流产、手术或疾病等引起短暂无排卵。亦可因肥胖、多囊卵巢综合征、高催乳素血症等因素长期存在,引起持续无排卵。

2.排卵性功血

黄体功能不足原因在于神经内分泌调节功能紊乱,导致卵泡期促卵泡生成素(FSH)缺乏,卵泡发育缓慢,雌激素分泌减少,正反馈作用不足,黄体生成素(LH)峰值不高,使黄体发育不全、功能不足。子宫内膜不规则脱落者,由于下丘脑-垂体-卵巢轴调节功能紊乱或黄体机制异常引起萎缩过程延长。

评估时注意了解患者的发病年龄、月经史、婚育史及发病诱因,有无性激素治疗不当及全身性出血性疾病史。

(二)身体状况

1.月经紊乱

(1)无排卵性功血:最常见的症状是子宫不规则性出血,特点是月经周期紊乱,经期长短不一,经量多少不定。可先有数周或数月停经,然后阴道流血,量较多,持续2~3周或更长时间,不易自止,无腹痛或其他不适。

(2)排卵性功血:黄体功能不足者月经周期缩短,月经频发(月经周期短于21天),不易受孕或怀孕早期易流产;子宫内膜不规则脱落者月经周期正常,但经期延长,长达9~10天,多发生于产后或流产后。

2.贫血

因出血多或时间长,患者出现头晕、乏力、面色苍白等贫血征象。

3.体格检查

体格检查包括全身检查和妇科检查,排除全身性疾病及生殖器官器质性病变。

(三)心理-社会状况

青春期患者常因害羞而影响及时诊治,生育期患者担心影响生育而焦虑,围绝经期患者因治疗效果不佳或怀疑为恶性肿瘤而焦虑、紧张、恐惧。

（四）辅助检查

1.诊断性刮宫

诊断性刮宫可了解子宫内膜反应、子宫内膜病变，达到止血的目的。不规则流血者可随时刮宫，用以止血。确定有无排卵或黄体功能，于月经前一天或者月经来潮 6 小时内做诊断性刮宫，无排卵性功血的子宫内膜呈增生期改变，黄体功能不足显示子宫内膜分泌不良。子宫内膜不规则脱落，于月经周期第 5～6 天进行诊断性刮宫，增生期与分泌期子宫内膜共存。

2.B 超检查

了解子宫内膜厚度及生殖器官有无器质性改变。

3.血常规及凝血功能检查

了解有无贫血、感染及凝血功能障碍。

4.宫腔镜检查

直接观察子宫内膜，选择病变区进行活组织检查。

5.卵巢功能检查

判断卵巢有无排卵或黄体功能。

（五）处理要点

1.无排卵性功血

青春期和生育期患者以止血、调整周期、促排卵为原则。围绝经期患者以止血、防止子宫内膜癌变为原则。

2.排卵性功血

黄体功能不足的治疗原则是促进卵泡发育，刺激黄体功能及黄体功能替代，分别应用氯米芬、人绒毛膜促性腺激素（HCG）和黄体酮；子宫内膜不规则脱落的治疗原则是促使黄体及时萎缩，子宫内膜及时完整脱落，常用药物有孕激素和 HCG。

二、护理问题

（一）潜在并发症

贫血。

（二）知识缺乏

缺乏性激素治疗的知识。

（三）有感染的危险

感染与经期延长、机体抵抗力下降有关。

（四）焦虑

焦虑与性激素使用及药物不良反应有关。

三、护理措施

（一）一般护理

患者体质往往较差，应加强营养，改善全身情况，可补充铁剂、维生素 C 和蛋白质。成人体内大约每 100 mL 血中含 50 mg 铁，行经期妇女，每天从食物中吸收铁 0.7～2.0 mg，经量多者应额外补充铁。向患者推荐含铁较多的食物如猪肝、胡萝卜、葡萄干等。按照患者的饮食习惯，为患者制订适合于个人的饮食计划，保证患者获得足够的营养。

(二)病情观察

观察并记录患者的生命体征、出量及入量,嘱患者保留出血期间使用的会阴垫及内裤,以便更准确地估计出血量,出血较名者,督促其卧床休息,避免过度疲劳和剧烈活动,贫血严重者,遵医嘱做好配血、输血、止血措施,执行治疗方案,维持患者正常血容量。

(三)对症护理

1.无排卵性功血

(1)止血:对大量出血患者,要求在性激素治疗 8 小时内见效,24~48 小时内出血基本停止,若 96 小时以上仍不止血者,应考虑有器质性病变存在。

性激素止血。①雌激素:应用大剂量雌激素可迅速提高血内雌激素浓度,促使子宫内膜生长,短期内修复创面而止血,主要用于青春期功血。目前多选用妊马雌酮 2.5 mg 或已烯雌酚 1~2 mg。②孕激素:适用于体内已有一定水平雌激素的患者。常用药物如甲羟黄体酮或炔诺酮,用药原则同雌激素。③雄激素:拮抗雌激素,增加子宫平滑肌及子宫血管张力而减少出血,主要用于围绝经期功血患者的辅助治疗,可随时停用。④联合用药:止血效果优于单一药物,可用三合激素或口服短效避孕药,血止后逐渐减量。

刮宫术:止血及排除子宫内膜癌变,适用于年龄大于 35 岁、药物治疗无效或存在子宫内膜癌高危因素的患者。

其他止血药:卡巴克洛和酚磺乙胺可减少微血管的通透性,氨基己酸、氨甲苯酸、氨甲环酸等可抑制纤维蛋白溶酶,有减少出血量的辅助作用,但不能赖以止血。

(2)调整月经周期:一般连续用药 3 个周期。在此过程中务必积极纠正贫血,加强营养,以改善体质。

雌、孕激素序贯疗法:人工周期,通过模拟自然月经周期中卵巢的内分泌变化,将雌、孕激素序贯应用,使子宫内膜发生相应变化,引起周期性脱落。适用于青春期功血或生育期功血者,可诱发卵巢自然排卵。雌激素自月经来潮第 5 天开始用药,妊马雌酮 1.25 mg 或已烯雌酚 1 mg,每晚 1 次,连服 20 天,于服雌激素最后 10 天加用甲羟黄体酮每天 10 mg,两药同时用完,停药后 3~7 天出血。于出血第 5 天重复用药,一般连续使用 3 个周期。用药 2~3 个周期后,患者常能自发排卵。

雌、孕激素联合疗法:可周期性口服短效避孕药,适用于生育期功血、内源性雌激素水平较高者或绝经过渡期功血者。

后半周期疗法:于月经周期的后半周期开始(撤药性出血的第 16 天)服用甲羟黄体酮,每天 10 mg,连服 10 天为 1 个周期,共 3 个周期为 1 个疗程。适用于青春期或绝经过渡期功血者。

(3)促排卵:适用于育龄期功血者。常用药物如氯米芬、人绒毛膜促性腺激素(HCG)等。于月经第 5 天开始每天口服氯米芬 50 mg,连续 5 天,以促进卵泡发育。B 超监测卵泡发育接近成熟时,可大剂量肌内注射 HCG 5 000 U 以诱发排卵。青春期不提倡使用。

(4)手术治疗:以刮宫术最常用,既能明确诊断,又能迅速止血。绝经过渡期出血患者激素治疗前宜常规刮宫,最好在子宫镜下行分段诊断性刮宫,以排除子宫内细微器质性病变。对青春期功血刮宫应持慎重态度。必要时行子宫次全切除或子宫切除术。

2.排卵性功血

(1)黄体功能不足:药物治疗如下。①黄体功能替代疗法:自排卵后开始每天肌内注射黄体酮 10 mg,共 10~14 天,用以补充黄体分泌黄体酮的不足。②黄体功能刺激疗法:通常应用

HCG 以促进及支持黄体功能。于基础体温上升后开始,隔天肌内注射 HCG 1 000~2 000 U,共 5 次,可使血浆黄体酮明显上升,随之正常月经周期恢复。③促进卵泡发育:于月经第 5 天开始,每晚口服氯米芬 50 mg,共 5 天。

(2)子宫内膜不规则脱落:药物治疗如下。①孕激素:自排卵后第 1~2 天或下次月经前 10~14 天开始,每天口服甲羟黄体酮 10 mg,连续 10 天,有生育要求可肌内注射黄体酮。②HCG:用法同黄体功能不足。

3.性激素治疗的注意事项

(1)严格遵医嘱正确用药,不得随意停服或漏服,以免使用不当引起子宫出血。

(2)药物减量必须按规定在血止后开始,每 3 天减量 1 次,每次减量不超过原剂量的 1/3,直至维持量,持续用至血止后 20 天停药。

(3)雌激素口服可能引起恶心、呕吐等胃肠道反应,可饭后或睡前服用;对存在血液高凝倾向或血栓性疾病史者禁忌使用。

(4)雄激素用量过大可能出现男性化不良反应。

(四)预防感染

(1)测体温、脉搏。

(2)指导患者保持会阴部清洁,出血期间禁止盆浴及性生活。

(3)注意有无腹痛等生殖器官感染征象。

(4)按医嘱使用抗生素。

(五)心理护理

注意情绪调节,避免过度紧张与精神刺激。特别是青春期少女,父母们不仅要关注女孩的学习状况与膳食状况,还要重视女孩的情绪变化,与其多沟通,了解其内心世界的变化,帮助其释放不良情绪,以使其保持相对稳定的精神-心理状态,避免情绪上的大起大落。

(六)健康指导

(1)宜清淡饮食,多食富含维生素 C 的新鲜瓜果、蔬菜。注意休息,保持心情舒畅。

(2)强调严格掌握雌激素的适应证,并合理使用,对更年期及绝经后妇女更应慎用,应用时间不宜过长,量不宜大,并应严密观察反应。

(3)月经期避免剧烈运动,禁止盆浴及性生活,保持会阴部清洁。

(祝在玉)

第六节　外阴、阴道创伤

外阴、阴道部位置虽较隐蔽,但损伤并不少见。此处组织薄弱、神经敏感、血管丰富,受伤后损害重,较疼痛。解剖上前为尿道口,后为肛门,易继发感染,使病情复杂化。

一、护理评估

(一)病因评估

(1)分娩:分娩是导致外阴、阴道创伤的主要原因。

（2）外伤：如骑跨在自行车架上或自高处跌落骑跨于硬物上，外阴骤然触于锐器上，创伤有时可伤及阴道，甚至穿过阴道损伤尿道、膀胱或直肠。

（3）幼女受到强暴所致软组织受损。

（4）初次性交可使处女膜破裂：绝大多数可自行愈合，偶可见裂口延至小阴唇、阴道或伤及穹隆，引起大量阴道流血。

（二）身心状况

1.症状

疼痛为主要症状，程度可轻可重，患者常坐卧不安，行走困难，随着局部肿块的逐渐增大，疼痛也越来越严重，甚至出现疼痛性休克；水肿或血肿导致局部肿胀，也是常见症状；少量或大量血液自阴道或外阴创伤处流出。

2.体征

患者出血多，可出现脉搏快、血压低等出血性休克或贫血的体征。妇科检查外阴肿胀出血，形成外阴血肿时，可见外阴部有紫蓝色肿块突起，有明显压痛。

（三）心理-社会状况

由于是意外事件，且创伤又涉及女性最隐蔽部位，患者及家属常表现出明显的忧虑和担心。

二、辅助检查

出血多者红细胞计数及血红蛋白值下降，合并感染者，可见白细胞增高。

三、护理诊断及合作性问题

（一）疼痛

疼痛与外阴、阴道的创伤有关。

（二）恐惧

恐惧与突发创伤事件，担心预后对自身的影响有关。

（三）感染

感染与伤口受到污染，未得到及时治疗有关。

四、护理目标

（1）患者疼痛缓解，舒适感增加。

（2）患者无感染发生或感染被及时发现和控制，体温、血常规正常。

五、护理措施

（一）一般护理

患者平卧、给氧。做好血常规检查，建立静脉通道，配血，必要时输血。

（二）心理护理

对患者及家属表示理解，护士应使用亲切温和的语言给予安慰，鼓励他们面对现实，积极配合治疗。

（三）病情监测

密切观察患者生命体征及尿量变化，并准确记录；严密观察患者血肿的大小及其变化，有无活动性出血;术后观察患者阴道及外阴伤口有无出血,有无进行性疼痛加剧或阴道、肛门坠胀等再次血肿的症状。

(四)治疗护理

1.治疗原则

根据不同情况,给予相应处理,原则是止痛、止血、抗休克和抗感染。

2.治疗配合

(1)预防和纠正休克:立即建立静脉通道,做好输血、输液准备,遵医嘱及时给予患者止血药、镇静药、镇痛药;做好手术准备。

(2)配合护理:对损伤程度轻,血肿<5 cm 的患者,采取正确的体位,避免血肿受压;及时给予患者止血、止痛药;24 小时内可冷敷,降低局部神经敏感性和血流速度,有利于减轻患者的疼痛和不适;还可以用丁字带、棉垫加压包扎,预防血肿扩散。24 小时后热敷或外阴部烤灯,促进血肿或水肿的吸收。保持外阴清洁,每天外阴冲洗 3 次,大小便后立即擦洗。血肿较大者,需手术切开血肿行血管结扎术后抗感染治疗。

(3)术前准备:需要急诊手术的应进行皮肤、肠道的准备。

(4)术后护理:术后常需外阴加压包扎或阴道填塞纱条,患者疼痛较重,应积极止痛。外阴包扎松解或阴道纱条取出后,注意观察患者阴道及外阴伤口有无再次血肿的症状。保持外阴清洁,遵医嘱给予抗生素预防感染。

(五)健康指导

减少会阴部剧烈活动,避免疼痛;合理膳食;保持心情平静。保持局部清洁、干燥;遵医嘱用药;发现异常,及时就诊。

(六)护理评价

评价护理目标是否达到,护理措施的实施情况,健康指导是否落实到位,有无新的护理问题出现。

(祝在玉)

第七节　尿　　瘘

尿瘘是指人体泌尿系统与其他系统之间形成的异常通道。其表现为患者无法自主排尿,尿液不断外流。根据尿瘘的发生部位,它可分为膀胱阴道瘘、尿道阴道瘘、膀胱宫颈瘘、膀胱尿道阴道瘘、膀胱宫颈阴道瘘及输尿管阴道瘘等。临床上以膀胱阴道瘘最多见,有时可同时并存两种以上的尿瘘。

一、护理评估

(一)健康史

1.病因评估

导致尿瘘的原因很多,以产伤和妇科手术损伤为多见。

(1)产伤:难产是造成尿瘘的主要原因,在我国约占 90%。根据损伤过程,尿瘘分为坏死型和创伤型两类。坏死型尿瘘是由于产程过长，软产道组织被压迫过久以致局部组织缺血坏死形成；创伤型尿瘘是由于剖宫产手术或产科助产手术操作不当直接损伤所致。

（2）妇科手术创伤：经阴道或经腹的手术时，盆腔粘连操作不细致而误伤膀胱、尿道或输尿管所致。

（3）其他：药物侵蚀、生殖系统肿瘤、放疗、结核浸润膀胱、尿道，长期放置子宫托等导致。

2.病史评估

询问患者分娩史，了解有无难产、盆腔手术史；有无外伤及阴道用药；极少数有生殖器、膀胱肿瘤、结核、放疗等病病史。评估者目前存在的问题。

（二）身心状况

1.症状

（1）漏尿：漏尿为主要的临床表现，尿液不断由阴道排出，无自主排尿。漏尿出现时间的早晚与尿瘘形成的原因有关，手术直接损伤者术后立即出现，坏死型尿瘘多在产后或手术后 3～7 天出现。

（2）外阴皮炎：外阴皮肤由于尿液长期刺激，导致外阴、臀部，甚至大腿内侧常出现湿疹或皮炎，继发感染后，患者感外阴灼痛、行动不便等。

（3）尿路感染：多伴尿路感染可出现尿频、尿急、尿痛症状。

2.体征

妇科检查可发现尿液从阴道流出的部位，可见外阴、臀部和大腿内侧皮肤炎症部位出现湿疹，甚至浅表溃疡，还能明确漏孔的位置、大小等。

3.心理-社会状况

生殖器官瘘管是一种极为痛苦的损伤性疾病，由于排尿不能自行控制，使外阴部长期浸泡在尿液中，生活不便，身体发出异常的气味，不仅给患者带来了肉体上的痛苦，而且患者因害怕与人群接近，精神上负担也很大，表现为自卑、无助。

二、辅助检查

（一）亚甲蓝试验

目的是鉴别患者漏孔类型。将 200 mL 稀释好的亚甲蓝经尿道注入膀胱，膀胱宫颈瘘可自宫颈外口流出，膀胱阴道瘘者可见蓝色液体从阴道壁小孔溢出，阴道内流出清凉液体，说明流出的尿液来自肾脏，系输尿管阴道瘘。

（二）靛胭脂试验

将靛胭脂 5 mL，静脉推注，10 分钟内看见蓝色液体流入阴道，可确诊者输尿管阴道瘘。适用于亚甲蓝实验阴道流出清亮尿液的患者。

（三）其他

膀胱镜检查可了解膀胱内瘘孔位置和数目；亦可做肾盂输尿管造影，以了解输尿管的情况。

三、护理诊断及合作性问题

（一）皮肤完整性受损

皮肤完整性受损与尿液长期刺激外阴皮肤有关。

(二)社交孤立

社交孤立与长期漏尿,身体有异味,不愿与人交往有关。

(三)有感染危险

感染与留置导尿管时间长,机体抵抗力低有关。

四、护理目标

(1)患者皮肤完整性无受损,舒适感增加。

(2)患者恢复信心,情绪稳定,积极配合治疗与护理。

(3)患者无感染发生或感染被及时发现和控制,体温、血常规正常。

五、护理措施

(一)一般护理

指导患者保持外阴部清洁、干燥,鼓励患者多饮水。由于尿漏,很多患者为了减少排尿,往往自己限制饮水量,造成对皮肤刺激更大的酸性尿液,而多饮水可达到稀释尿液,减少对皮肤的刺激作用,还能起到自身冲洗膀胱的目的。护理人员应向患者解释限制饮水的危害,指导患者每天饮水不少于 3 000 mL。

(二)心理护理

关心体贴患者,理解患者因疾病所导致的不良心理反应和痛苦,耐心讲解尿瘘相关知识,回答患者所提出的各种问题,消除其思想顾虑。

(三)病情监测

观察患者尿液流出位置,漏尿时的伴随症状,对已手术的患者,注意观察术后的愈合情况。

(四)治疗护理

1.治疗要点

手术为首选治疗。对分娩或妇科手术后 7 天内发生的漏尿,可先长时间留置导尿管和/或放置输尿管导管,并变换体位,部分患者可自愈。根据瘘孔部位及类型选择经腹、经阴道或经阴道腹部联合手术的方式。

2.护理配合

(1)术前护理:除按外阴、阴道手术术前常规准备外,有外阴湿疹、溃疡者,需治疗待痊愈后再行手术。老年妇女或闭经者,术前 1 周给予雌激素口服,促使阴道上皮增生,有利于术后伤口的愈合。有尿路感染者应先遵医嘱控制感染后,再行手术。

(2)术后护理:术后护理是手术能否成功的关键,除按外阴、阴道手术术后常规护理外,还应注意。①术后体位,应根据患者瘘孔位置决定,原则上是使瘘孔处于高位,减少尿液浸渍感染。瘘孔在侧面者可采取健侧卧位;膀胱阴道瘘若瘘孔在后底部,应采取俯卧位;由于患者手术后俯卧位会压迫伤口,而又难以保持一种姿势时,多采用侧卧位与平卧位交替进行。②尿管护理,术后保留尿管或耻骨上膀胱造瘘 10~14 cm,注意固定尿管,保持引流通畅,发现阻塞及时处理。尿管拔除后协助患者每 1~2 小时排尿一次,以后逐步延长排尿时间。③术后遵医嘱给予抗生素,每天补液 2 500~3 000 mL,鼓励患者多饮水,稀释尿液,防止发生血尿或尿液浓缩沉积过多形成结石。④术后加强盆底肌锻炼,预防咳嗽和便秘等使腹压增加的因素。

六、健康指导

3个月内避免性生活,鼓励患者适当活动,避免重体力劳动;尿瘘修补术手术成功者妊娠后应加强孕期保健,并提前住院行剖宫产;如手术失败,指导患者保护会阴,尽量避免外阴皮肤的刺激,同时告之下次手术时间,增强患者再次手术的信心。

七、护理评价

评价护理目标是否达到,护理措施的实施情况,健康指导是否落实到位,有无新的护理问题出现。

(祝在玉)

第八节 子宫脱垂

子宫脱垂是指子宫从正常位置沿阴道下降,子宫颈外口达到坐骨棘水平以下,甚至子宫部分或全部脱出阴道口外,常伴有阴道前后壁膨出。

一、护理评估

(一)健康史

1.病因与发病机制

(1)分娩损伤:分娩损伤是最主要的原因。在分娩过程中,产妇过早屏气,第二产程延长或经阴道手术助产,盆底肌肉、筋膜以及子宫韧带过度伸展,甚至撕裂,分娩后未及时修补或修补不佳。产褥期产妇过早体力劳动,过高的腹压会压迫子宫向下移位发生脱垂。

(2)长期腹压增加:如长期慢性咳嗽、习惯性便秘、久站、久蹲等使腹内压增高,迫使子宫向下移位,导致脱出,产褥期腹压增加更容易导致子宫脱垂。

(3)盆底组织发育不良或退行性变:子宫脱垂偶见于未产妇女,主要为先天性盆底组织发育不良所致。老年妇女盆底组织萎缩退化或支持组织削弱,也可发生子宫脱垂。

2.病史评估

了解患者分娩史,评估其有无第二产程延长、阴道助产等难产史,产后恢复情况;了解患者有无慢性病病史,如长期慢性咳嗽等;是否存在先天性盆底组织发育不良。

(二)身心状况

1.症状

子宫脱垂轻度时(Ⅰ度)可无自觉症状,加重后(Ⅱ度、Ⅲ度)出现以下症状。

(1)下坠感及腰背酸痛:常在久站、走路与重体力劳动时加重,卧床休息后症状减轻。

(2)肿物自阴道脱出:走路、蹲或排便等腹压增加时,阴道口有一肿物脱出。轻者平卧休息后可自行恢复,重者不能自行恢复,需用手还纳,甚至用手也难以还纳,行走不便。

(3)阴道分泌物增多:脱出的子宫及阴道壁由于反复摩擦而发生感染,有脓血性分泌物渗出。

(4)大小便异常:由于膀胱、尿道膨出,患者常伴有尿频、尿急甚至尿潴留或压力性尿失禁。

直肠膨出的患者可伴有便秘和排便困难等。

2.体征

患者取膀胱截石位,根据患者向下用力屏气时子宫下降的程度,将子宫脱垂分为三度。

Ⅰ度:轻型为子宫颈外口距处女膜处小于 4 cm,但未达处女膜缘;重型为宫颈外口已达处女膜缘,检查时在阴道口可见子宫颈。

Ⅱ度:轻型为宫颈已脱出阴道口,但宫体仍在阴道内;重型为宫颈或部分宫体脱出阴道口外。

Ⅲ度:子宫颈及宫体全部脱出至阴道口外。脱出的子宫及阴道壁由于长期暴露摩擦,导致宫颈及阴道壁可见溃疡,有少量阴道出血或脓性分泌物。

3.心理-社会状况

由于长期的子宫脱垂使患者行动不便,不能从事体力劳动,使工作和生活受到影响,患者感到烦恼、痛苦;严重会影响性生活,患者常出现烦躁、焦虑、情绪低落等。

二、辅助检查

注意检查血常规,注意张力性尿失禁及妇科检查情况。

三、护理诊断及合作性问题

(1)焦虑:与长期的子宫脱出影响日常生活和工作有关。

(2)舒适的改变:与子宫脱出影响行动有关。

(3)组织完整性受损:与外露子宫、阴道前后壁长期摩擦有关。

四、护理目标

(1)患者情绪稳定,能配合治疗、护理活动。

(2)患者病情缓解,舒适感增加。

(3)患者组织完整,无受损。

五、护理措施

(一)一般护理

(1)指导患者保持外阴干燥、清洁,每天用流水冲洗外阴,禁止使用刺激性强的药液。有溃疡者每天用 0.02% 高锰酸钾液坐浴 1~2 次,每次 20~30 分钟,勤换内衣裤。

(2)有肿块脱出者及早就医,及时回纳脱出物并教会患者正确的回纳手法,病情重不能回纳者,应卧床休息,减少下地活动次数和时间。

(3)教给患者做盆底肌肉锻炼,如做提肛运动;指导患者避免增加腹压的因素,如咳嗽、久站及久蹲等;保持大便通畅,每天进食蔬菜应保持 500 g。

(4)每天为患者提供酸性果汁,可保持尿液呈酸性,不利于细菌生长;指导患者练习卧床排尿;若有肿块脱出影响排尿,指导患者排尿前先将脱出物还纳;尿潴留留置尿管者,应间歇放尿以训练膀胱功能。排尿功能恢复正常后,鼓励患者每天饮水 2 000 mL 以上。

(5)嘱患者加强营养,进食高蛋白、高维生素食物,增强体质。

(二)心理护理

帮助患者树立战胜疾病的信心,耐心讲解子宫脱垂的知识和预后,鼓励病友间交流沟通,促进积极因素。

（三）病情监护

观察患者有无外阴异物感，子宫脱垂的程度；注意阴道分泌物的颜色、气味、性状。

（四）治疗护理

1.治疗原则

治疗以安全、简单、有效为原则。

（1）非手术治疗：用于Ⅰ度轻型子宫脱垂，年老不能耐受手术或需要生育者。①支持疗法：注意休息，增加营养，保持大便通畅，避免重体力劳动，治疗增加腹压的疾病，加强盆底肌的锻炼。②子宫托：子宫托是一种支持子宫和阴道壁使其维持在阴道内不脱出的工具，适用于各度子宫脱垂及阴道前后壁膨出的患者。重度子宫脱垂伴盆底肌明显萎缩以及宫颈或阴道壁有炎症或有溃疡者均不宜使用，经期和妊娠期停用。

（2）手术治疗：适用于非手术治疗无效或Ⅱ度、Ⅲ度子宫脱垂者。手术方式主要包括：阴道前后壁修补术；阴道前后壁修补加主韧带缩短及宫颈部分切除术，也叫曼彻斯特手术；经阴道子宫全切除及阴道前后壁修补术；阴道纵隔成形术等。

2.治疗配合及特殊专科护理

（1）支持治疗的护理：教会患者做盆底肌肉锻炼增强盆底肌肉张力。做缩肛运动，用力收缩3～10秒，放松5～10秒，每次连续5～10分钟，每天3～4次，持续3个月。

（2）教会患者使用子宫托（图6-2）。①放托：患者排空直肠、膀胱，洗净双手，取半卧位或蹲位，双腿分开，一手持子宫托盘呈倾斜位进入阴道内，将托柄向内、向上旋转，直至托盘达子宫颈，向下屏气，使托盘吸附于宫颈，托柄弯曲度朝前，对正耻骨弓后面。②取托：手指捏住托柄轻轻摇晃，待负压消失后向后外方牵拉取出。③注意事项：放置子宫托之前阴道应有一定水平的雌激素作用，绝经后的妇女可用阴道雌激素霜剂，4～6周后再使用子宫托；经期和妊娠期停用；选择大小合适的子宫托，以放置后不脱出又无不适为宜；每晚取出洗净，次晨放入，切忌久置不取，以免过久压迫导致生殖道糜烂、溃疡甚至瘘；放托后，分别于第1、3、6个月时到医院检查1次，以后每3～6个月到医院复查。

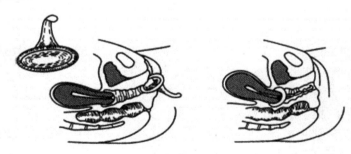

图 6-2　喇叭形子宫托及放置

（3）做好术前、术后护理。术前护理同外阴、阴道手术护理。术后除按外阴、阴道手术患者的护理外，应卧床休息7～10天，留尿管10～14天。避免增加腹压，坚持肛提肌锻炼。

六、健康指导

休息3个月，3个月内禁止性生活、盆浴，半年内避免重体力劳动；术后2个月、3个月分别门诊复查;宣传产后护理保健知识,进行产后体操锻炼和盆底肌锻炼,增强体质;积极治疗便秘、慢性咳嗽等长期性疾病;实行计划生育。

七、护理评价

评价护理目标是否达到,护理措施的实施情况,健康指导是否落实到位,有无新的护理问题出现。

(祝在玉)

第九节 子宫内膜异位症

子宫内膜异位症是指具有生长功能的子宫内膜生长在子宫腔内壁以外引起的症状和体征。异位的子宫内膜绝大多数局限在盆腔内的生殖器官和邻近器官的腹膜面,故临床上称为盆腔子宫内膜异位症。当子宫内膜生长在子宫肌层内称子宫腺肌病,部分患者两者可合并存在。

子宫内膜异位症的发病率近年来明显增高,是目前常见的妇科病之一。多见于30~40岁的妇女。本病为良性病变,但有远距离转移和种植能力。初潮前无发病者,绝经后异位的子宫内膜组织可逐渐萎缩吸收,妊娠或使用性激素抑制卵巢功能可暂时阻止本病的发展,因此,子宫内膜的发病与卵巢的周期性变化有关。也发生周期性出血,引起周围组织纤维化、粘连,病变局部形成紫蓝色硬结或包块。卵巢的子宫内膜异位症最为常见,卵巢内的异位内膜因反复出血而形成多个囊肿,但以单个多见,故又称为卵巢子宫内膜异位囊肿。囊肿内含暗褐色黏稠的陈旧血,状似巧克力液体,故又称为卵巢巧克力囊肿。

一、护理评估

(一)病史

1.月经史

初潮年龄,月经周期、经期、经量是否正常,有无痛经或其他伴随症状。痛经的性质,是否为进行性加重。

2.婚育史

结婚年龄,婚次,夫妻性生活情况,有无经期性交,生育情况,足月产、早产、流产次数,现有子女数等。

3.既往病史

有无先天性生殖道畸形、子宫手术或经期盆腔检查等情况。

(二)身心状态

1.身体状态

(1)痛经:痛经是子宫内膜异位症的典型症状,其特点为继发性和进行性加重。疼痛多位于下腹部和腰骶部,可放射至阴道、会阴、肛门或大腿,常于月经来潮前1~2天开始,经期第一天最为剧烈,以后逐渐减轻,至月经干净时消失。

(2)月经失调:部分患者有经量增多和经期延长,少数出现经前期点滴出血。月经失调可能与卵巢无排卵、黄体功能不足等有关。

（3）性交痛：由于异位的内膜出现在子宫直肠陷凹或病变导致子宫后倾固定，性交时子宫颈受到碰撞及子宫收缩和向上提升，可引起疼痛。

（4）不孕：占 40% 左右，其不孕的原因可能与盆腔内器官和组织广泛粘连和输卵管的蠕动减弱，影响卵子的排出、摄取和受精卵的运行有关。

2.心理状态

由于疼痛、不孕造成患者顾虑重重，心理压力大，需要手术的患者会有紧张、恐惧等心理问题。

（三）诊断性检查

1.妇科检查

典型者子宫后倾固定，盆腔检查可扪及盆腔内有触痛性结节或子宫旁有不活动的囊性包块。

2.辅助检查

（1）B超检查：可确定卵巢子宫内膜异位囊肿的位置、大小和形状。

（2）腹腔镜检查：可发现盆腔内器官或子宫直肠陷凹、子宫骶骨韧带等处有紫蓝色结节。

二、护理诊断

（一）焦虑

焦虑与不孕和需要手术有关。

（二）知识缺乏

缺乏自我照顾及与手术相关的知识。

（三）舒适改变

舒适改变与痛经及手术后伤口有关。

三、护理目标

（1）患者能正确认识疾病的性质及发生原因，解除紧张、恐惧的心理，坚定治疗信心。

（2）患者自觉疼痛症状缓解。

四、护理措施

（1）心理护理：许多年轻患者因顽固的痛经、不孕等情况而焦虑。护理人员应多关心和理解患者，说明该病只要坚持用药或采取必要的手术便可改善症状，鼓励患者树立信心，积极配合治疗，对尚未生育的患者应给予指导和帮助，促使其尽早受孕。

（2）做好卫生宣传教育工作，防止经血逆流，如有先天性生殖道畸形或后天性炎性阴道狭窄、宫颈粘连等应及时手术。凡进入宫腔内的经腹手术，应保护腹壁切口和子宫切口，防止子宫内膜种植到腹壁切口或子宫切口。经期应避免盆腔检查和性交。

（3）使用激素治疗患者，应介绍服药的注意事项及用后可能出现的反应（恶心、食欲缺乏、闭经、乏力或体重增加等），使其解除思想顾虑，提高治疗效果。

（4）用药期间注意有无卵巢子宫内膜异位囊肿破裂的征象，如出现急性腹痛应及时通知医师，并做好剖腹探查的各项准备。

（5）对需要手术者应按腹部手术做好术前准备和术后护理。

（6）出院健康教育,加强患者对病程及治疗的认识,指导伤口处理和康复教育,术后 6 周避免盆浴和性生活,6 周后来院复查。

五、评价

（1）患者无焦虑的表现并对治疗充满信心。

（2）患者能按时服药并了解药物的反应。

（3）自觉症状缓解和消失。

（祝在玉）

第七章
产科常见病护理

第一节 妊娠剧吐

妊娠剧吐是指妊娠期恶心,频繁呕吐,不能进食,导致脱水,酸、碱平衡失调以及水、电解质紊乱,甚至肝、肾功能损害,严重可危及孕妇生命。其发生率 0.3%～1.0%。

一、病因

尚未明确,可能与下列因素有关。

(一)绒毛膜促性腺激素(HCG)水平增高

因早孕反应的出现和消失的时间与孕妇血清 HCG 值上升、下降的时间一致;另外多胎妊娠、葡萄胎患者 HCG 值,显著增高,发生妊娠剧吐的比率也增高;而终止妊娠后,呕吐消失。但症状的轻重与血 HCG 水平并不一定呈正相关。

(二)精神及社会因素

恐惧妊娠、精神紧张、情绪不稳、经济条件差的孕妇易患妊娠剧吐。

(三)幽门螺杆菌感染

近年研究发现妊娠剧吐的患者与同孕周无症状孕妇相比,血清抗幽门螺杆菌的 IgG 浓度升高。

(四)其他因素

维生素缺乏,尤其是维生素 B_6 缺乏可导致妊娠剧吐;变态反应;研究发现几种组织胺受体亚型与呕吐有关,临床上抗组胺治疗呕吐有效。

二、病理生理

(1)频繁呕吐导致失水、血容量不足、血液浓缩、细胞外液减少,钾、钠等离子丢失使电解质平衡失调。

(2)不能进食,热量摄入不足,发生负氮平衡,使血浆尿素氮及尿酸升高;由于机体动用脂肪组织供给热量,脂肪氧化不全,导致丙酮、乙酰乙酸及 β-羟丁酸聚集,产生代谢性酸中毒。

（3）由于脱水、缺氧血转氨酶值升高，严重时血胆红素升高。机体血液浓缩及血管通透性增加，另外，钠盐丢失，不仅尿量减少，尿中可出现蛋白及管型。肾脏继发性损害，肾小管有退行性变，部分细胞坏死，肾小管的正常排泄功能减退，终致血浆中非蛋白氮、肌酐、尿酸的浓度迅速增加。肾功能受损和酸中毒使细胞内钾离子较多地移到细胞外，出现高钾血症，严重时心脏停搏。

（4）病程长达数周者，可致严重营养缺乏，由于维生素 C 缺乏，血管脆性增加，可致视网膜出血。

三、临床表现

（一）恶心、呕吐

多见于年轻初孕妇，一般停经 6 周左右出现恶心、呕吐，逐渐加重直至频繁呕吐不能进食。

（二）水、电解质紊乱

严重呕吐、不能进食导致失水、电解质紊乱，使氢、钠、钾离子大量丢失，出现低钾血症。营养摄入不足可致负氮平衡，使血浆尿素氮及尿素增高。

（三）酸、碱平衡失调

机体动用脂肪组织供给能量，使脂肪代谢中间产物酮体增多，引起代谢性酸中毒。病情发展，可出现意识模糊。

（四）维生素缺乏

频繁呕吐、不能进食可引起维生素 B_1 缺乏，导致 Wernicke-Korsakoff 综合征。维生素 K 缺乏，可致凝血功能障碍，常伴血浆蛋白及纤维蛋白原减少，增加孕妇出血倾向。

四、辅助检查

（一）尿液检查

患者尿比重增加，尿酮体阳性，肾功能受损时，尿中可出现蛋白和管型。

（二）血液检查

血液浓缩，红细胞计数增多，血细胞比容上升，血红蛋白值增高；血酮体可为阳性，二氧化碳结合力降低；肝、肾功能受损害时胆红素、转氨酶、肌酐和尿素氮升高。

（三）眼底检查

严重者出现眼底出血。

五、诊断及鉴别诊断

根据病史、临床表现及妇科检查，诊断并不困难。可用 B 型超声检查排除滋养叶细胞疾病，此外尚需与可引起呕吐的疾病，如急性病毒性肝炎、胃肠炎、胰腺炎、胆管疾病、脑膜炎、脑血管意外及脑肿瘤等鉴别。

六、并发症

（一）Wernicke-Korsakoff 综合征

发病率为妊娠剧吐患者的 10%，是由于妊娠剧吐长期不能进食，导致维生素 B_1 缺乏引起的中枢系统疾病，Wernicke 脑病和 Korsakoff 综合征是一个病程中的先后阶段。

维生素 B_1 是糖代谢的重要辅酶，参与糖代谢的氧化脱羧代谢，维生素 B_1 缺乏时，体内丙酮酸及乳酸堆积,发生糖代谢的三羧酸循环障碍,使得主要靠糖代谢供给能量的神经组织、骨骼肌和心肌代谢出现严重障碍。病理变化主要发生在丘脑、下丘脑的脑室旁区域、中脑导水管的周围区灰质、乳头体、第四脑室底部、迷走神经运动背核,可出现不同程度的神经细胞和神经纤维轴索或髓鞘的丧失,伴有星形细胞和小胶质细胞的增生。毛细血管扩张,血管的外膜和内皮细胞明显增生,有散在小出血灶。

Wernicke 脑病表现为眼球震颤、眼肌麻痹等眼部症状,躯干性共济失调及精神障碍,可同时出现,但大多数患者精神症状迟发。Korsakoff 综合征表现为严重的近事记忆障碍,表情呆滞、缺乏主动性,产生虚构与错构。部分伴有周围神经病变。严重时发展为永久性的精神、神经功能障碍,出现神经错乱、昏迷甚至死亡。

(二)Mallory-Weis 综合征

胃-食管连接处的纵向黏膜撕裂出血,引起呕血和黑粪。严重时,可使食管穿孔,表现为胸痛、剧吐、呕血,需急症手术治疗。

七、治疗

治疗原则:休息,适当禁食,计出入量,纠正脱水、酸中毒及电解质紊乱,补充营养,并需要良好的心理支持。

(一)补液治疗

每天应补充葡萄糖液、生理盐水、平衡液,总量 3 000 mL 左右,加维生素 B_6 100 mg。维生素 C 2~3 g,维持每天尿量≥1 000 mL,肌内注射维生素 B_1,每天 100 mg。为了更好地利用输入的葡萄糖,可适当加用胰岛素。根据血钾、血钠情况决定补充剂量。根据二氧化碳结合力值或血气分析结果,予以静脉滴注碳酸氢钠溶液。

一般经上述治疗 2~3 天后,病情大多迅速好转,症状缓解。待呕吐停止后,可试进少量流食,以后逐渐增加进食量,调整静脉输液量。

(二)终止妊娠

经上述治疗后,若病情不见好转,反而出现下列情况,应迅速终止妊娠:①持续黄疸。②持续尿蛋白。③体温升高,持续在 38 ℃以上。④心率>120 次/分。⑤多发性神经炎及神经性体征。⑥出现Wernicke-Kcrsakoff 综合征。

(三)妊娠剧吐并发 Wernicke-Korsakoff 综合征的治疗

如不紧急治疗,该综合征的死亡率高达 50%,即使积极处理,死亡率约 17%。在未补给足量维生素 B_1 前,静脉滴注葡萄糖会进一步加重三羧酸循环障碍,使病情加重,导致患者昏迷甚至死亡。对长期不能进食的患者应给维生素 B_1 注射液 400~600 mg 分次肌内注射,以后每天 100 mg肌内注射至能正常进食为止,然后改口服,并给予多种维生素。同时应对其内分泌及神经状态进行评价,对病情严重者及时终止妊娠。早期大量维生素 B_1 治疗,上述症状可在数天至数周内有不同程度的恢复,但仍有 60%的患者不能得到完全恢复,特别是记忆恢复往往需要1 年左右的时间。

八、护理

(一)心理护理

了解患者的心理状态,充分调动患者的主动性,帮患者分析病情,使患者了解妊娠剧吐是一种常见的生理现象,经过治疗和护理是可以预防和治愈的,消除不必要的思想顾虑,克服妊娠剧吐带来的不适,树立妊娠的信心,提高心理舒适度。

(二)输液护理

考虑患者的感受,输液前做好解释工作,操作时做到沉着、稳健、熟练、一针见血,尽可能减少穿刺中的疼痛,经常巡视输液情况,观察输液是否通畅,针头是否脱出,输液管有无扭曲、受压,注射部位有无液体外溢、疼痛等。

(三)饮食护理

妊娠剧吐往往与孕妇自主神经系统稳定性、精神状态、生活环境有密切关系,患者在精神紧张下,呕吐更加频繁,引起水、电解质紊乱,由于呕吐后怕进食,长期饥饿热量摄入不足,故在治疗同时应注意患者的心理因素,予以解释安慰,妊娠剧吐患者见到食物往往有种恐惧心理,食欲缺乏,因此,呕吐时禁食,使胃肠得到休息。但呕吐停止后应适当进食,饮食以清淡、易消化为主,还应含丰富蛋白质和碳水化合物,可少量多餐,对患者进行营养与胎儿发育指导,把进餐当成轻松愉快的享受而不是负担,使胎儿有足够的营养,顺利度过早孕反应期。

(四)家庭护理

(1)少吃多餐,选择能被孕妇接受的食物,以流质为主,避免油腻、异味,吐后应继续再吃,若食后仍吐,多次进食补充,仍可保持身体营养的需要,同时避免过冷过热的食物。必要时饮口服补液盐。

(2)卧床休息,环境安静,通风,减少在视线范围内引起不愉快的情景和异味。呕吐时做深呼吸和吞咽动作(即大口喘气),呕吐后要及时漱口,注意口腔卫生。另外要保持外阴的清洁,床铺的整洁。

(3)关心、体贴孕妇,解除不必要的顾虑,孕妇保持心情愉快,避免急躁和情绪激动。

(4)若呕吐导致体温上升,脉搏增快,眼眶凹陷,皮肤无弹性,精神异常,要立即送医院。

九、健康指导

(1)保持情绪的安定与舒畅。

(2)居室尽量布置得清洁、安静、舒适。避免异味的刺激。呕吐后应立即清除呕吐物,以避免恶性刺激,并用温开水漱口,保持口腔清洁。

(3)注意饮食卫生,饮食宜营养价值稍高且易消化为主。可采取少吃多餐的方法。

(4)为防止脱水,应保持每天的液体摄入量,平时宜多吃一些西瓜、生梨、甘蔗等水果。

(5)呕吐严重者,须卧床休息。

(6)保持大便的通畅。

(7)呕吐较剧者,可在食前口中含生姜 1 片,以达到暂时止呕的目的。

(代艳艳)

第二节　异位妊娠

受精卵在于子宫体腔以外着床称为异位妊娠,习称宫外孕。异位妊娠依受精卵在子宫体腔外种植部位不同分为输卵管妊娠、卵巢妊娠、腹腔妊娠、阔韧带妊娠和宫颈妊娠(图 7-1)。

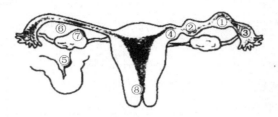

①输卵管壶腹部妊娠;②输卵管峡部妊娠;③输卵管伞部妊娠;④输卵管间
质部妊娠;⑤腹腔妊娠;⑥阔韧带妊娠;⑦卵巢妊娠;⑧宫颈妊娠
图 7-1　异位妊娠的发生部位

异位妊娠是妇产科常见的急腹症,发病率约 1%,是孕产妇的主要死亡原因之一。以输卵管妊娠最常见。输卵管妊娠占异位妊娠 95% 左右,其中壶腹部妊娠最多见,约占 78%,其次为峡部、伞部、间质部妊娠较少见。

一、病因

(一)输卵管炎症

此是异位妊娠的主要病因。可分为输卵管黏膜炎和输卵管周围炎。输卵管黏膜炎轻者可发生黏膜皱褶粘连、管腔变窄。或使纤毛功能受损,从而导致受精卵在输卵管内运行受阻并于该处着床;输卵管周围炎病变主要在输卵管浆膜层或浆肌层,常造成输卵管周围粘连、输卵管扭曲、管腔狭窄、蠕动减弱而影响受精卵运行。

(二)输卵管手术史输卵管绝育史及手术史者

输卵管妊娠的发生率为 10%~20%。尤其是腹腔镜下电凝输卵管及硅胶环套术绝育,可因输卵管瘘或再通而导致输卵管妊娠。曾经接受输卵管粘连分离术、输卵管成形术(输卵管吻合术或输卵管造口术)者,在再次妊娠时输卵管妊娠的可能性亦增加。

(三)输卵管发育不良或功能异常

输卵管过长、肌层发育差、黏膜纤毛缺乏、双输卵管、输卵管憩室或有输卵管副伞等,均可造成输卵管妊娠。输卵管功能(包括蠕动、纤毛活动以及上皮细胞分泌)受雌、孕激素调节。若调节失败,可影响受精卵正常运行。

(四)辅助生殖技术

近年,由于辅助生育技术的应用,使输卵管妊娠发生率增加,既往少见的异位妊娠,如卵巢妊娠、宫颈妊娠、腹腔妊娠的发生率增加。1998 年,美国报道因助孕技术应用所致输卵管妊娠的发生率为 2.8%。

(五)避孕失败

宫内节育器避孕失败,发生异位妊娠的机会较大。

(六)其他

子宫肌瘤或卵集肿瘤压迫输卵管,影响输卵管管腔通畅,使受精卵运行受阻。输卵管子宫内膜异位可增加受精卵着床于输卵管的可能性。

二、病理

(一)输卵管妊娠的特点

输卵管管腔狭小,管壁薄且缺乏黏膜下组织,其肌层远不如子宫肌壁厚与坚韧,妊娠时不能形成完好的蜕膜,不利于胚胎的生长发育,常发生以下结局:

1.输卵管妊娠流产

输卵管妊娠流产多见于妊娠8~12周输卵管壶腹部妊娠。受精卵种植在输卵管黏膜皱襞内,由于蜕膜形成不完整,发育中的胚泡常向管腔突出,最终突破包膜而出血,胚泡与管壁分离,若整个胚泡剥离落入管腔,刺激输卵管逆蠕动经伞端排出到腹腔,形成输卵管妊娠完全流产,出血一般不多。若胚泡剥离不完整,妊娠产物部分排出到腹腔,部分尚附着于输卵管壁,形成输卵管妊娠不全流产,滋养细胞继续侵蚀输卵管壁,导致反复出血,形成输卵管血肿或输卵管周围血肿,血液不断流出并积聚在直肠子宫陷窝形成盆腔血肿,量多时甚至流入腹腔。

2.输卵管妊娠破裂

输卵管妊娠破裂多见于妊娠6周左右输卵管峡部妊娠。受精卵着床于输卵管黏膜皱襞间,胚泡生长发育时绒毛向管壁方向侵蚀肌层及浆膜,最终穿破浆膜,形成输卵管妊娠破裂。输卵管肌层血管丰富。短期内可发生大量腹腔内出血,使患者出现休克。其出血量远较输卵管妊娠流产多,腹痛剧烈;也可反复出血,在盆腔与腹腔内形成血肿。孕囊可自破裂口排出,种植于任何部位。若胚泡较小则可被吸收;若过大则可在直肠子宫陷凹内形成包块或钙化为石胎。

输卵管间质部妊娠虽少见,但后果严重,其结局几乎均为输卵管妊娠破裂。由于输卵管间质部管腔周围肌层较厚、血运丰富,因此破裂常发生于孕12~16周。其破裂犹如子宫破裂,症状较严重,往往在短时间内出现低血容量休克症状。

3.陈旧性宫外孕

输卵管妊娠流产或破裂,若长期反复内出血形成的盆腔血肿不消散,血肿机化变硬并与周围组织粘连,临床上称为陈旧性宫外孕。

4.继发性腹腔妊娠

无论输卵管妊娠流产或破裂,胚胎从输卵管排入腹腔内或阔韧带内,多数死亡,偶尔也有存活者。若存活胚胎的绒毛组织附着于原位或排至腹腔后重新种植而获得营养,可继续生长发育,形成继发性腹腔妊娠。

(二)子宫的变化

输卵管妊娠和正常妊娠一样,合体滋养细胞产生 HCG 维持黄体生长,使类固醇激素分泌增加,致使月经停止来潮、子宫增大变软、子宫内膜出现蜕膜反应。若胚胎受损或死亡,滋养细胞活力消失,蜕膜自宫壁剥离而发生阴道流血。有时蜕膜可完整剥离,随阴道流血排出三角形蜕膜管型;有时呈碎片排出。排出的组织见不到绒毛,组织学检查无滋养细胞,此时血 β-HCG 下降。子宫内膜形态学改变呈多样性,若胚胎死亡已久,内膜可呈增生期改变,有时可见 Arias-Stella(A-S)反应,镜检见内膜腺体上皮细胞增生、增大,细胞边界不清,腺细胞排列成团突入腺腔,细胞极性消失,细胞核肥大、深染,细胞质有空泡。这种子宫内膜过度增生和分泌反应,可能为类固醇激素过度刺激所引起;若胚胎死亡后部分深入肌层的绒毛仍存活,黄体退化迟缓,内膜仍可呈分泌反应。

三、临床表现

输卵管妊娠的临床表现与受精卵着床部位、有无流产或破裂，以及出血量多少与时间长短等有关。

(一)症状

典型症状为停经后腹痛与阴道流血。

1.停经

除输卵管间质部妊娠停经时间较长外，多有 6～8 周停经史。有 20％～30％患者无停经史，将异位妊娠时出现的不规则阴道流血误认为月经。或由于月经过期仅数天而不认为是停经。

2.腹痛

腹痛是输卵管妊娠患者的主要症状。在输卵管妊娠发生流产或破裂之前，由于胚胎在输卵管内逐渐增大，常表现为一侧下腹部隐痛或酸胀感。当发生输卵管妊娠流产或破裂时，突感一侧下腹部撕裂样疼痛，常伴有恶心、呕吐。若血液局限于病变区，主要表现为下腹部疼痛，当血液积聚于直肠子宫陷凹时，可出现肛门坠胀感。随着血液由下腹部流向全腹，疼痛可由下腹部向全腹部扩散，血液刺激膈肌，可引起肩胛部放射性疼痛及胸部疼痛。

3.阴道流血

胚胎死亡后。常有不规则阴道流血，色暗红或深褐，量少呈点滴状，一般不超过月经量，少数患者阴道流血量较多，类似月经。阴道流血可伴有蜕膜管型或蜕膜碎片排出，系子宫蜕膜剥离所致。阴道流血一般常在病灶去除后方能停止。

4.晕厥与休克

由于腹腔内出血及剧烈腹痛，轻者出现晕厥，严重者出现失血性休克。出血量越多越快，症状出现越迅速越严重，但与阴道流血量不成正比。

5.腹部包块

输卵管妊娠流产或破裂时所形成的血肿时间较久者，由于血液凝固并与周围组织或器官（如子宫、输卵管、卵巢、肠管或大网膜等）发生粘连形成包块，包块较大或位置较高者，腹部可扪及。

(二)体征

根据患者内出血的情况，患者可呈贫血貌。腹部检查：下腹压痛、反跳痛明显，出血多时，叩诊有移动性浊音。

四、处理原则

处理原则以手术治疗为主，其次是药物治疗。

(一)药物治疗

1.化学药物治疗

主要适用于早期输卵管妊娠、要求保存生育能力的年轻患者。符合下列条件可采用此法：①无药物治疗的禁忌证；②输卵管妊娠未发生破裂或流产；③输卵管妊娠包块直径≤4 cm；④血 β-HCG＜2 000 U/L；⑤无明显内出血，常用甲氨蝶呤（MTX），治疗机制是抑制滋养细胞增生，破坏绒毛，使胚胎组织坏死、脱落、吸收。但在治疗中若病情无改善，甚至发生急性腹痛或输卵管破裂症状，则应立即进行手术治疗。

2.中医药治疗

中医学认为本病属血瘀少腹,不通则痛的实证。以活血化瘀、消癥为治则,但应严格掌握指征。

(二)手术治疗

手术治疗分为保守手术和根治手术。保守手术为保留患侧输卵管,根治手术为切除患侧输卵管。手术治疗适用于:①生命体征不稳定或有腹腔内出血征象者;②诊断不明确者;③异位妊娠有进展者(如血β-HCG处于高水平,附件区大包块等);④随诊不可靠者;⑤药物治疗禁忌证者或无效者。

1.保守手术

此适用于有生育要求的年轻妇女,特别是对侧输卵管已切除或有明显病变者。

2.根治手术

此适用于无生育要求的输卵管妊娠内出血并发休克的急症患者。

3.腹腔镜手术

这是近年治疗异位妊娠的主要方法。

五、护理

(一)护理评估

1.病史

应仔细询问月经史,以准确推断停经时间。注意不要将不规则阴道流血误认为末次月经,或由于月经仅过期几天,不认为是停经。此外,对不孕、放置宫内节育器、绝育术、输卵管复通术、盆腔炎等与发病相关的高危因素应予高度重视。

2.身心状况

输卵管妊娠发生流产或破裂前,症状及体征不明显。当患者腹腔内出血较多时呈贫血貌,严重者可出现面色苍白,四肢湿冷,脉快、弱、细,血压下降等休克症状。体温一般正常,出现休克时体温略低,腹腔内血液吸收时体温略升高,但不超过 38 ℃。下腹有明显压痛、反跳痛,尤以患侧为重,肌紧张不明显,叩诊有移动性浊音。血凝后下腹可触及包块。

由于输卵管妊娠流产或破裂后,腹腔内急性大量出血及剧烈腹痛,以及妊娠终止的现实都将是孕妇出现较为激烈的情绪反应。可表现为哭泣、自责、无助、抑郁和恐惧等行为。

3.诊断检查

(1)腹部检查:输卵管妊娠流产或破裂者,下腹部有明显压痛或反跳痛,尤以患侧为甚,轻度腹肌紧张;出血多时,叩诊有移动性浊音;如出血时间较长,形成血凝块,在下腹可触及软性肿块。

(2)盆腔检查:输卵管妊娠未发生流产或破裂者,除子宫略大较软外,仔细检查可能触及胀大的输卵管并有轻度压痛。输卵管妊娠流产或破裂者,阴道后穹隆饱满,有触痛。将宫颈轻轻上抬或左右摇动时引起剧烈疼痛,称为宫颈抬举痛或摇摆痛,是输卵管妊娠的主要体征之一。子宫稍大而软,腹腔内出血多时子宫检查呈漂浮感。

(3)阴道后穹隆穿刺:是一种简单、可靠的诊断方法,适用于疑有腹腔内出血的患者。由于腹腔内血液易积聚于子宫直肠陷凹,抽出暗红色不凝血为阳性,说明存在血腹症。无内出血、内出血量少、血肿位置较高或子宫直肠陷凹有粘连者,可能抽不出血液,因而穿刺阴性不能排除输卵管妊娠存在。如有移动性浊音,可做腹腔穿刺。

(4)妊娠试验:放射免疫法测血中 HCG,尤其是 β-HCG 阳性有助诊断。虽然此方法灵敏度高,异位妊娠的阳性率一般可达 80%～90%,但 β-HCG 阴性者仍不能完全排除异位妊娠。

(5)血清孕酮测定:对判断正常妊娠胚胎的发育情况有帮助,血清孕酮<5 ng/mL 应考虑宫内妊娠流产或异位妊娠。

(6)超声检查:B 超显像有助于诊断异位妊娠。阴道 B 超检查较腹部 B 超检查准确性高。诊断早期异位妊娠。单凭 B 超现象有时可能会误诊。若能结合临床表现及 β-HCG 测定等,对诊断的帮助很大。

(7)腹腔镜检查:适用于输卵管妊娠尚未流产或破裂的早期患者和诊断有困难的患者,腹腔内有大量出血或伴有休克者,禁做腹腔镜检查。在早期异位妊娠患者,腹腔镜可见一侧输卵管肿大,表面紫蓝色,腹腔内无出血或有少量出血。

(8)子宫内膜病理检查:诊刮仅适用于阴道流血量较多的患者,目的在于排除宫内妊娠流产。将宫腔排出物或刮出物做病理检查,切片中见到绒毛,可诊断为宫内妊娠,仅见蜕膜未见绒毛者有助于诊断异位妊娠。现已经很少依靠诊断性刮宫协助诊断。

(二)护理诊断

1.潜在并发症

出血性休克。

2.恐惧

与担心手术失败有关。

(三)预期目标

(1)患者休克症状得以及时发现并缓解。

(2)患者能以正常心态接受此次妊娠失败的事实。

(四)护理措施

1.接受手术治疗患者的护理

(1)护士在严密监测患者生命体征的同时,配合医师积极纠正患者休克症状,做好术前准备。手术治疗是输卵管异位妊娠的主要处理原则。对于严重内出血并发休克的患者,护士应立即开放静脉,交叉配血,做好输血输液的准备。以便配合医师积极纠正休克,补充血容量,并按急症手术要求迅速做好手术准备。

(2)加强心理护理:护士于术前简洁明了地向患者及家属讲明手术的必要性,并以亲切的态度和切实的行动赢得患者及家属的信任,保持周围环境的安静、有序,减少和消除患者的紧张、恐惧心理,协助患者接受手术治疗方案。术后,护士应帮助患者以正常的心态接受此次妊娠失败的现实,向她们讲述异位妊娠的有关知识,一方面可以减少因害怕再次发生移位妊娠而抵触妊娠的不良情绪,另一方面也可以增加和提高患者的自我保健意识。

2.接受非手术治疗患者的护理

对于接受非手术治疗方案的患者,护士应从以下几方面加强护理。

(1)护士需密切观察患者的一般情况、生命体征,并重视患者的主诉,尤应注意阴道流血量与腹腔内出血量不成比例,当阴道流血量不多时,不要误认为腹腔内出血量亦很少。

(2)护士应告诉患者病情发展的一些指征,如出血增多、腹痛加剧、肛门坠胀感明显等,以便当患者病情发展时,医患均能及时发现,给予相应处理。

(3)患者应卧床休息,避免腹部压力增大,从而减少异位妊娠破裂的机会。在患者卧床期间,护士需提供相应的生活护理。

（4）护士应协助正确留取血标本,以检测治疗效果。

（5）护士应指导患者摄取足够的营养物质,尤其是富含铁蛋白的食物,如动物肝脏、肉类、豆类、绿叶蔬菜以及黑木耳等,以促进血红蛋白的增加,增强患者的抵抗力。

3.出院指导

输卵管妊娠的预后在于防治输卵管的损伤和感染,因此护士应做好妇女的健康保健工作,防止发生盆腔感染。教育患者保持良好的卫生习惯,勤洗浴、勤换衣,性伴侣稳定。发生盆腔炎后须立即彻底治疗,以免延误病情。另外,由于输卵管妊娠者中约有10%的再发生率和50%～60%的不孕率。因此,护士需告诫患者,下次妊娠时要及时就医,并且不宜轻易终止妊娠。

（五）护理评价

（1）患者的休克症状得以及时发现并纠正。

（2）患者消除了恐惧心理.愿意接受手术治疗。

（代艳艳）

第三节 多 胎 妊 娠

一、概述

（一）定义

一次妊娠宫腔内同时有两个或两个以上的胎儿时为多胎妊娠,以双胎妊娠为多见。随着辅助生殖技术广泛开展,多胎妊娠发生率明显增高。

（二）类型特点

多胎妊娠包括由一个卵子受精后分裂而形成的单卵双胎妊娠和由两个卵子分别受精而形成的双卵双胎妊娠,双卵双胎妊娠约占双胎妊娠的70%,两个卵子可来源于同一成熟卵泡或两侧卵巢的成熟卵泡。

（三）治疗原则

1.妊娠期

及早诊断出双胎妊娠者并确定羊膜绒毛性,增加其产前检查次数,注意休息,加强营养,注意预防贫血、妊娠期高血压疾病的发生,防止早产、羊水过多、产前出血等。

2.分娩期

观察产程和胎心变化,如发现有宫缩乏力或产程延长,应及时处理。第一个胎儿娩出后,应立即断脐,助手扶正第二个胎儿的胎位,使其保持纵产式,等待15～20分钟后,第二个胎儿自然娩出。如等待15分钟仍无宫缩,则可人工破膜或静脉滴注催产素促进宫缩。如发现有脐带脱垂或怀疑胎盘早剥时,即手术助产。如第一个胎儿为臀位,第二个胎儿为头位,应注意防止胎头交锁导致难产。

3.产褥期

第二个胎儿娩出后应立即肌内注射或静脉滴注催产素,腹部放置沙袋,防止腹压骤降引起休克,同时预防发生产后出血。

二、护理评估

(一)健康史

评估本次妊娠的双胎羊膜绒毛膜性,孕妇的早孕反应程度,食欲、呼吸情况,以及下肢水肿、静脉曲张程度。

(二)生理状况

1.孕妇的并发症

妊娠期高血压疾病、妊娠期肝内胆汁瘀积症、贫血、羊水过多、胎膜早破、宫缩乏力、胎盘早剥、产后出血、流产等。

2.围产儿并发症

早产、脐带异常、胎头交锁、胎头碰撞、胎儿畸形以及单绒毛膜双胎特有的并发症,如双胎输血综合征、选择性生长受限、一胎无心畸形等;极高危的单绒毛膜单羊膜囊双胎,由于两个胎儿共用一个羊膜腔,两胎儿间无羊膜分隔,因脐带缠绕和打结而发生宫内意外的可能性较大。

(三)辅助检查

1.B超检查

B超检查可以早期诊断双胎、畸胎,能提高双胎妊娠的孕期监护质量。在妊娠6~9周,可通过孕囊数目判断绒毛膜性;妊娠10~14周,可以通过双胎间的羊膜与胎盘交界的形态判断绒毛膜性。单绒毛膜双胎羊膜分隔与胎盘呈"T"征,而双绒毛膜双胎胎膜融合处夹有胎盘组织,所以胎盘融合处表现为"双胎峰"(或"λ"征)。

妊娠18~24周,最晚不要超过26周,对双胎妊娠进行超声结构筛查。双胎容易因胎儿体位的关系影响结构筛查质量,有条件的医院可根据孕周分次进行包括胎儿心脏在内的结构筛查。

2.血清学筛查

唐氏综合征在单胎与双胎妊娠孕中期血清学筛查的检出率分别为60%~70%和45%,其假阳性率分别为5%和10%。由于双胎妊娠筛查检出率较低,而且假阳性率较高,目前并不推荐单独使用血清学指标进行双胎的非整倍体筛查。

3.有创性产前诊断

双胎妊娠有创性产前诊断操作带来的胎儿丢失率要高于单胎妊娠,以及后续的处理如选择性减胎等也存在危险性,建议转诊至有能力进行宫内干预的产前诊断中心进行。

(四)高危因素

多胎妊娠者可出现妊娠期高血压疾病、妊娠肝内胆汁瘀积症、贫血、羊水过多、胎膜早破、宫缩乏力、胎盘早剥、产后出血、流产等多种并发症。

(五)心理-社会因素

双胎妊娠的孕妇在孕期必须适应两次角色转变,首先是接受妊娠,其次当被告知是双胎妊娠时,必须适应第二次角色转变,即成为两个孩子的母亲;双胎妊娠属于高危妊娠,孕妇既兴奋又常常担心母儿的安危,尤其担心胎儿的存活率。

三、护理措施

(一)常规护理

(1)增加产前检查的次数,每次监测宫高、腹围和体重。

（2）注意休息；卧床时最好取左侧卧位，增加子宫、胎盘的血供，减少早产的机会。

（3）加强营养，尤其是注意补充铁、钙、叶酸等，以满足妊娠的需要。

（二）症状护理

双胎妊娠孕妇胃区受压致食欲减退，因此应鼓励孕妇少量多餐，满足孕期需要，必要时给予饮食指导，如增加铁、叶酸、维生素的供给。因双胎妊娠的孕妇腰背部疼痛症状较明显，应注意休息，可指导其做骨盆倾斜运动，局部热敷也可缓解症状。采取措施预防静脉曲张的发生。

（三）用药护理

双胎妊娠可能出现妊娠期高血压疾病、妊娠肝内胆汁瘀积症、贫血、羊水过多、胎膜早破、胎盘早剥等多种并发症，按相应用药情况护理。

（四）分娩期护理

（1）阴道分娩时严密观察产程进展和胎心率变化，及时处理问题。

（2）防止第二胎儿胎位异常、胎盘早剥；防止产后出血的发生；产后腹部加压，防止腹压骤降引起的休克。

（3）如行剖宫产，需要配合医师做好剖宫术前准备和产后双胎新生儿护理准备；如系早产，产后应加强对早产儿的观察和护理。

（五）心理护理

帮助双胎妊娠的孕妇完成两次角色转变，使其接受成为两个孩子母亲的事实。告知双胎妊娠虽属高危妊娠，但孕妇不必过分担心母儿的安危，说明保持心情愉快、积极配合治疗的重要性，指导家属准备双份新生儿用物。

四、健康指导

护士应指导孕妇注意休息，加强营养，注意阴道流血量和子宫复旧情况，防止产后出血。并指导产妇正确进行母乳喂养，选择有效的避孕措施。

五、注意事项

合理营养，注意补充铁剂，防止妊娠期贫血，妊娠晚期特别注意避免疲劳，加强休息，预防早产和分娩期并发症。

（代艳艳）

第四节 羊 水 异 常

一、概述

（一）定义

1.羊水过多

妊娠期间羊水量超过 2 000 mL，为羊水过多。羊水的外观和性状与正常无异样，多数孕妇羊水增多缓慢，在较长时间内形成，称为慢性羊水过多；少数孕妇可在数天内羊水急剧增加，称为急性羊水过多。其发生率为 0.5%～1.0%。

2.羊水过少

妊娠晚期羊水量少于 300 mL 为羊水过少。羊水过少的发病率为 0.4%～4.0%,羊水过少严重影响胎儿预后,羊水量少于 50 mL,围生儿的死亡率也高达 88%。

(二)主要发病机制

胎儿畸形羊水循环障碍,多胎妊娠血压循环量增加,胎儿尿量增加,胎盘病变、妊娠合并症等导致羊水过多或过少。

(三)治疗原则

治疗方法取决于胎儿有无畸形、孕周大小及孕妇自觉症状的严重程度,羊水过多时应在分娩期警惕脐带脱垂和胎盘早剥的发生。

二、护理评估

(一)健康史

详细询问病史,了解孕妇年龄、有无妊娠合并症、有无先天畸形家族史及生育史。若孕妇羊水过少,应了解其自觉胎动情况。

(二)症状体征

1.羊水过多

(1)急性羊水过多:较少见,多发生于妊娠 20～24 周,由于羊水量急剧增多,在数天内子宫急剧增大,横膈上抬,患者出现呼吸困难,不能平卧,甚至出现发绀,孕妇表情痛苦,腹部因张力过大而感到疼痛,食量减少。由于胀大的子宫压迫下腔静脉,影响静脉回流,导致孕妇下肢及外阴部水肿、静脉曲张。

(2)慢性羊水过多:较多见,多发生于妊娠晚期,羊水可在数周内逐渐增多,多数孕妇能适应,常在产前检查时发现。孕妇子宫大于妊娠月份,腹部膨隆,腹壁皮肤发亮、变薄,触诊时感到皮肤张力大,胎位不清,胎心遥远或听不到。羊水过多的孕妇容易并发妊娠期高血压疾病、胎位不正、早产等。患者破膜后因子宫骤然缩小,可以引起胎盘早剥。产后因患者子宫过大,可引起子宫收缩乏力而致产后出血。

2.羊水过少

孕妇于胎动时感觉腹痛,检查时发现宫高、腹围小于同期正常妊娠孕妇,子宫的敏感度较高,轻微的刺激即可引起宫缩,临产后阵痛剧烈,宫缩不协调,宫口扩张缓慢,产程延长。羊水过少若发生在妊娠早期,可以导致胎膜与胎体相连;若发生妊娠中、晚期,子宫周围压力容易对胎儿产生影响,造成胎儿斜颈、曲背、手足畸形等异常。

(三)辅助检查

1.B 超

测量单一最大羊水暗区垂直深度(AFV),AFV≥8 cm 即可诊断为羊水过多,若用羊水指数法,羊水指数(AFI)≥25 cm 为羊水过多。测量单一最大羊水暗区垂直深度≤2 cm 即可考虑为羊水过少,≤1 cm 为严重羊水过少;若用羊水指数法,AFI≤5.0 cm 可诊断为羊水过少,<8.0 cm 应警惕羊水过少的可能。除羊水测量外,B 超还可判断胎儿有无畸形,羊水与胎儿的交界情况等。

2.神经管缺陷胎儿的检测

此类胎儿可做羊水及母血甲胎蛋白(AFP)测定。若为神经管缺陷胎儿,羊水中的甲胎蛋白均值超过正常妊娠平均值 3 个标准差以上有助于诊断。

3.电子胎儿监护

电子胎儿监护可出现胎心变异减速和晚期减速。

4.胎儿染色体检查

需排除胎儿染色体异常时可做羊水细胞培养,或采集胎儿脐带血细胞培养,做染色体核型分析,荧光定量 PCR 法快速诊断。

5.羊膜囊造影

羊膜囊造影用以了解胎儿有无消化道畸形,但应注意造影剂对胎儿有一定损害,还可能引起胎儿早产和宫腔内感染,应慎用。

(四)高危因素

胎儿畸形、胎盘功能减退、羊膜病变、双胎、母胎血型不合、糖尿病、母体妊娠期高血压疾病可能导致的胎盘血流减少等。

(五)心理-社会因素

孕妇及家属因担心胎儿可能会有某种畸形,会感到紧张、焦虑不安,甚至产生恐惧心理。

三、护理措施

(一)常规护理

向孕妇及其家属介绍羊水过多或过少的原因及注意事项,包括:指导孕妇摄取低钠饮食,防止便秘;减少增加腹压的活动以防胎膜早破;改善胎盘血液供应;自觉胎动监测;出生后的胎儿应认真全面评估,识别畸形。

(二)症状护理

观察孕妇的生命体征,定期测量宫高、腹围和体重,判断病情进展,并及时发现并发症。观察胎心、胎动及宫缩,及早发现胎儿宫内窘迫及早产的征象。羊水过多时行人工破膜,应密切观察胎心和宫缩,及时发现胎盘早剥和脐带脱垂的征象。产后应密切观察子宫收缩及阴道流血情况,防止产后出血。发生羊水过少时,严格 B 超监测羊水量,并注意观察有无胎儿畸形。

(三)孕产期处理

1.羊水过多

腹腔穿刺放羊水时应防止速度过快、量过多,一次放羊水量不超过 1 500 mL,放羊水后腹部放置沙袋或加腹带包扎以防血压骤降发生休克。腹腔穿刺放羊水时应注意无菌操作,防止发生感染,同时按医嘱给予抗感染药物。

2.羊水过少

患者合并有过期妊娠、胎儿生长受限等,需及时终止妊娠,应遵医嘱做好阴道助产或剖宫产的准备。若羊水过少患者合并胎膜早破或者产程中发现羊水过少,需遵医嘱进行预防性羊膜腔灌注治疗,应注意严格无菌操作,防止发生感染,同时按医嘱给予抗感染药物。有国外文献报道,羊膜腔输液的治疗方法不降低剖宫产和新生儿窒息的发生率,反而可能增加胎粪吸入综合征的发生率,此项治疗手段现已较少应用。

(四)心理护理

让孕妇及家人了解羊水过多或过少的发生发展过程,正确面对羊水过多或过少可能给胎儿带来的不良结局,引导孕产妇减少焦虑,主动参与治疗护理过程。

四、健康指导

羊水过多或过少产妇若胎儿正常,母婴健康平安,应做好正常分娩及产后的健康指导;羊水过多或过少合并胎儿畸形者,应积极进行健康宣教,引导孕产妇正确面对终止妊娠,顺利度过产褥期。

五、注意事项

腹腔穿刺放羊水时严格操作;严密观察羊水量、性质、病情等变化。

(代艳艳)

第五节 脐带异常

一、概述

(一)定义

脐带异常包括脐带先露或脱垂、脐带缠绕、脐带长度异常、脐带打结、脐带扭转等,可引起胎儿急性或慢性缺氧,甚至胎死宫内。本节以脐带先露与脱垂为例进行讨论。脐带先露是指胎膜未破时脐带位于胎先露部前方或一侧,脐带脱垂是指胎膜破裂后脐带脱出于宫颈口外,降至阴道内甚至露于外阴部。

(二)病因

导致脐带先露与脱垂的主要原因有头盆不称、胎头入盆困难、胎位异常(如臀先露、肩先露、枕后位)、胎儿过小、羊水过多、脐带过长、脐带附着异常及低置胎盘等。

(三)治疗原则

早期发现脐带异常,迅速解除脐带受压,选择正确的分娩方式,保障胎儿安全。

二、护理评估

(一)健康史

详细了解产前检查结果,有无羊水过多、胎儿过小、胎位异常、低置胎盘等。

(二)临床表现

1.症状

若脐带未受压可无明显症状,若脐带受压,产妇自觉胎动异常甚至消失。

2.体征

出现频繁的变异减速,上推胎先露部及抬高臀部后恢复,若胎儿缺氧严重可伴有胎心消失。胎膜已破者,阴道检查可在胎先露旁或前方触及脐带,甚至脐带脱出于外阴。

(三)辅助检查

1.产科检查

在胎先露旁或前方触及脐带,甚至脐带脱出于外阴。

2.胎儿电子监护

胎儿电子监护可发现伴有频繁的变异减速,甚至胎心音消失。

3.B 型超声检查

B 型超声检查有助于明确诊断。

(四)心理-社会因素

评估孕产妇及家属有无焦虑、恐慌等心理问题,对脐带脱垂的认识程度及家庭支持度。

(五)高危因素

(1)胎儿过小者。

(2)羊水过多者。

(3)脐带过长者。

(4)胎先露部入盆困难者。

(5)胎位异常者,如肩先露、臀先露等。

(6)胎膜早破而胎先露未衔接者。

(7)脐带附着位置低或低置胎盘者。

三、护理措施

(一)常规护理

除产科常规护理外,还需注意协助孕妇取臀高位卧床休息,以缓解脐带受压。

(二)分娩方式的选择

1.脐带先露

若为经产妇,胎膜未破,宫缩良好,且胎心持续良好者,可在严密监护下经阴道分娩;若为初产妇或足先露、肩先露者,应行剖宫产术。

2.脐带脱垂

胎心尚好,胎儿存活者,应尽快娩出胎儿。对于宫口开全,胎先露部已达坐骨棘水平以下者,还纳脐带后行阴道助产术;若产妇宫口未开全,应立即协助产妇取头低臀高位,将胎先露部上推,还纳脐带,应用宫缩抑制剂,缓解脐带受压,严密监测胎心的同时尽快行剖宫产术。

(三)心理护理

(1)了解孕产妇及家属的心理状态,并予以心理支持,缓解其紧张、焦虑情绪。

(2)讲解脐带脱垂相关知识,以取得其对诊疗护理工作的配合。

四、健康指导

(1)教会孕妇自数胎动,以便早期发现胎动异常。

(2)督促其定期产前检查,妊娠晚期及临产后再次行超声检查。

五、注意事项

脐带脱垂为非常紧急的情况,一旦发现,应立即进行脐带还纳,并保持手在阴道内,直到胎儿娩出。

(祝在玉)

第六节　产　力　异　常

一、疾病概要

产力是以子宫收缩力为主,子宫收缩力贯穿于分娩全过程。在分娩过程中,子宫收缩的节律性,对称性及极性不正常或强度、频率发生改变时,称子宫收缩力异常,简称产力异常。子宫收缩力异常临床上分为子宫收缩乏力和子宫收缩过强两类,每类又分为协调性子宫收缩和不协调收缩性子宫收缩,具体分类见(图7-2)。

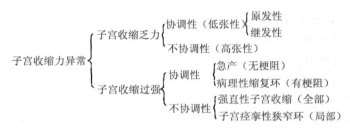

图 7-2　子宫收缩力异常的分类

二、子宫收缩乏力

(一)护理评估

1.病史

有头盆不称或胎位异常,胎儿先露部下降受阻;子宫壁过度伸展;多产妇子宫肌纤维变性;子宫发育不良或畸形;产妇精神紧张及过度疲劳;内分泌失调产妇体内雌激素、缩宫素、前列腺素、乙酰胆碱等分泌不足;过多应用镇静剂或麻醉剂等因素。

2.身心状况

(1)宫缩乏力:有原发性和继发性两种。原发性宫缩乏力是指产程开始就出现宫缩乏力,宫口不能如期扩张,胎先露部不能如期下降,导致产程延长;继发性宫缩乏力是指产程开始子宫收缩正常,只是在产程较晚阶段(多在活跃期后期或第二产程),子宫收缩转弱,产程进展缓慢甚至停滞。

协调性宫缩乏力(低张性宫缩乏力):子宫收缩具有正常的节律性、对称性和极性,但收缩力弱,宫腔内压力低,表现为持续时间短,间歇期长且不规律,宫缩<2次/10分钟。此种宫缩乏力,多属继发性宫缩乏力。协调性宫缩乏力时由于宫腔内压力低,对胎儿影响不大。

不协调性宫缩乏力(高张性宫缩乏力):子宫收缩的极性倒置,宫缩的兴奋点不是起自两侧宫角部,而是来自子宫下段的一处或多处冲动,子宫收缩波由下向上扩散,收缩波小而不规律,频率高,节律不协调;宫腔内压力虽高,但宫缩时宫底部不强,而是子宫下段强,宫缩间歇期子宫壁也不完全松弛,表现为子宫收缩不协调,宫缩不能使宫口扩张,不能使胎先露部下降,属无效宫缩。

(2)产程延长:通过肛查或阴道检查,发现宫缩乏力导致异常(图7-3)。产程延长有以下7种。

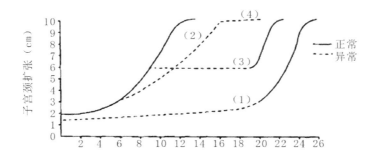

(1)潜伏期延长;(2)活跃期延长;(3)活跃期停滞;(4)第二产程延长

图 7-3　产程异常示意图

潜伏期延长:从临产规律宫缩开始至宫口扩张 3 cm 称潜伏期。初产妇潜伏期正常约需 8 小时,最大时限 16 小时,超过 16 小时称潜伏期延长。

活跃期延长:从宫口扩张 3 cm 开始至宫口开全称活跃期。初产妇活跃期正常约需 4 小时,最大时限 8 小时,超过 8 小时称活跃期延长。

活跃期停滞:进入活跃期后,宫口扩张无进展达 2 小时以上,称活跃期停滞。

第二产程延长:第二产程初产妇超过 2 小时,经产妇超过 1 小时尚未分娩,称第二产程延长。

第二产程停滞:第二产程达 1 小时胎头下降无进展,称第二产程停滞。

胎头下降延缓:活跃期晚期至宫口扩张 9～10 cm,胎头下降速度每小时少于 1 cm,称胎头下降延缓。

胎头下降停滞:活跃期晚期胎头停留在原处不下降达 1 小时以上,称胎头下降停滞。

以上 7 种产程进展异常,可以单独存在,也可以合并存在。当总产程超过 24 小时称滞产。

(3)对产妇的影响:由于产程延长可出现疲乏无力,肠胀气,排尿困难等,影响子宫收缩,严重时可引起脱水,酸中毒,低钾血症;由于第二产程延长,可导致组织缺血,水肿,坏死,形成膀胱阴道瘘或尿道阴道瘘;胎膜早破以及多次肛查或阴道检查增加感染机会;产后宫缩乏力影响胎盘剥离,娩出和子宫壁的血窦关闭,容易引起产后出血。

(4)对胎儿的影响:协调性宫缩乏力容易造成胎头在盆腔内旋转异常,使产程延长,增加手术产机会,对胎儿不利。不协调性宫缩乏力,不能使子宫壁完全放松,对子宫胎盘循环影响大,胎儿在子宫内缺氧,容易发生胎儿窘迫。胎膜早破易造成脐带受压或脱垂,造成胎儿窘迫甚至胎死宫内。

(二)护理诊断

1.疼痛

腹痛与不协调性子宫收缩有关。

2.有感染的危险

感染与产程延长、胎膜破裂时间延长有关。

3.焦虑

焦虑与担心自身和胎儿健康有关。

4.潜在并发症

胎儿窘迫,产后出血。

(三)护理目标

(1)疼痛减轻,焦虑减轻,情绪稳定。

(2)未发生软产道损伤、产后出血和胎儿缺氧。

(3)新生儿健康。

(四)护理措施

首先配合医师寻找原因,估计不能经阴道分娩者遵医嘱做好剖宫产术准备。或阴道分娩过程中应做好助产的准备。估计能经阴道分娩者应实施下列护理措施。

1.加强产时监护,改善产妇全身状况

加强产程观察,持续胎儿电子监护。第一产程应鼓励产妇多进食,必要时静脉补充营养;避免过多使用镇静药物,注意及时排空直肠和膀胱。

2.协助医师加强宫缩

(1)协调性宫缩乏力应实施下列措施:①人工破膜:宫口扩张 3 cm 或 3 cm 以上,无头盆不称,胎头已衔接者,可行人工破膜。②缩宫素静脉滴注:适用于协调性宫缩乏力,宫口扩张3 cm,胎心良好,胎位正常,头盆相称者。使用方法和注意事项如下:取缩宫素 2.5 U 加入 5% 葡萄糖液 500 mL 内,使每滴糖液含缩宫素 0.33 mU,从 4～5 滴/分即每分钟 12～15 mU,根据宫缩强弱进行调整,通常不超过 30～40 滴,维持宫缩为间歇时间 2～3 分钟,持续时间 40～60 秒。对于宫缩仍弱者,应考虑到酌情增加缩宫素剂量。在使用缩宫素时,必须有专人守护,严密观察,应注意观察产程进展,监测宫缩、听胎心率及测量血压。

(2)不协调性宫缩乏力应调节子宫收缩,恢复其极性。要点:①给予强镇静剂哌替啶100 mg,或地西泮 10 mg 静脉推注,不协调性宫缩多能恢复为协调性宫缩。②在宫缩恢复为协调性之前,严禁应用缩宫素。③若经处理,不协调性宫缩未能得到纠正,或伴有胎儿窘迫征象,或伴有头盆不称,均应行剖宫产术。④若不协调性宫缩已被控制,但宫缩仍弱时,可用协调性宫缩乏力时加强宫缩的各种方法处理。

3.预防产后出血及感染

破膜 12 小时以上应给予抗生素预防感染。当胎儿前肩娩出时,给予缩宫素 10～20 U 静脉滴注,使宫缩增强,促使胎盘剥离与娩出及子宫血窦关闭。

(五)护理教育

应对孕妇进行产前教育,使孕妇了解分娩是生理过程,增强其对分娩的信心。分娩前鼓励多进食,必要时静脉补充营养;避免过多使用镇静药物,注意检查有无头盆不称等,均是预防宫缩乏力的有效措施;注意及时排空直肠和膀胱,必要时可行温肥皂水灌肠及导尿。

三、子宫收缩过强

(一)护理评估

1.协调性子宫收缩过强(急产)

子宫收缩的节律性,对称性和极性均正常,仅子宫收缩力过强、过频。若产道无阻力,宫口迅速开全,分娩在短时间内结束,总产程不足 3 小时,称急产。经产妇多见。

对产妇及胎儿新生儿的影响:宫缩过强过频,产程过快,可致初产妇宫颈,阴道以及会阴撕裂伤;接产时来不及消毒可致产褥感染;胎儿娩出后子宫肌纤维缩复不良,易发生胎盘滞留或产后出血;宫缩过强,过频影响子宫胎盘血液循环,胎儿在宫内缺氧,易发生胎儿窘迫,新生儿窒息甚至死亡;胎儿娩出过快,胎头在产道内受到的压力突然解除,可致新生儿颅内出血;接产时来不及消毒,新生儿易发生感染;若坠地可致骨折、外伤。

2.不协调性子宫收缩过强

由于分娩发生梗阻或不适当地应用缩宫素,粗暴地进行阴道内操作或胎盘早剥血液浸润子宫肌层等因素造成。引起宫颈内口以上部分的子宫肌层出现强直性痉挛性收缩,宫缩间歇期短或无间歇。产妇烦躁不安,持续性腹痛,拒按。胎位触不清,胎心听不清。有时可出现病理缩复环,血尿等先兆子宫破裂征象。子宫壁局部肌肉呈痉挛性不协调性收缩形成的环状狭窄,持续不放松,称子宫痉挛性狭窄环。狭窄环可发生在宫颈,宫体的任何部分,多在子宫上下段交界处,也可在胎体某一狭窄部,以胎颈,胎腰处常见。

(二)护理措施

(1)有急产史的孕妇,在预产期前1~2周不应外出远走,以免发生意外,有条件应提前住院待产。临产后不应灌肠,提前做好接产及抢救新生儿窒息的准备。胎儿娩出时,勿使产妇向下屏气。若急产来不及消毒及新生儿坠地者,新生儿应肌内注射维生素 K_1 10 mg 预防颅内出血,并尽早肌内注射精制破伤风抗毒素 1 500 U。产后仔细检查软产道,若有撕裂应及时缝合。若属未消毒的接产,应给予抗生素预防感染。

(2)确诊为强直性宫缩,应及时给予宫缩抑制剂,如 25% 硫酸镁 20 mL 加入 5% 葡萄糖液 20 mL 内缓慢静脉推注(不少于 5 分钟)。若属梗阻性原因,应立即行剖宫产术。若仍不能缓解强直性宫缩,应行剖宫产术。

(3)子宫痉挛性狭窄环,应认真寻找导致子宫痉挛性狭窄环的原因,及时纠正,停止一切刺激,如禁止阴道内操作,停用缩宫素等。若无胎儿窘迫征象,给予镇静剂,也可给予宫缩抑制剂,一般可消除异常宫缩。

(4)经上述处理,子宫痉挛性狭窄环不能缓解,宫口未开全,胎先露部高,或伴有胎儿窘迫征象,均应立即行剖宫产术。若胎死宫内,宫口已开全,可行乙醚麻醉,经阴道分娩。

(祝在玉)

第七节　产道异常

产道是胎儿经阴道娩出时必经的通道,包括骨产道及软产道。产道异常可使胎儿娩出受阻,临床上以骨产道异常多见。

一、骨产道异常

(一)疾病概要

骨盆是产道的主要构成部分,其大小和形状与分娩的难易有直接关系。骨盆结构形态异常,或径线较正常为短,称为骨盆狭窄。

1.骨盆入口平面狭窄

我国妇女状况常见有单纯性扁平骨盆和佝偻病性扁平骨盆两种类型。狭窄分级见表 7-1。

表 7-1　骨盆入口狭窄分级

分级	狭窄程度	分娩方式选择
1 级临界性狭窄（临床常见）	骶耻外径 18 cm 入口前后径 10 cm	绝大多数可经阴道分娩
2 级相对狭窄（临床常见）	骶耻外径 16.5～17.5 cm 入口前后径 8.5～9.5 cm	需经试产后才能决定可否阴道分娩
3 级绝对狭窄	骶耻外径≤16.0 cm 入口前后径≤8.0 cm	必须剖宫产结束分娩

2.中骨盆及出口平面狭窄

我国妇女状况常见有漏斗骨盆和横径狭窄骨盆两种类型。狭窄分级见表 7-2。

表 7-2　骨盆中骨盆及出口狭窄分级

分级	狭窄程度	分娩方式选择
1 级临界性狭窄	坐骨棘间径 10 cm 坐骨结节间径 7.5 cm	根据头盆适应情况考虑可否经阴道分娩。不宜试产，考虑助产或剖宫产结束分娩。
2 级相对狭窄	坐骨棘间径 8.5～9.5 cm 坐骨结节间径 6.0～7.0 cm	
3 级绝对狭窄	坐骨棘间径≤8.0 cm 坐骨结节间径≤5.5 cm	

3.骨盆三个平面狭窄

骨盆三个平面狭窄称为均小骨盆。骨盆形状正常，但骨盆入口、中骨盆及出口平面均狭窄，各径线均小于正常值 2 cm 或以上，多见于身材矮小、体型匀称妇女。

4.畸形骨盆

畸形骨盆见于小儿麻痹后遗症、先天性畸形、长期缺钙、外伤以及脊柱与骨盆关节结核病等。骨盆变形，左右不对称，骨盆失去正常形态称畸形骨盆。

（二）护理评估

1.病史

询问孕妇幼年有无佝偻病、脊髓灰质炎、脊柱和髋关节结核以及外伤史。对经产妇，应了解既往有无难产史及其发生原因，新生儿有无产伤等。

2.身心状态

（1）骨盆入口平面狭窄的临床表现。①胎头衔接受阻：若入口狭窄时，即使已经临产而胎头仍未入盆，经检查胎头跨耻征阳性。胎位异常如臀先露，颜面位或肩先露的发生率是正常骨盆的 3 倍。②临床表现为潜伏期及活跃期早期延长：若已临产，根据骨盆狭窄程度，产力强弱，胎儿大小及胎位情况不同，临床表现也不尽相同。

（2）中骨盆平面狭窄的临床表现。①胎头能正常衔接：潜伏期及活跃期早期进展顺利。当胎头下降达中骨盆时，由于内旋转受阻，胎头双顶径被阻于中骨盆狭窄部位之上，常出现持续性枕横位或枕后位。同时出现继发性宫缩乏力,活跃期后期及第二产程延长甚至第二产程停滞。②中骨盆狭窄的临床表现:当胎头受阻于中骨盆时,有一定可塑性的胎头开始变形,颅骨重叠,胎头受压,使软组织水肿,产瘤较大,严重时可发生脑组织损伤,颅内出血及胎儿宫内窘迫。若中骨盆狭窄程度严重,宫缩又较强,可发生先兆子宫破裂及子宫破裂,强行阴道助产,可导致严重软产道裂伤及新生儿产伤。

(3)骨盆出口平面狭窄的临床表现:骨盆出口平面狭窄与中骨盆平面狭窄常同时存在。若单纯骨盆出口平面狭窄者,第一产程进展顺利,胎头达盆底受阻,胎头双顶径不能通过出口横径。强行阴道助产,可导致软产道,骨盆底肌肉及会阴严重损伤。

3.检查

(1)一般检查:测量身高,孕妇身高 145 cm 应警惕均小骨盆。观察孕妇体型,步态有无跛足,有无脊柱及髋关节畸形,米氏菱形窝是否对称,有无尖腹及悬垂腹等。

(2)腹部检查。①腹部形态:观察腹型,尺测子宫长度及腹围,预测胎儿体重,判断能否通过骨产道。②胎位异常:骨盆入口狭窄往往因头盆不称,胎头不易入盆导致胎位异常,如臀先露、肩先露。③估计头盆关系:正常情况下,部分初孕妇在预产期前 2 周,经产妇于临产后,胎头应入盆。如已临产,胎头仍未入盆,则应充分估计头盆关系。检查头盆是否相称的具体方法:孕妇排空膀胱,仰卧,两腿伸直。检查者将手放在耻骨联合上方,将浮动的胎头向骨盆腔方向推压。若胎头低于耻骨联合前表面,表示胎头可以入盆,头盆相称,称胎头跨耻征阴性;若胎头与耻骨联合前表面在同一平面,表示可疑头盆不称,称胎头跨耻征可疑阳性;若胎头高于耻骨联合前表面,表示头盆明显不称,称胎头跨耻征阳性。图 7-4 为头盆关系检查。

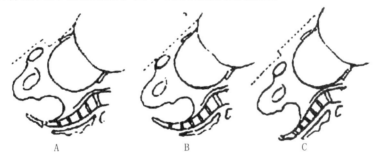

图 7-4　头盆关系检查

A.头盆相称;B.头盆可能不称;C.头盆不称

(3)骨盆测量:①骨盆外测量:骨盆外测量各径线<正常值 2 cm 或以上为均小骨盆。骶耻外径<18 cm 为扁平骨盆。坐骨结节间径<8 cm,耻骨弓角度<90°,为漏斗骨盆。骨盆两侧径(以一侧髂前上棘至对侧髂后上棘间的距离)及同侧(从髂前上棘至同侧髂后上棘间的距离)直径相差大于 1 cm 为偏斜骨盆。②骨盆内测量:骨盆外测量发现异常,应进行骨盆内测量。对角径<11.5 cm,骶岬突出为骨盆入口平面狭窄,属扁平骨盆。中骨盆平面狭窄及骨盆出口平面狭窄往往同时存在,应测量骶骨前面弯度,坐骨棘间径,坐骨切迹宽度。若坐骨棘间径<10 cm,坐骨切迹宽度<2 横指,为中骨盆平面狭窄。若坐骨结节间径<8 cm,应测量出口后矢状径及检查骶尾关节活动度,估计骨盆出口平面的狭窄程度。若坐骨结节间径与出口后矢状径之和<15 cm,为骨盆出口狭窄。图 7-5 为"对角径"测量法。

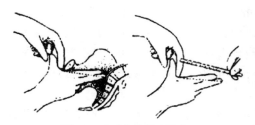

图 7-5 "对角径"测量法

(三)护理诊断

1.恐惧

恐惧与分娩结果未知及手术有关。

2.有新生儿受伤的危险

受伤与手术产有关。

3.有感染的危险

感染与胎膜早破有关。

4.潜在并发症

失血性休克。

(四)护理目标

(1)产妇恐惧感减轻。

(2)孕产妇及新生儿未出现因护理不当引起并发症。

(五)护理措施

1.心理支持及一般护理

在分娩过程中,应安慰产妇,使其精神舒畅,信心倍增,保证营养及水分的摄入,必要时补液。还需注意产妇休息,要监测宫缩强弱,应勤听胎心,检查胎先露部下降及宫口扩张程度。

2.执行医嘱

(1)明确狭窄骨盆类别和程度,了解胎位,胎儿大小,胎心率,宫缩强弱,宫口扩张程度,破膜与否,结合年龄,产次,既往分娩史进行综合判断,决定分娩方式。

(2)骨盆入口平面狭窄在临产前或在分娩发动时有下列情况时实施剖宫产术。①明显头盆不称(绝对性骨盆狭窄):骶耻外径≤16.0 cm,骨盆入口前后径≤8.0 cm,胎头跨耻征阳性者。若胎儿死亡,如骨盆入口前后径<6.5 cm 时,虽碎胎也不能娩出,必须剖宫。②轻度狭窄,同时具有下列情况者:胎儿大、胎位异常、高龄初产妇、重度妊高征及胎儿珍贵患者。③屡有难产史且无一胎儿存活者。

(3)试产:骨盆入口平面狭窄属轻度头盆不称(相对性骨盆狭窄):骶耻外径 16.5~17.5 cm,骨盆入口前后径 8.5~9.5 cm,胎头跨耻征可疑阳性。足月活胎体重<3 000 g,胎心率和产力正常,可在严密监护下进行试产。试产时应密切观察宫缩、胎心音及胎头下降情况,并注意产妇的营养和休息。如宫口渐开大,儿头渐下降入盆,即为试产成功,多能自产,必要时可用负压吸引或产钳助产。若宫缩良好,经 2~4 小时(视头盆不称的程度而定)胎头仍不下降、宫口扩张迟缓或停止扩张者,表明试产失败,应及时行剖宫产术结束分娩。若试产时出现子宫破裂先兆或胎心音有改变,应从速剖宫,并发宫缩乏力、胎膜早破及持续性枕后位者,也以剖宫为宜。如胎儿已死,则以穿颅为宜。

(4)中骨盆及骨盆出口平面狭窄的处理:中骨盆狭窄者,若宫口已开全,胎头双顶径下降至坐骨棘水平以下时,可采用手法或胎头吸引器将胎头位置转正,再行胎头吸引术或产钳术助产;若胎头双顶径阻滞在坐骨棘水平以上时,应行剖宫产术。

出口狭窄多伴有中骨盆狭窄。出口是骨产道最低部位,应慎重选择分娩方式。出口横径<7 cm时,应测后矢状径,即自出口横径的中心点至尾骨尖的距离。如横径与后矢状径之和>15 cm,儿头可通过,大都须作较大的会阴切开,以免发生深度会阴撕裂。如二者之和<15 cm,则胎头不能通过,需剖宫或穿颅。

(5)骨盆三个平面狭窄的处理:若估计胎儿不大,胎位正常,头盆相称,宫缩好,可以试产,通常可通过胎头变形和极度俯屈,以胎头最小径线通过骨盆腔,可能经阴道分娩。若胎儿较大,有明显头盆不称,胎儿不能通过产道,应尽早行剖宫产术。

(6)畸形骨盆的处理:根据畸形骨盆种类,狭窄程度,胎儿大小,产力等情况具体分析。若畸形严重,明显头盆不称者,应及时行剖宫产术。

3.其他

预防并发症及加强新生儿护理

二、软产道异常

软产道异常亦可引起难产,软产道包括子宫下段、宫颈、阴道及外阴。软产道异常所致的难产少见,容易被忽视。应于妊娠早期常规行双合诊检查,以了解外阴、阴道及宫颈情况,以及有无盆腔其他异常等,具有一定临床意义。

(一)外阴异常

有会阴坚韧、外阴水肿、外阴瘢痕等。

(二)阴道异常

有阴道横隔、阴道纵隔、阴道狭窄、阴道尖锐湿疣、阴道囊肿和肿瘤等。

(三)宫颈异常

有宫颈外口黏合、宫颈水肿、宫颈坚韧常见于高龄初产妇、宫颈瘢痕、宫颈癌、宫颈肌瘤、子宫畸形等。

(四)盆腔肿瘤

有子宫肌瘤或卵巢肿瘤等。

(祝在玉)

第八节 胎位异常

一、概要

胎位异常是造成难产的常见因素之一。最常见的异常胎位为臀位,占 3%~4%。本节仅介绍持续性枕后位、枕横位、臀先露、肩先露。

（一）持续性枕后位、枕横住

在分娩过程中，胎头以枕后位或枕横位衔接。在下降过程中，胎头枕部因强有力宫缩绝大多数能向前转，转成枕前位自然分娩。仅有 5％～10％胎头枕骨持续不能转向前方，直至分娩后期仍位于母体骨盆后方或侧方，致使分娩发生困难者，称持续性枕后位或持续性枕横位。国外报道发病率均为 5％左右。

（二）臀先露

臀先露是最常见的异常胎位，占妊娠足月分娩总数的 3％～4％，多见于经产妇。臀先露以骶骨为指示点，有骶左前、骶左横、骶左后、骶右前、骶右横、骶右后 6 种胎位。根据胎儿两下肢所取姿势，分为 3 类：单臀先露或腿直臀先露，最多见；完全臀先露或混合臀先露，较多见；不完全臀先露或足位，较少见。

（三）肩先露

胎体纵轴与母体纵轴相垂直为横产式。胎体横卧于骨盆入口之上，先露部为肩，称肩先露，又称横位，占妊娠足月分娩总数的 0.25％，是一种对母儿最不利的胎位。胎儿极小或死胎浸软极度折叠后才能自然娩出外，正常大小的足月胎儿不可能从阴道自产。根据胎头在母体左或右侧和胎儿肩胛朝向母体前或后方，有肩左前、肩左后、肩右前、肩右后 4 种胎位。

二、护理评估

（一）病史

骨盆形态、大小异常是发生持续性枕后位、枕横位的重要原因。胎头俯屈不良、子宫收缩乏力、头盆不称、前置胎盘、膀胱充盈、子宫下段宫颈肌瘤等均可影响胎头内旋转，形成持续性枕横位或枕后位。

肩先露与臀先露发生原因相似有：①胎儿在宫腔内活动范围过大，如羊水过多、经产妇腹壁松弛以及早产儿羊水相对过多，胎儿容易在宫腔内自由活动形成臀先露。②胎儿在宫腔内活动范围受限，如子宫畸形、胎儿畸形等。③胎头衔接受阻，如狭窄骨盆，前置胎盘易发生。

（二）身心状况与检查

1.持续性枕后位、枕横位

（1）表现：临产后胎头衔接较晚及俯屈不良，常导致协调性宫缩乏力及宫口扩张缓慢，产妇自觉肛门坠胀及排便感，致使宫口尚未开全时过早使用腹压。持续性枕后位常致活跃期晚期及第二产程延长。

（2）腹部检查：在宫底部触及胎臀，胎背偏向母体后方或侧方，在对侧明显触及胎儿肢体。若胎头已衔接，有时可在胎儿肢体侧耻骨联合上方扪到胎儿颏部。胎心在脐下一侧偏外方听得最响亮，枕后位时因胎背伸直，前胸贴近母体腹壁，胎心在胎儿肢体侧的胎胸部位也能听到。

（3）肛门检查或阴道检查：当肛查宫口部分扩张或开全时，若为枕后位，感到盆腔后部空虚，查明胎头矢状缝位于骨盆斜径上。前囟在骨盆右前方，后囟（枕部）在骨盆左后方则为枕左后位，反之为枕右后位。查明胎头矢状缝位于骨盆横径上，后囟在骨盆左侧方，则为枕左横位，反之为枕右横位。当出现胎头水肿，颅骨重叠，囟门触不清时，需行阴道检查借助胎儿耳郭及耳屏位置及方向判定胎位，若耳郭朝向骨盆后方，诊断为枕后位；若耳郭朝向骨盆侧方，诊断为枕横位。

（4）B超检查：根据胎头颜面及枕部位置，能准确探清胎头位置以明确诊断。

（5）危害：①对产妇的影响有：胎位异常导致继发性宫缩乏力，使产程延长，常需手术助产，容易发生软产道损伤,增加产后出血及感染机会。若胎头长时间压迫软产道,可发生缺血坏死脱落,形成生殖道瘘。②对胎儿的影响有:第二产程延长和手术助产机会增多,常出现胎儿窘迫和新生儿窒息,使围生儿死亡率增高。

2.臀先露

(1)表现:孕妇常感肋下有圆而硬的胎头。常致宫缩乏力,宫口扩张缓慢,产程延长。

(2)腹部检查:子宫呈纵椭圆形,胎体纵轴与母体纵轴一致。在宫底部可触到圆而硬,按压时有浮球感的胎头。若未衔接,在耻骨联合上方触到不规则,软而宽的胎臀,胎心在脐左(或右)上方听得最清楚。衔接后,胎臀位于耻骨联合之下,胎心听诊以脐下最明显。

(3)肛门检查及阴道检查肛门检查时,触及软而不规则的胎臀或触到胎足、胎膝(图7-6、图7-7)。

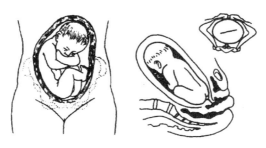

图 7-6　臀先露检查示意图

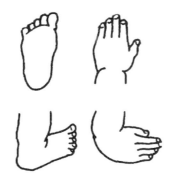

图 7-7　胎手与胎足的鉴别

(4)B超检查:可明确诊断,能准确探清臀先露类型以及胎儿大小,胎头姿势等。

(5)危害。①对产妇的影响:容易发生胎膜早破或继发性宫缩乏力,使产后出血与产褥感染的机会增多,容易造成宫颈撕裂甚至延及子宫下段。②对胎儿及新生儿的影响:胎臀高低不平,对前羊膜囊压力不均匀,常致胎膜早破,发生脐带脱垂是头先露的10倍,脐带受压可致胎儿窘迫甚至死亡;胎膜早破,使早产儿及低体重儿增多。后出胎头牵出困难,常发生新生儿窒息,臂丛神经损伤及颅内出血。

3.肩先露

(1)表现:分娩初期,因先露部高,不能紧贴子宫下段及宫颈内口,缺乏直接刺激,容易发生宫缩乏力;由于先露部不能紧贴骨盆入口,致前后羊水沟通,当宫缩时,宫颈口处胎膜所承受的压力很大,胎肩对宫颈压力不均,容易发生胎膜破裂及脐带脱垂。破膜后羊水迅速外流,胎儿上肢或脐带容易脱出，导致胎儿窘迫甚至死亡。羊水流出后，胎体紧贴宫壁，宫缩转强，胎肩被挤入盆腔，胎臂可脱出于阴道口外，而胎头和胎体则被阻于骨盆入口之上，称为"忽略性横位。"此时由于羊水流失殆尽，子宫不断收缩，上段越来越厚，下段异常伸展变薄，出现"病理性缩复环"，可导致子宫破裂。由于失血、感染及水、电解质发生紊乱等，可严重威胁产妇生命，多数胎儿因缺氧而死亡。有时破膜后，分娩受阻，子宫呈麻痹状态，产程延长，常并发严重宫腔感染。

（2）腹部检查：外形呈横椭圆形，子宫底部较低，耻骨联合上方空虚，在腹部一侧可触到大而硬的胎头，对侧为臀，胎心在脐周两旁最清晰。子宫呈横椭圆形，子宫长度低于妊娠周数，子宫横径宽。宫底部及耻骨联合上方较空虚，在母体腹部一侧触到胎头，另侧触到胎臀。肩前位时，胎背朝向母体腹壁，触之宽大平坦；肩后位时，胎儿肢体朝向母体腹壁，触及不规则的小肢体。胎心在脐周两侧最清楚。根据腹部检查多能确定胎位。

（3）肛门检查或阴道检查：在临产初期，先露部较高，不易触及，当宫口已扩开。由于先露部不能紧贴骨盆入口，致前后羊水沟通，当宫缩时，宫颈口处胎膜所承受的压力很大，易发生胎膜破裂及脐带或胎臂脱垂。胎膜未破者，因胎先露部浮动于骨盆入口上方，肛查不易触及胎先露部。若胎膜已破，宫口已扩张者，阴道检查可触到肩胛骨或肩峰，肋骨及腋窝。肩胛骨朝向母体前或后方，可决定肩前位或肩后位。例如，胎头在母体右侧，肩胛骨朝向后方，则为肩右后位。胎手若已脱出于阴道口外，可用握手法鉴别是胎儿左手或右手。

（4）B超检查：能准确探清肩先露，并能确定具体胎位。

三、护理诊断

（一）恐惧
恐惧与分娩结果未知及手术有关。
（二）有新生儿受伤的危险
受伤与胎儿缺氧及手术产有关。
（三）有感染的危险
感染与胎膜早破有关。
（四）潜在并发症
产后出血、子宫破裂、胎儿窘迫。

四、护理目标

（1）产妇恐惧感减轻，积极配合医护工作。
（2）孕产妇及新生儿未出现因护理不当引起并发症。
（3）产妇与家属对胎儿夭折能正确面对。

五、护理措施

（一）及早发现异常并纠正
妊娠期加强围产期保健，宣传产前检查，妊娠发现胎位异常者，配合医师进行纠正。28周以前臀位多能自行转成头位，可不予处理。30周以后仍为臀位者，应设法纠正。常用的矫正方法有以下几种。

1.胸膝卧位

让孕妇排空膀胱,松解裤带,做胸膝卧位姿势,每天 2 次,每次 15 分钟,使胎臀离开骨盆腔,有助于自然转正。为了方便进行早晚各做一次为宜,连做 1 周后复查。

2.激光照射或艾灸至阴穴

激光照射至阴穴,左右两侧各照射 10 分钟,每天 1 次,7 次为 1 个疗程,有良好效果。也可用艾灸条,每天 1 次,每次 15～20 分钟,5 次为 1 个疗程。1 周后复查 B 超。

3.外转胎位术

现已少用。腹壁较松子宫壁不太敏感者,可试外倒转术,将臀位转为头位。倒转时切勿用力过猛,亦不宜勉强进行,以免造成胎盘早剥。倒转前后均应仔细听胎心音。

(二)执行医嘱,协助做好不同方式分娩的一切准备

1.持续性枕后位、枕横位

在骨盆无异常,胎儿不大时,可以试产。试产时应严密观察产程,注意胎头下降,宫口扩张程度,宫缩强弱及胎心有无改变。

(1)第一产程:①潜伏期:需保证产妇充分营养与休息。若有情绪紧张,睡眠不好可给予哌替啶或地西泮。②活跃期宫口开大 3～4 cm,产程停滞除外头盆不称可行人工破膜;若产力欠佳,静脉滴注缩宫素。在试产过程中,出现胎儿窘迫征象,应行剖宫产术结束分娩。

(2)第二产程:若第二产程进展缓慢,初产妇已近 2 小时,经产妇已近 1 小时,应行阴道检查。当胎头双顶径已达坐骨棘平面或更低时,可先行徒手将胎头枕部转向前方;若转成枕前位有困难时,也可向后转成正枕后位,再以产钳助产。若以枕后位娩出时,需作较大的会阴后一斜切开。若胎头位置较高,疑有头盆不称,需行剖宫产术,中位产钳禁止使用。

(3)第三产程:因产程延长,容易发生产后宫缩乏力,胎盘娩出后应立即静脉注射或肌内注射子宫收缩剂,以防发生产后出血。有软产道裂伤者,应及时修补。新生儿应重点监护。产后应给予抗生素预防感染。

2.臀先露

臀位分娩的关键在于胎头能否顺利娩出,儿头娩出的难易,与胎儿与骨盆的大小以及与宫颈是否完全扩张有直接关系。对疑有头盆不称、高龄初产妇及经产妇屡有难产史者,均应仔细检查骨盆及胎儿的大小,常规作 B 超以进一步判断胎儿大小,排除胎儿畸形。未发现异常者,可从阴道分娩,如有骨盆狭窄或相对头盆不称(估计胎儿体重≥3 500 g),或足先露、胎膜早破、胎儿宫内窘迫、脐带脱垂者,以剖宫取胎为宜。因此应根据产妇年龄,胎产次,骨盆类型,胎儿大小,胎儿是否存活,臀先露类型以及有无合并症,于临产初期做出正确判断,决定分娩方式。

(1)择期剖宫产的指征:狭窄骨盆,软产道异常,胎儿体重≥3 500 g,胎儿窘迫,高龄初产,有难产史,不完全臀先露等,均应行剖宫产术结束分娩。

(2)决定经阴道分娩的处理。

1)第一产程:待产时应耐心等待,做好产妇的思想工作,以解除顾虑,产妇应侧卧,不宜站立走动,少作肛查,不灌肠,尽量避免胎膜破裂。勤听胎心音,一旦破膜,应立即听胎心。若胎心变慢或变快,应行肛查,必要时行阴道检查,了解有无脐带脱垂。若有脐带脱垂,胎心尚好,宫口未开全,为抢救胎儿,需立即行剖宫产术。若无脐带脱垂,可严密观察胎心及产程进展。若出现协调性宫缩乏力,应设法加强宫缩。

臀位接产的关键在于儿头的顺利娩出,而儿头的顺利娩出有赖于产道,特别是宫颈是否充分扩张。胎膜破裂后,当宫口开大 4~5 cm 时,儿臀或儿足出现于阴道口时,消毒外阴之后,用一消毒巾盖住,每次阵缩用手掌紧紧按住使之不能立即娩出,使用"堵"外阴方法。此法有利于后出胎头的顺利娩出。在"堵"的过程中,应每隔 10~15 分钟听胎心一次,并注意宫口是否开全。宫口已开全再堵易引起胎儿窘迫或子宫破裂。宫口近开全时,要做好接产和抢救新生儿窒息的准备。"堵"时用力要适当,忌用暴力,直到胎臀显露于阴道口,检查宫口确已开全为止。"堵"的时间一般需 0.5~1.0 小时,初产妇有时需堵 2~3 小时。

2)第二产程:臀位阴道分娩,有自然娩出、臀位助产及臀位牵引等 3 种方式。自然分娩系胎儿自行娩出;臀位助产是胎臀及胎足自行娩出后,胎肩及胎头由助产者牵出;臀位牵引系胎儿全部由助产者牵引娩出,为手术的一种,应有一定适应证。后者对胎儿威胁较大。接产前,应导尿排空膀胱。初产妇应做会阴切开术。3 种分娩方式分述如下:①自然分娩:胎儿自然娩出,不做任何牵拉。极少见,仅见于经产妇,胎儿小,宫缩强,骨盆腔宽大者。②臀助产术:当胎臀自然娩出至脐部后,胎肩及后出胎头由接产者协助娩出。脐部娩出后,一般应在 2~3 分钟娩出胎头,最长不能超过 8 分钟。后出胎头娩出有主张用单叶产钳,效果佳。③臀牵引术:胎儿全部由接产者牵拉娩出,此种手术对胎儿损伤大,一般情况下应禁止使用。

3)第三产程:产程延长易并发子宫收缩乏力性出血。胎盘娩出后,应肌内注射缩宫素或麦角新碱,防止产后出血。行手术操作及有软产道损伤者,应及时检查并缝合,给予抗生素预防感染。

3.肩先露

妊娠期发现肩先露应及时矫正。可采用胸膝卧位,激光照射(或艾灸)至阴穴。上述矫正方法无效,应试行外转胎位术转成头先露,并包扎腹部以固定胎头。若行外转胎位术失败,应提前住院决定分娩方式。

分娩期应根据产妇年龄、胎产次、胎儿大小、骨盆有无狭窄、胎膜是否破裂、羊水留存量、宫缩强弱、宫颈口扩张程度、胎儿是否存活、有无并发感染及子宫先兆破裂等决定分娩方式。

(1)足月活胎,对于有骨盆狭窄、经产妇有难产史、初产妇横位估计经阴道分娩有困难者,应于临产前行择期剖宫产术结束分娩。

(2)初产妇,足月活胎,临产后应行剖宫产术。如系经产妇,宫缩不紧,胎膜未破,仍可试外倒转术,若外倒转失败,也可考虑剖宫产。

(3)破膜后,立即做阴道检查,了解宫颈口扩张情况、胎方位及有无脐带脱垂等。如胎心好,宫颈口扩张不大,特别是初产妇有脐带脱垂,估计短时期内不可能分娩者,应即剖宫取胎。如为经产妇,宫颈口已扩张至 5 cm 以上,胎膜破裂不久,可在全麻麻醉下试做内倒转术,使横位变为臀位,待宫口开全后再行臀位牵引术。如宫口已近开全或开全,倒转后即可作臀牵引。

(4)破膜时间过久,羊水流尽,子宫壁紧贴胎儿,胎儿存活,已形成忽略性横位时,应立即剖宫取胎。如胎儿已死,可在宫颈口开全后做断头术,出现先兆子宫破裂或子宫破裂征象,无论胎儿死活,均应立即行剖宫产术。如宫腔感染严重,应同时切除子宫。

(5)胎儿已死,无先兆子宫破裂征象,若宫口近开全,在全麻下行断头术或碎胎术。

(6)胎盘娩出后应常规检查阴道、宫颈及子宫下段有无裂伤,并及时做必要的处理。如有血尿,应放置导尿管,以防尿瘘形成。产后用抗生素预防感染。

(7)临时发现横位产及无条件就地处理者,可给哌替啶 100 mg 或氯丙嗪 50 mg,设法立即转院,途中尽量减少颠簸,以防子宫破裂。

(祝在玉)

第八章

老年病护理

第一节　老年护理学概述

老年护理是以老年人群及其主要照顾者为服务对象提供护理服务的过程,指导老年护理实践的主要方法是护理程序。老年护理学是研究、诊断和处理老年人对自身存在和潜在的健康问题反应的学科。起源于现有的护理理论及生物学、心理学、社会学、健康政策等学科理论。重视老年护理的研究,为老年人提供个体化、专业化、普及化和优质化的护理服务是老年护理的主要任务。

一、老年护理的发展

20世纪20年代在国外开始出现了一门新兴学科——老年学,直到20世纪60年代才开始出现老年护理教育计划和教科书,从此老年护理在国外不断发展。

(一)国外老年护理的发展

世界各国老年护理发展状况不尽相同,各有特点,这与人口老龄化程度、国家经济水平、社会制度、护理教育发展等有关。老年护理作为一门学科最早出现于美国。1900年,老年护理作为一个独立的专业需要被确定下来。1961年美国护理协会设立老年护理专科小组,1966年晋升为"老年病护理分会",确立了老年护理专科委员会,老年护理真正成为护理学中一个独立的分支。从此,老年护理专业开始有较快的发展。1966年7月通过立法,美国老年人开始享有老年健康保障。1970年首次正式公布老年病护理执业标准,1975年开始颁发老年护理专科证书,同年,《老年护理杂志》诞生,"老年病护理分会"更名为"老年护理分会",服务范围也由老年患者扩大至老年人群。1976年美国护理学会提出发展老年护理学,关注老年人对现存的和潜在的健康问题的反应,从护理的角度和范畴执行业务活动。至此,老年护理显示出其完整的专业化发展历程。

自20世纪70年代以来,美国老年护理教育开始发展,特别是开展了老年护理实践的高等教育和训练,培养高级执业护士(APNs),具备熟练的专业知识技能和研究生学历,经过认证,能够以整体的方式处理老年人的复杂的照顾问题。高级执业护士包括老年病开业护士(GNPs)、老年病学临床护理专家(CNSs)。老年病开业护士在多种场所为老年人提供初级保健,社区卫生服务主要由开业护士来管理。老年病学护理专家具有对患者及其家庭方面丰富的临床经验,具有设计卫生和社会政策的专业知识,多数护理专家在医院内工作,作为多科医疗协作组的咨询顾问。并协助在职护士在医院、养老院或社区卫生代理机构之间建立联系。目前,在老年病护理专业训练中增加了老年精神病护理,老年精神病护理专家一般在医院、精神卫生中心和门诊部工作。美国护理协会每年为成千上万名护理人员颁发老年护理专科证书。在美国老年护理发展的影响下,许多国家的护理院校设置了老年护理课程,并开展了老年护理学硕士和博士教育。

1870年荷兰成立了第一支家居护理组织,以后家居护理在荷兰各地相继建立起来。德国的老年护理始于18世纪,1900年老年护理成为一种正式职业。英国1859年开始地段访问护理,19世纪末创建教区护理和家庭护理,1967年创办世界第一所临终关怀医院。

目前,欧洲是世界上人类寿命最长的地区,也是人口老化现象发生最早的地区。在北欧,瑞典人平均寿命已达80岁以上,位于该地区的瑞典、丹麦、芬兰等国政府和卫生行政机构非常重视老年护理服务,不仅投入相当数目的经费,还建立了完善的服务网络。如瑞典在20世纪90年代初期就建立了健康护理管理委员会(简称HCB),主要负责家庭护理、老人护理院及其他老年护理机构的事务,其中包括精神和智力残障老人的护理。

日本从1961年开始实行全民健康保健,实行按服务项目收费制度,以公司和社区为单位参加保险。虽然日本老年保健起步很晚,但是发展很快。日本1963年成立了老人养护院。1973年开始,65岁以及以上的老人医疗费用全部由政府承担。日本一系列老年保健措施被立法,如老年人健康检查制度、卧床老人功能锻炼康复以及家庭护理和访问指导等。1982年日本老年保健法建立。1983年完善了老年保健对策综合体系。1984年政府修订老年保健法,规定医疗费用10%由受益人承担。

针对全球人口老龄化趋势,1990年WHO提出健康老龄化战略。健康老龄化不仅体现为寿命跨度的延长,更重要的是生活质量的提高。健康老龄化使老年护理的内涵发生了重大转变,即护理对象从个体老年患者扩大到全体老年人;护理内容从老年疾病的临床护理扩大到全体老年人的生理、心理、社会、生活能力和预防保健;工作范围从医院扩展到了社会、社区和家庭。护理模式由"以患者为中心的整体护理模式"转向了"以人为中心、以健康为中心的全人护理模式"。许多发达国家如日本,已经把"提高老年人的生活质量"作为老年护理的最终和最高目标,同时也作为老年护理活动效果评价的一个有效判断标准。

(二)中国老年护理的发展

中国老年医疗强身、养生活动已有3 000多年历史,但作为现代科学研究,中国老年学与老年医学研究开始于20世纪50年代中期,比起国际老年学发展,我国起步并不算晚,但由于"十年动乱"所致护理事业的停滞与倒退,严重影响了老年护理学的发展。直到1977年后老年护理得以再一次复生,尤其是20世纪80年代以来,中国政府对老年工作十分关注,在加强领导、人力配备、政策指引、机构发展、国内外交流、人才培养和科研等方面,各级政府都给予了关心和支持。成立了中国老龄问题委员会,建立了老年学和老年医学研究机构,促进了我国老年学的发展,老年护理也随之提到我国护理工作的正式议事日程。

从1977年至今,中国老年护理体系的雏形是:医院的老年人护理,如综合性医院设的老年病科,主要以专科系统划分病区,按专科管理患者。此外,老年病专科医院的设立,如按病情分阶段管理划分病区,即急性阶段——加强治疗护理;恢复阶段——加强康复护理;慢性阶段——加强生活护理;终末阶段——加强以心理护理及家属护理为主的临终关怀护理。另外老年护理医院的设立也适应了我国城市人口老龄化的需要。

从 1984 年起,北京、湖南、上海、广州等地相继成立了老年病医院,沿海城市的一些街道还成立了老年护理中心,对管理区域内的高龄病残、孤寡老人提供上门医疗服务,建立家庭病床,对老年重症患者建立档案,定期巡回医疗咨询,老人可优先入院接受治疗、护理一条龙和临终关怀服务。广西南宁市成立了老年护理中心,为老年患者提供治疗护理及陪视的全程护理服务,并把护理服务推向社会,走进每个有需求的家庭。

1988 年在天津成立了我国第一所临终关怀医院,1988 年在上海建立了第一所老年护理医院,1996 年 5 月中华护理学会倡导要发展和完善我国的社区老年护理,1997 年在上海成立老人护理院,随后深圳、天津等地成立了社区护理服务机构。

我国老年护理教育滞后,专业人才严重短缺,于 1994 年才增设社区护理学课程,1998 年以后,老年护理学课程才在华西医科大学等几所高等护理学院开设。《老年护理学》本科教材于 2000 年 12 月才正式出版。目前虽然增设了老年护理学以及相关的人文学科,但老年专科护士的培养仍是一片空白。从事社区护理和老年护理的护士学历低、人数少,且没有接受过社区护理和老年护理的系统教育,知识结构老化。因此,我国老年护理的专业人才严重短缺,高级专业人才更是奇缺。

面对老年学未来发展和趋势,我国老年护理发展还远远不能满足老年人的需求,老年护理教育明显后滞,从事老年护理专业人员的数量和质量远远不够。老年护理应及时适应新时期的变化,注意加强老年护理教育和专业老年护理人员的培养,开发老年护理设备,鉴国外先进经验,构建具有中国特色的老年护理理论与实践体系,满足老年护理工作的需要,满足人民卫生事业的需求,不断推进我国老年护理事业的发展。

二、中国老年护理发展的前景

随着我国老龄化进程的加快,将来从事老年医学的人才将走俏,保健医师、家庭护士也将成为热门人才。另外,专门为老人服务的护理人员的需求量也将增大。根据卫生健康委员会的统计,到 2015 年我国的护士数量将增加到 232.3 万人,平均年净增加 11.5 万人,这为学习护理专业的毕业生提供了广阔的就业空间。

我国养老服务市场供给缺口甚大。养老服务业作为新兴行业,具有广泛的社会需求和广阔的发展前景。根据调查,60 岁以上老年人口余寿中有平均 1/4 左右的时间处于肌体功能受损状态,需要不同程度的照料和护理。照此推算,我国约有 3 250 万老年人需要不同形式的长期护理。根据 2004 年《中国的社会保障状况和政策》白皮书公布,中国共有各类老年人社会福利机构 3.8 万个,床位 112.9 万张,平均每千名 60 岁以上的老年人拥有床位 8.4 张。而在发达国家养老床位数约为老年人口总数的 3% 至 5%。假如我国养老机构床位占老年人口的比重从现在的 0.84% 提高到发达国家目前的低限 3%,按入住老人与护理人员之比 3∶1 测算,即可提供 150 多万个就业岗位。

全国老龄委发[2006]7 号文件《中国老龄事业发展"十一五"规划》明确提出,鼓励吸引社会力量投资兴办不同档次的养老服务机构。支持信息服务、管理咨询、人才培训等社会中介机构的发展,鼓励社会力量开展以社区为基础的养老服务,逐步形成为老年人提供生活照料、医疗保健、康复护理、家政服务、心理咨询、文化学习、体育健身、娱乐休闲等综合性的服务网络,为居家老人提供优质、便捷的服务。积极推进方便老年人生活的基础设施建设,建立健全适应家庭养老和社会养老相结合的为老服务网络和满足老年人特殊需求的老年用品市场,进一步营造敬老、养老、助老的良好社会氛围,为实现"老有所养、老有所医、老有所教、老有所为、老有所学、老有所乐"的目标创造更为有利的社会条件,进一步为我国老年护理的前景创造了良好的氛围。

老年护理专业不仅在国内走俏,而且一直是国际上地位较高、薪水丰厚的职业之一。如护士在美国平均年薪达 5 万美元,而美国护士缺口达 30 万人。在澳洲,护士最容易找工作或获得升迁,同时,只要拥有了澳洲注册护士的资格,等于拿到了通向英联邦国家工作的"绿卡"。英、法、德等西方发达国家对护士均有许多优惠的政策,因此,有深厚的专业知识、较高的综合素质和流畅的国际交流语言的护士在国际上就业、发展前景十分广阔。目前,很多医院都设有老年门诊和涉外门诊,如果护理学人才在具备老年护理学、护理人际沟通、护理礼仪等专业知识外,还能具备一定的外语能力,就业选择将更为广阔。

三、老年护理人员应具备的素质

随着全球经济的发展和老年人口的急剧增加,老年人的问题越来越严重,各国对老年护理人员的需求量也越来越大。那么老年护理人员应该具备怎样的素质和如何提高老年护理人员的素质也迅速提到了理论研究日程上来。

(一)国外老年护理工作者的专业要求

在北欧,从事老年护理专业的工作者均需接受护理专业或社会工作专业的正规教育,一般具有本科以上学历。此外,护理专业毕业后还需接受 1 年以上的老年护理专科训练,而社会工作专业课程设置除了社会学等人文学科的相关课程外,还包括老年医学、精神伤残学、听力伤残学、沟通与交流、学习与健康等科目,主要为老年社会服务机构或老人护理中心培养经理人员。

(二)我国老年护理人员应具备的素质

老年护理工作者需要具备广泛的知识和敬业精神,将以老人护理为中心的观念贯彻始终,他们不仅在家庭访问、老人护理院等机构中完成专业的医护工作,还需与老年人及其家属建立良好的人际关系,给予必要的健康指导和介绍。老年人具有特殊的生理心理特点,因而从事老年护理工作的人员也应具备严格的素质。

1.观念的转变

由过去的单纯照顾老人向科学化、人文化转变。过去照顾老人在传统观念上不需要特殊知识、技能和态度,到现在过渡到正规护理,提前预防老年疾病和老年保健等方面。实际上老年护理学的发展在不断引导人们积极转变观念,并重新认识老年护理的重要性、特殊性及专业性。从业人员一定要熟悉老年护理学的特殊知识、技能和态度。通过宣传,让全社会都能认识到促进健康和预防疾病之间的关联性,大力宣传老年护理知识。转变观念有利于提高老年人进行自我保健和护理能力,从而达到提高自身生活质量的目的。

2.职业道德素质

(1)爱心:从事老年护理工作的护士首先要有爱心。和谐的护患关系,是老年患者满意的前提。人到暮年,会有一种孤独感,尤其是空巢家庭中的老人,这种心理状态更加明显。他们希望得到他人的关心、渴望亲情的温暖。面对患者的心理状态,护士的爱心远比护理技术显得更为重要。帮助患者维持良好的心理状态,需要针对老年患者的心理特点进行护理。护士要满腔热情地,态度和蔼地主动去关心、体贴患者。在与之交流过程中,要耐心聆听老人的倾诉,帮助老年患者提高认知水平。对不良心理状态进行疏通引导,鼓励患者学会自我调适,自我解脱,化解不良心理,梳理情绪,跳出孤独烦恼的圈子,促进患者心理健康,达到身心最佳状态。

(2)同情心:从事老年护理工作的护士必须要有一颗真诚、善良的同情心。否则对他人的事情就表现得麻木不仁。有了同情心,才能视患者如亲人,急患者所急,想患者所想,才会主动关心患者的疾苦。

(3)责任心:从事老年护理工作的护士还须有责任心。一个有高度责任感的护士,在工作中一丝不苟,善于发现问题,能预见疾病的潜在危险,老年人病程长、病情重而复杂。护理老年患者要一丝不苟,严格履行岗位职责,认真恪守"慎独"精神,用新知识、新方法、新技术指导自己的工作,在任何情况下均应自觉地对老年人健康负责。

(4)良好的沟通技巧和团队合作精神:老年护理的开展需要多学科的合作,因此护理人员必须具备良好的沟通技巧和团队合作精神,促进专业人员、老年人及其照顾者之间的沟通与配合,老人来自四面八方,有职位高低、病情轻重、自我护理能力和经济状况不同的特点,护理人员应时刻注意老年人的情感变化,在各种不同情况下给老年人提供个性化的护理。

3.业务素质

我国的老年护理专业教育与北欧相比有较大的差距,目前,几乎没有专门人才。要满足老龄化现状对老年护理服务的需求,除了在医学院校设置老年护理专业外,还要有计划地培养一批具有博、专兼备的专业知识,精益求精的老年专科护理工作者,只有这样才能做到全面考虑、处理问题,有重点地解决问题,帮助老年人实现健康方面的需求。

4.能力素质

具有准确、敏锐的观察能力、正确的判断力和良好的沟通能力是对护理人员的能力素质要求。老年人的机体代偿功能相对较差,健康状况复杂多变,因此要求老年护理人员能及时发现老年人问题与各种细微的变化,对老年人健康状况做出评估、判断,及早采取相应护理措施,保证护理质量。

四、老年护理执业标准

老年护理学科是护理学科中具有挑战性的专业,护理人员必须通过学校教育、在职教育、继续教育和岗前培训等增加老年护理的知识和技能。我国尚无老年护理的执业标准,目前参照美国老年护理的执业标准。这个标准是 1967 年由美国护理协会提出,1987 年修改而成。它是根据护理程序制订的,强调增加老年人的独立性及维持其最高程度的健康状态。具体要求如下。

(一)老年护理服务组织

所有的老年护理服务必须是有计划、有组织且是由护理人员执行管理。执行者必须具有学士以上学历且有老年护理及老年长期照料或急性救护机构的工作经验。

(二)老年护理理论

护理人员参与理论的发展和研究,护理人员以理论的研究及测试作为临床的基础,用理论指导有效的老年护理活动。

(三)收集资料

老人的健康状态必须定期、完整、详尽、正确且有系统的评估。在健康评估中所获得的资料可以和健康照护小组的成员分享,包括老人及其家属。

(四)护理诊断

护理人员使用健康评估资料来确定老年人存在的健康问题,提出护理诊断。

(五)护理计划及持续护理

护理人员与老人及参与老年人照护者中的适当人选共同制订护理计划。计划包括共同的目标、优先顺序、护理方式以及评价方法,以满足老人治疗性、预防性、恢复性和康复性需求。护理计划可协助老人达到及维持最高程度的健康、安宁、生活质量和平静的死亡,并帮助老人得到持续的照顾,即使老人转到不同地方也能获得持续照顾,且在必要时修改。

(六)护理措施

护理人员依据护理计划的指引提供护理措施,以恢复老人的功能性能力,并且预防合并症和残疾的发生。护理措施源自护理诊断且以老年护理理论为基础。

(七)护理评价

护理人员持续地评价老人和家属对护理措施的反应,并以此决定目标完成的进度和修正护理诊断和护理计划。

(八)医疗团队合作

护理人员与健康照顾小组成员合作,在各种不同的情况下给予老人照顾服务。小组成员定期开会以评价对老人及家属护理计划的有效性,并依需要的改变调整护理计划。

(九)护理研究

护理人员参与老年护理研究,以发展老人护理知识,宣传并在临床运用。

(十)护理伦理

护理人员依据"护理人员守则"作为伦理决策的指引。

(十一)专业成长

护理人员不仅对护理专业的发展负有责任,并对健康照护小组成员的成长有贡献。

(纪泉泉)

第二节　老年人的日常生活护理

老年人在衣、食、住、行或劳动、休息、娱乐等方面都有自己的特点。特别是离退休后生活规律被打破,清闲的生活、单调的环境、寂寞和孤独,容易形成不良的生活节律和生活方式,从而影响身心健康。有规律的生活有助于老年人健康长寿。因此,护理的目的是帮助老年人制订规律的日常生活计划,保持老年人良好的生活节律与提供良好的生活环境,从老年人生存的时间和空间上给予合理的安排,在满足老年人安全、舒适需要的前提下,最大限度地保持和促进老年人的日常生活功能。

一、维持正常的生活节律

(一)生活节律安排有序

老年人的生活节律受各自社会活动、生活经历和生活习惯、生理和心理老化的程度、健康状况、家庭情况和居住环境及交友情况的影响。协助老年人培养良好的生活节律应从离退休开始,每天的安排既要有内容,又要使老年人有舒适感。由于老年人的实际睡眠比中青年人相对减少,而坐、卧休息,听音乐,放松精神,抬高肢体,闭目养神相对多一些,所以,老年人要劳逸结合,休息是为更好地活动,活动又可以促进睡眠。老年人的活动有户外活动与户内活动,宜交替进行。老年人的户外活动有慢跑、散步、做体操、打太极拳、跳舞、旅游等;户内活动有看书、练书法、绘画、下棋、家务劳动等。老年人的饮食安排应少量多餐,在每天三次正餐的基础上,添加进餐次数补充所需营养。对有生活自理缺陷的老年人要有家人或他人的照顾,以增强老年人的安全感。同时,护理人员在护理过程中应注意以下事项。

(1)尊重老年人的生活习惯。

(2)帮助老年人建立和维持适合健康状况的生活节律。

(3)在尊重老年人行动自立的基础上提供协助。

(4)帮助老年人,建立丰富多彩的生活。

(5)力求使老年人在精神上感到安心和安全。

(二)合理用脑,延缓大脑老化

大脑如果不锻炼也会像人体其他器官一样发生"失用性萎缩",如反应迟钝、记忆力减退、精神不振等,加速老化。但是,大脑的可塑性大,只要合理用脑,多思考,自然就会延缓细胞萎缩,减慢老化的进程。研究表明,勤于用脑的人到 60 岁的思维能力仍像年轻人那样敏捷;而不愿动脑筋的人 40 岁就可能加速脑的衰退。从古至今因勤于用脑而长寿的老年人不胜枚举,如 96 岁的英国学者弗莱明,98 岁的英国医学科学家谢灵顿;我国 95 岁的哲学家冯友兰,101 岁的著名经济学家马寅初等。俗话说:"活到老,学到老",尽管到了老年,脑细胞有老化趋势,但科学家认为每个人使用的脑细胞很少,有很大一部分潜力未被开发,勤于用脑可促进神经细胞的发育,这种补偿可以增强脑功能,延缓大脑衰老速度。因此,人要从青年时就勤学习,多用脑,到了老年仍要坚持不懈积极地科学用脑,同时注意脑的保健,如供给大脑充足的营养、保证足够的睡眠、学习与运动相结合等,可使老年人的智力得到充分发挥,为社会多做贡献。

(三)培养良好的生活习惯

护理者应帮助和指导具有日常生活活动功能的老年人,养成良好的卫生习惯,克服不良行为方式,主动采取健康的生活方式。

1.根据季节调节起居活动

春季是万物生发、推陈出新的季节,要注意防寒保暖,早睡早起,吐故纳新。夏季天气炎热,要防暑取凉,晚睡早起;为了弥补夏季夜晚睡眠的不足,可以午睡 1 小时。秋季早晚温差大,要适当增加衣服,要早睡早起。冬季,气候寒冷干燥,要防寒保暖,早睡晚起。起床后应在花草树木多的地方活动,以舒筋散骨。

2.养成定时大便的习惯

老年人往往会出现功能性的便秘,因此,预防便秘比服药通便更为有效。

3.进行适量的运动

早上运动半小时,如打太极拳、步行等。

4.饮食应有规律

提倡在每天三次正餐的基础上适当增加进餐次数,定时定量,少食多餐,不暴饮暴食,注意补充营养。

5.注意清洁卫生

保持个人的清洁卫生,衣食住行都能自理。

二、提供良好的居室环境

老年人的居室最好朝南,冬暖夏凉。室内空间宽敞,陈设简洁明净,去除障碍物,切忌堆放杂物,便于活动。

(一)居室声音

门窗、墙壁隔音要好,以免外面噪声的影响。世界卫生组织提出,白天较理想的声音为35~40分贝,噪声强度过大将使人感觉喧闹、烦躁,引起不同程度的头晕、头痛、耳鸣、失眠等症状的发生。

(二)居室颜色

不要以脏了不显眼为理由而选择深暗的颜色,而应采用明快的暖色调为主,如淡黄、浅橘色、浅果绿或白色等,同时家具、窗帘、墙面、地面的颜色也起很大作用,避免采用带有刺激性的对比色调。

(三)居室的照明

照明设置要合理,老年人的视力减弱,暗适应时间延长,所以要选择采光好的房间,窗玻璃避免颜色过深,白天尽量采用自然光,保证足够的阳光射进室内,可让老年人感觉温暖、舒适,但阳光不要直射老年人的眼睛,以免引起眩晕。午睡要用窗帘遮挡光线。使用人工光源时,电灯开关高低合适,亮度的调节应适应老年人的不同需要。老年人活动时光线不能太暗,以免对老年人的视力、精神有影响,会使老年人感到疲惫不堪。走廊、卫生间、楼梯、居室的拐角处应保持一定的亮度,避免因老年人的视力障碍而跌到。夜晚睡眠时,可根据老年人的生活习惯开亮地灯或关灯,以利于睡眠。

(四)居室的温度和湿度

适宜的室内温度一般为(22±4)℃;也可根据个人习惯和具体情况,适当调节,但不宜过高或过低。

(1)夏天室温较高,老年人因散热不良可引起体温升高、血管扩张、脉搏增加,容易出现头晕等,严重者可导致中暑。因此,要经常通风散热,必要时可用风扇和空调以降低室温。

(2)冬天室温较低,有条件时可采用取暖器加热。在使用取暖器的过程中,往往会造成室内湿度过低,引起老年人口干舌燥,咽喉不适等,可在室内放一盆水,以保持室内湿度。

室内湿度以50%~60%为宜,湿度过低时,空气干燥,易引起呼吸道黏膜干燥、咽喉痛、口渴等;而湿度过高,空气潮湿,会感到闷热难受。因此,必须根据气候适当地调节湿度。当湿度过高时,可打开门窗,使空气流通,以降低室内湿度(如室外湿度大于室内湿度,则不宜打开门窗)。湿度过低时,可在地面上洒水,冬天可在火炉上加放水壶,使水蒸发,以提高室内湿度。

(五)保持室内空气新鲜

经常开窗通风,一般每天开窗换气2~3次,每次半小时左右。通风不良的应安装排风扇。窗户避免安装成推拉式,应该全扇可以推开,以利于通风。夏天可多开几扇窗,时间也可长一些,但中午最好关闭门窗,以免室外热空气进入。冬天开窗换气时间可短些,选择中午进行为佳。通风不仅可调节室内的温湿度,还可清除室内异味,降低室内空气中微生物的含量,以减少呼吸道疾病的传播机会。

(六)居室的安全设置

老年人存在的一个最大的安全问题是易跌倒,故居室不应安装门槛,以免绊倒老年人。墙壁上安装扶手,老年人经常使用的辅助器放在易取到的地方。地面和楼梯要防滑,可以在台阶、转角等处贴上防滑胶带;妥善处置电线和擦脚垫,防止绊倒和滑倒老年人。

（七）厕所和浴室

厕所和浴室是老年人使用频率高而又容易发生危险、意外的地方,所以设计要保证老年人不会发生跌倒的意外伤害。如地面应铺上防滑垫,便器为坐便式,旁边装有扶手、呼叫器。浴室温度要适宜老年人更衣等。

（八）舒适的床

老年人一般喜欢床靠窗边,但床不要安置在阳光直射的地方,防止光线刺激老年人的眼睛;不宜安置在有穿堂风的通道上,防止受风。床的高度合适,以老年人坐在床边,脚正好落地,站起时脚能用上力为宜。为防止老年人坠床,床边应有床档。对长期卧床生活尚能自理的老年人可选用带轮子的床旁桌。床铺应每天整理,每周定期更换清洁的被套和床单。

三、保持身体清洁卫生

清洁是维持和获得健康的重要保证,身体不洁净可以引起皮肤细菌繁殖,容易产生皮肤瘙痒、湿疹,使压疮恶化。清洁可清除身体表面污垢,防止病原微生物繁殖,促进血液循环,有利于身体健康。在日常生活中,由于老年人自理能力降低以及疾病的原因,无法满足自身清洁的需要,这对老年人生理和心理都会产生不良影响。因此,护理人员必须掌握清洁护理技术,协助和指导老年人注意口腔卫生和皮肤清洁,满足老年人清洁舒适的需要,以预防感染及并发症的发生。

（一）衣着卫生

老年人因各种功能下降,肌肉收缩能力下降,动作迟缓,机体热量减少,因此服装应选择轻、软、松紧适宜、保暖性好的衣料。由于各种织物的通气性、透温性、吸水性、保暖性等性能不一样,因此,在选择衣服时,不仅要注意卫生问题,还要外观庄重大方。如内衣以棉织品为好,外套可选用毛料或保暖性好的羽绒衣裤等。衣着的尺码要宽大些,穿着起来行动方便舒适。血压偏高或偏低的老年人,尤其不宜穿紧口衣服。老年人血液循环不好,应该注意下肢保暖。春秋季节气温一天数变,衣着要随之增减。

综合上述,老年人衣着的选择要注意以下几点。

(1)在尊重老年人习惯的基础上,注意衣服的款式要适合老年人参与社会活动。

(2)注意选择质地优良的布料做老年人衣服,一般选择柔软、有吸水性、不刺激皮肤、耐洗的布料,以棉制品为首选。

(3)老年人宜选用柔软、吸汗、合适的布鞋。不宜穿塑料底鞋,以免发生意外。袜子宜选用既透气又吸汗的棉线袜子。

(4)衣着色彩要注意选择柔和、不变色、容易观察到是否弄脏的色调。

(5)注意衣着的安全性与舒适性,如衣着大小要适中,过小影响血液循环,过大过长有容易绊倒以及做饭时有着火的危险。

(6)老年人由于肌腱松弛,动作幅度小,行动迟缓,衣服不适就会感到穿脱不便。因此,款式宜设计成老年人自己能穿脱、不妨碍活动、宽松、便于变换体位的样式。

（二）头发清洁

洗发可去除头皮屑、头垢等,可保持头发清洁,也可促进血液循环。每天清晨除梳头以外,要定期洗头,一般每周应洗发1~2次。洗发剂、护发素应根据个人发质的特点(干性、油性)选购和使用。皮脂分泌较多者可用温水、中性洗头液洗头;头皮和头发干燥者则清洁次数不宜过多,可用多脂皂清洗,用吹风机吹干头发后可涂以少许松发油。

(三)口腔卫生

建立良好的口腔卫生习惯,每天早、中、晚刷牙,在饭后的 3 分钟之内刷牙,每次刷 3 分钟。饭后漱口,清除就餐时积存的食物,减少口臭。有假牙者,用软毛刷加牙膏刷假牙的各个部位,用海绵加肥皂水洗更好,不会磨损假牙。睡眠时脱去假牙,用清水浸泡,同时要保持牙刷清洁,经常更换(每月换一把新牙刷为好),因牙刷使用时间长了可有多种细菌繁殖,对人体健康存在威胁。指导老年人使用牙线,不宜用牙签,因牙签易损伤牙龈。为了加强咀嚼活动,可经常嚼口香糖,这种简单的动作能加强面部活动,加速局部血液循环,促进新陈代谢,同时又能促进唾液的分泌,减少疾病。

(四)皮肤清洁

老年人的皮肤特点是皮肤逐渐老化,尤其是暴露部位的头面部以及四肢,皮肤出现皱纹、松弛和变薄,下眼皮出现"眼袋",皮肤干燥,多屑和粗糙。因此要勤梳洗、勤更衣,保持皮肤的清洁卫生。

(五)沐浴

老年人皮肤较干燥,沐浴不宜过于频繁。夏天出汗多时,可每天淋浴或擦浴 1 次,冬天应减少沐浴次数(每 7~10 天 1 次即可)。洗涤淋浴应用温水(不宜在饱餐后和饥饿时沐浴);要避免碱性肥皂的刺激,可选择沐浴露或香皂;特别注意皱褶部位,如腋下、肛门、外阴和乳房下的洗涤。在浴后可用一些润肤油保护皮肤,特别在冬春气候干燥时更要使用护肤品,以防水分蒸发、皮肤干裂。凡能自行洗澡者可用盆浴或淋浴,但应协助老年人做好准备,嘱咐老年人注意安全,勿反锁浴室门,以便家属可随时进入浴室观察情况。注意勿空腹沐浴。体质较弱的老年人,沐浴时必须有人协助。对长期卧床的老年人,家属要帮助进行床上擦浴。

(纪泉泉)

第三节 老年人的饮食与睡眠护理

老年人随着年龄的增长,对食物的消化和营养成分的吸收能力逐渐减退,因此合理的营养是减少疾病发生和延缓老化、保持生理功能和心理功能的健康、延长寿命的一个重要条件。老年人饮食的目的:①预防性饮食,即针对个体健康状况的营养补充性饮食,其目的是延缓衰老,增长寿命,应于青壮年时期就开始实施;②适合基本健康老年人代谢特征的饮食,其目的是较长期地保持身体的健康;③针对老年期疾病的饮食,作为辅助药物治疗,例如对肥胖或消瘦、高血压病或高脂血症、糖尿病或痛风、肾功能损害及心力衰竭的患者,均应给予相应的饮食疗法。老年人必须全面、适量、均衡地摄入营养,保证体内有足够的蛋白质、脂肪、糖类、纤维素、无机盐、维生素和多种微量元素。

一、老年人所需营养成分

(一)热量

人体对热量的需要,包括基础需要量及活动需要量的总和。老年人因体力活动减少,基础代谢逐渐减低,因此热量也应随之减低,故需要控制总热量,以免因脂肪组织增加,造成体重超过正常标准,使心脏和胃肠道的负荷加重。多数学者认为,热量的需要量随年龄的上升而递减,且男性需要量比女性高。世界卫生组织的热量建议量见表8-1。

表 8-1　不同性别老年人每天热量

年龄组	男性	女性
60~64 岁	2 380	1 900
65~74 岁	2 330	1 900
75 岁以上	2 100	1 810

1 kcal＝4.18 kJ。

按我国的生活习惯,一般以三餐较为合理,每天三餐热量的分配,以午餐为主,早餐和晚餐为次。比较合理的分配:每天总热量,早餐占 25％~30％,午餐占 40％~50％,晚餐占20％~25％。供热的主要营养素为糖类、蛋白质、脂肪。

(二)蛋白质

蛋白质是维持老年人健康所必需的成分,老年人蛋白质以分解代谢为主,血清中清蛋白减少,球蛋白增多,各种氨基酸减少,体内表现为负氮平衡。蛋白质的需要量以占总热量的20％~30％为宜。由于老年人对蛋白质的消化和利用降低,应选择优质且生理价值高的蛋白质。如大豆、乳类、虾、鱼类、瘦猪肉、羊肉、牛肉,作为蛋白质的主要来源,而动物内脏如心、肝、肾等因含较多的胆固醇,不适宜食用,其对肥胖和患心血管疾病的老年人不利。老年人每天每千克体重需蛋白质1.0~1.2 g。如老年人以素食为主时,每千克体重的蛋白质需要量应提高到1.3~1.5 g。

(三)脂肪

老年人因胰脂酶的产生减少或因肠黏膜对胆固醇吸收的降低,因而对脂肪的消化能力差。吸收也比较慢,并且吸收后也易在体内形成脂肪堆积。老年人膳食中的脂肪含量以占总热量的20％左右为宜。老年人应限制脂肪摄入,减少饱和脂肪酸及胆固醇的摄入,应选择一些含不饱和脂肪酸多的油脂,如菜籽油、豆油、花生油等植物性油脂,其中以菜籽油最好。老年人脂肪摄入量以每天 50 g 为宜。

(四)糖类

糖类即碳水化合物是体内热量的主要来源,是生命活动的必需物质。但随着年龄的增长,老年人活动量少,体力消耗少,胰腺功能减退或细胞间葡萄糖代谢的改变,对糖类代谢率降低。因此,对于肥胖和患有心血管疾病的老年人,应限制糖类的摄入量,每天供给量中以糖类占总热量的 50％~55％为宜。

(五)无机盐(矿物质)

无机盐是构成人体组织的重要材料,但老年人对矿物质的吸收能力减弱,常会引起不足。钙、磷、镁是骨骼和牙齿的重要成分,如摄入不足,可引起老年期的骨质疏松症。应进食奶类及奶制品、蔬菜、豆类、于果类(如核桃、花生)以及小虾米皮等高钙食物。一般每天钙的平均摄取量为17 mg/kg(体重)。以 50 kg 体重的老年人为例,则每天摄入量应为 850 mg。茶叶里含大量的氟,老年人多喝茶可增加氟的摄入,减少骨质疏松症的发生,有利于健康。磷、硫是组成蛋白质的成分。老年人铁储备降低,铁缺乏易导致缺铁性贫血。老年人要多吃一些含铁丰富的食物,如动物肝脏、禽蛋、豆类和某些蔬菜等。老年人锌缺乏时主要表现为味觉减退、食欲缺乏等,因此应当适当补充含锌的食物,如肉类、动物肝、鱼类、土豆、南瓜、茄子、萝卜、豆类、小麦等。硒、锌、铜、锰是对免疫有重要影响的微量元素,有刺激免疫球蛋白及抗体产生的作用和防癌、防止动脉硬化及防衰老的作用,如肉类、海藻类、面粉、黄豆、蘑菇、胡萝卜、香蕉、橙子等。微量元素铬和脂肪代谢有关,研究证明,铬可以延长动物的寿命,黑胡椒、动物肝、牛肉、面包、蕈类和啤酒等是铬的主要来源。

(六)维生素

维生素是人体维持正常生理功能必须从食物中获得的极微量的天然有机物。脂溶性维生素包括维生素 A、维生素 D、维生素 E、维生素 K;水溶性维生素包括维生素 C 及 B 族维生素。它们多是某些辅酶的组成部分,若缺乏就会发生各种症状。

1.维生素 A

缺乏时可使夜视功能降低,发生夜盲症;维生素 A 有维持黏膜和上皮细胞功能的作用,缺乏时则腺体分泌减少、皮肤干燥甚至角化;它能促进生长发育,增强免疫功能;有防止某些类型上皮肿瘤的发生和发展和对抗多种化学致癌物质的作用。维生素 A 主要存在于动物性食物中如牛奶、肉、动物肝(尤其是羊肝)、鸡蛋等。植物性食物中绿叶蔬菜及胡萝卜含有胡萝卜素,食入后在人体小肠及肝脏中能转化成维生素 A。

2.维生素 D

可促进钙和磷的吸收,缺乏时可造成骨质脱钙,引起骨软化症或骨质疏松症。维生素 D 存在于海鱼、动物肝脏和蛋黄、奶油中,人的皮肤中的 7-脱氧胆固醇经日光紫外线照射后可转化成维生素 D。

3.维生素 E

具有抗衰老和维持人类生殖功能的作用,对促进毛细血管增生、改善微循环、降低过氧化脂质、抑制血栓形成、防治动脉硬化和心血管疾病有一定作用。它广泛存在于动物性和植物性食物中,特别是豆类和植物油中含量较多。但长期大量补充可出现头痛、胃肠不适,视觉模糊及极度疲乏等中毒症状。

4.维生素 K

可促进凝血,也可促进肠的蠕动和分泌功能。菠菜、白菜、西红柿及动物肝脏中含量较丰富,正常人肠道内的细菌也可产生维生素 K。

5.B 族维生素

B 族维生素包括维生素 B_1、维生素 B_2、维生素 B_6、维生素 B_{12}、烟酸、泛酸、叶酸和胆碱等。B 族维生素能保持神经和肌肉系统的功能正常,是体内重要辅酶的组成成分。维生素 B_{12} 具有促进红细胞成熟的作用。烟酸、叶酸等促进细胞代谢,是维持皮肤和神经健康所必需的。它们存在于肉、蛋、奶、豆类、绿叶蔬菜及谷物中。缺乏维生素 B_1 时可引起脚气病,表现为以多发性末梢神经炎为主的干性脚气病,或以下肢水肿、右心扩大为主的湿性脚气病。膳食中长期缺乏维生素 B_2,可引起口角炎、唇炎、舌炎、皮脂溢出性皮炎等症状。

6.维生素 C

参与细胞间质胶原蛋白的合成,可降低毛细血管的脆性,防止老年血管硬化,并可扩张冠状动脉,降低血浆胆固醇;具有解毒作用,能治疗贫血,防治感冒,提高机体抵抗力及增强机体免疫功能和具有一定的亢癌作用。维生素 C 存在于新鲜蔬菜和水果中,如油菜、菠菜、柑橘、鲜枣、猕猴桃等。

（七）水、电解质和纤维

水是人体组成的重要成分,占体重的 50％～60％。随着年龄的增长,人体含水量逐渐减少。老年人每天饮水量应保持在 2 000 mL 左右(包括食物中水分),但老年人不宜过度饮水,以防心、肾负荷过重。

膳食纤维的作用有充盈肠道、刺激肠蠕动、防止便秘;改善血糖代谢,治疗糖尿病,同时增加人体饱胀感,有利于控制肥胖;缩短食物在肠道内的停留时间,清洁肠道,起到防癌的作用;有利于预防胆石症和动脉粥样硬化症。蔬菜中的胡萝卜、蘑菇、芋头、红薯、南瓜及青菜等含纤维素较多,谷类的米糠、麦麸中含量最为丰富,普通面粉较精白面粉含量高 2 倍,水果中的菠萝、草莓含量也高。

二、老年人的饮食原则

（一）食物营养比例适当

保持营养的平衡,做到种类齐全、数量充足、比例适宜,注意主、副食合理搭配,粗细粮兼顾,并适当限制热量的摄入,摄入足够的优质蛋白、低脂肪、低糖、低盐、高维生素、足量的膳食纤维和适量的含钙、铁食物。一般适当的比例为谷类食物占 20％～40％,鱼、肉、蛋占 8％～16％,油脂食品占 12％～18％,乳制品占 16％～18％,糖和甜食占 10％,蔬菜和水果占 12％～20％。

（二）饮食应易于消化吸收

考虑老年人身体状况及消化功能、咀嚼能力减退的特点,食物的加工以细、软、松为主,既给牙齿咀嚼的机会,又便于消化;烹调宜采取烩、蒸、煮、炖、煨等方式,清淡可口,避免油腻、过咸、过甜、辛辣的食物。同时应注意,食物宜温偏热,色、香、味俱全,促进老年人的食欲。

（三）养成良好的饮食习惯

老年人应做到饮食有规律,少吃多餐,定时定量,细嚼慢咽,不偏食,切忌暴饮暴食或过饥过饱。食量要合理分配,应遵循早晨吃好,中午吃饱,晚上吃少的原则。必要时在两餐之间适当增加点心。避免餐后立即吃水果或饮水,以防腹胀或冲淡胃液。戒烟酒,适饮茶。摄取含食物纤维丰富的蔬菜和水果,保证维生素、无机盐和微量元素的供给,并预防便秘。适量多饮水,因细胞内水储备量的下降可增加血黏稠度而易诱发心脑血管疾病。

（四）注意饮食卫生

把住病从口入关,做到饭前、饭后洗手;蔬菜水果应洗净;不饮生水;餐具要清洁干净,定时消毒;加工食物时煮熟煮透,防止外熟内生;冷藏食物做到生、熟分开,冷藏的熟食应加热后食用,以免引起肠道疾病。不吃烟熏、烧焦腌制、发霉或过烫的食物,以防疾病和癌症的发生。

（五）进补抗衰老食品

除每天摄入一定量的优质蛋白质如鱼、肉、蛋、奶等动物食品外,可适当进食花生、葵花子、薏苡仁、银耳、蜂蜜及核桃、松子等坚果。

（六）注意老年人生理性饮食变化

1.味觉改变时的饮食

人的味觉一般分为甜、咸、酸、苦 4 种,味觉主要由舌组织的味蕾产生。人的味蕾在出生后 11 个月即形成,70 岁以后味蕾数量急速减少,4 种味觉也随之发生变化,其中以甜味和咸味下降最明显。老年人对甜、咸味感觉阈的升高势必增加糖、盐的摄入量,这将成为高脂血症、动脉硬化症疾病中血压升高的诱因。

2.消化、吸收功能改变时的饮食

老年人的消化、吸收功能比年轻人低下,其主要与胃酸分泌量减少、营养素吸收障碍有关。因此,老年期消化、吸收功能低下时的饮食要注意:对于肉、鱼类应选择其柔嫩的部位,切碎、搓泥、炖烂或清蒸,补充含钙、铁的食物;不应进食过多的含糖食物,多食水果、蔬菜,可给予一些香、辛调味品,以刺激胃液分泌、增进食欲。

三、老年人的睡眠护理

老年人的休息方式多种多样,如进行一些文体活动或散步,与朋友或家人聊天,闭目静坐或静卧片刻。睡眠,则是休息的深度状态,也是休息和消除疲劳的重要方式。

(一)睡眠的生理

睡眠是人类和其他高等动物生来就有的生理过程,它与觉醒交替出现,呈周期性。人的一生中有 1/3 的时间用在睡眠上。睡眠能保护大脑皮质细胞,又能使精神和体力得到恢复。睡眠时,感觉、意识逐渐减退,骨骼肌的反射运动和肌紧张减弱,除循环和呼吸等系统维持生命必需的活动外,体内各组织器官均处于相对静息状态,机体的代谢活动降到最低点,全身能量消耗减少,体内合成代谢超过分解代谢,各种组织消耗的能量得到补充。

睡眠具有两种生理形态:非动眼期睡眠(nonrapid eye movement,NREM),又称慢波睡眠,此期睡眠身体中所有的生理功能都降低,呼吸深慢而平和,脉搏、血压稳定,进入脑内的血流量降低。动眼期睡眠(rapid eye movement,REM),又称快波睡眠,此期睡眠脉搏、呼吸、血压都增高,全身骨骼肌的反射和肌肉的紧张度极度降低,脑血管舒张,脑血流量增多,脑细胞代谢旺盛。成人睡眠开始首先进入慢波睡眠,持续 80～120 分钟后转入快波睡眠,持续 20～30 分钟后又转入慢波睡眠,这种反复转化 4～5 次。越接近睡眠的后期,快波睡眠的时间越长。

(二)老年人的睡眠时间

人体每天需要睡眠的时间,随年龄、性格、个体的健康状况、劳动强度、营养条件、工作环境的不同而有所差异,并随着年龄的增长而逐渐减少。新生儿睡眠时间每天约 20 小时,出生 1 周后为 16～20 小时,儿童为 12～14 小时,成年人为 7～9 小时,老年人因为新陈代谢减慢及体力活动减少,所需睡眠时间少些。但有些老年人每天睡眠时间并不比成年人少,只是他们持续睡眠的时间较短而已。一般认为,60～70 岁的老年人平均每天睡 7 小时,70 岁以上的老年人每天睡 7.6 小时,90 岁以上高龄老年人,每天睡 10～12 小时。睡眠的好坏并不全在于"量",还在于"质",即睡眠的深度和快慢波睡眠占整个睡眠的比例。评估正常睡眠应以精神和体力的恢复为标准,如果睡后疲劳消失、头脑清晰、精力充沛,则无论时间的长短都属于正常睡眠。

(三)影响老年人睡眠的因素

1.生理性改变

老年人睡眠周期的改变使老年人入睡困难,而且容易醒来,影响睡眠的质量。

2.疾病的影响

疾病可影响人的睡眠。某些引起疼痛的疾病,例如关节炎、溃疡病、冠心病等使患者难以入睡;另外,某些疾病给患者造成不舒适的体位,从而影响患者的睡眠,如骨折、截瘫患者。

3.环境因素

环境温度、噪声、光线、居室的气味等均可影响患者的睡眠。

4.药物的影响

有些老年人因失眠问题而长期服用安眠药,因此容易在心理上产生对安眠药的依赖性,这些患者会有入睡困难和提早醒来的问题。

(四)促进睡眠的护理措施

1.养成良好的生活习惯

有规律地按作息时间就寝,养成每天清晨固定时间起床的习惯,合理地控制白天的睡眠量。老年人的睡眠时间每天为 6～8 小时。老年人适当进行体力活动或于睡前散步 20～30 分钟可帮助睡眠。

2.适宜的睡眠环境

睡眠环境应安静、空气新鲜,温度及湿度适宜,光线暗淡,可减少外界环境对老年人感觉器官的不良刺激。

3.保持睡前情绪稳定

睡前避免喝浓茶、可乐、咖啡等兴奋性饮料,避免看刺激性的电影、电视、书或报纸等。情绪稳定有利于睡眠。睡前可用温水洗脚或洗个热水澡、看一些轻松小文章或是静思片刻,都能够帮助入睡。

4.合理的饮食时间

人体每天摄取食物的时间应合理,晚餐时间最少在睡前 2 小时,晚餐清淡、不宜过饱,以避免消化器官负担过重,既影响消化,又影响睡眠。晚上以及睡觉前避免摄入太多水分,以免睡眠期间起来上厕所,破坏睡眠规律。

5.形成正确的睡眠姿势

良好的睡眠姿势应取右侧卧位。以自然、舒适、放松、不影响睡眠为原则。睡后非自主性更换体位,可避免身体某些部位的过度受压,有利于血液循环。

6.选择舒适的睡眠用品

(1)选择软硬适中的床,如在木板床上铺以柔软并有适当厚度的褥子或床垫等,睡床应基本上能保持脊柱的生理正常状态。

(2)枕头的高度一般以 8～15 cm 为宜,稍低于从肩膀到同侧颈部的距离。枕头过低,头部会向下垂,使颈部肌肉紧张;枕头过高,也会使颈部与躯干产生一定角度,既影响睡眠,又易使颈部肌肉劳损。枕头软硬度适中,过硬易引起头皮麻木,过软难以保证枕头与身体的平衡,影响睡眠。枕芯为木棉、棉花、荞麦皮或谷壳等。

(3)选用清洁平坦的床单,被褥轻柔,尽量减少和避免对皮肤的刺激。

(纪泉泉)

第四节 老年人的安全护理

老年人由于生理功能的老化,机体维持内外环境稳态的能力减弱,应对各种应激的能力降低,老年人面对各种危机或失衡状态容易表现出束手无策,给老年人身心健康甚至生命安全带来严重威胁。因此,危机与安全也是值得老年护理关注的重要内容之一。

一、危机

危机是指当个体不能用常规的应对策略处理当前突发的、重大的应激性事件时所出现强烈的情绪反应。危机也是由不可预测的或突如其来的、重大的应激事件引发,导致个体出现严重的应激反应的一种状态,并用以往防卫或应对机制对这种突发的重大应激事件作用无效。个体遭遇危机时,可表现出行为失调,难以决断,解决问题能力下降。危机具有多样性、突发性及持续时间短暂的特点。危机可通过采取应急方案或危机干预解决危机或重建平衡。

(一)老年人中常见的危机

对于老年人而言,最大的危机莫过于丧子、丧偶和失去兄弟姐妹。以往早年重大创伤经历也可成为老年人潜在的危机。通常与老年人有关的危机包括:老年人机体内、外环境的突变和疾病;过于关注其儿孙及配偶;丧失亲朋好友;急性躯体疾病、疼痛;脑卒中失语;功能残障或丧失活动能力;严重创伤、跌倒;遭遇重大的交通事故、盗窃、火灾、地震、水灾等自然灾害;乔迁;经济陷入困境;单位倒闭,等等。

(二)危机评估

危机评估首先要考虑近期内发生的各种事件(无论是有效还是无效应对的事件)。危机根据其严重程度分为 0~7 期。

(1)0 期:无危机,无任何危机的迹象。

(2)1 期:轻度危机,患者可以自己处理和应对。

(3)2 期:突发危机,患者意识到且渴望得到针对性的应对帮助。

(4)3 期:紧急危机,患者意识到需要应对帮助,但不明白需要帮助什么、哪里或怎样能得到帮助。这时需要咨询和提示。一旦出现危机,患者很愿意得到应对帮助。

(5)4 期:中度危机,患者有代偿性表现,试图自我解决危机。往往通过帮助可控制或推迟危机发生。

(6)5 期:中度严重危机,患者表现出紧张不安、迷惑,甚至抑郁。

(7)6 期:重度危机,患者陷入生命受到威胁的状态。患者恳求、祈求帮助以逃避危机。

(8)7 期:非常严重危机,患者生命时刻受到威胁,无法控制现状。

需要给予老年人及其家庭指导,加强其对危机的了解,尽早采取针对性措施。

(三)危机干预

危机干预是一套治疗性技术,用来帮助个体及时处理特殊的、紧急的心理应激。危机对于老年人来说,是一种失衡状态,其延续时间不能超过 6 周,否则对老年人健康危害极大。当危机出现时,应及时制订危机干预计划,实施干预,帮助老年人渡过危机阶段,降低应激强度。危机干预的措施较多,大致包括下面几种。

(1)保持与发生危机的老年人的密切接触,了解危机的原因,同时防止老年人发生意外。

(2)给予老年人适当的心理支持、行为训练、生物反馈治疗等。

(3)帮助老年人寻求可利用的社会支持资源。

(4)帮助老年人正确认识所发生的重大应激事件,或采用认知疗法。

(5)鼓励老年人积极采取有效措施应对。

(6)鼓励老年人充分利用手头资源,结合实际解决问题。

(7)反复评价干预效果,针对个体选择最佳危机干预方法。

二、安全

安全是指老年人不存在任何因素对其健康构成威胁或危害的状态。随着年龄的增长,生理心理功能老化,平衡失调、感觉减退或机体抵抗力减弱等均可影响老年人安全。护理人员应意识到老年人安全的重要性,在日常护理中加强老年人的安全保障措施,保证老年人安全。

(一)影响老年人安全的因素

1.生理功能老化

人步入中年后,机体钙代谢逐渐出现不平衡。老年后由于牙齿缺损,影响食物咀嚼及营养吸收;味觉改变,可出现营养不良、食欲减退和消化吸收功能的下降,导致维生素 D、钙吸收不良而造成骨质疏松,容易发生病理性的骨折。心、肺、肾脏器功能减退,引起各脏器系统疾病及易致药物的不良反应。老年人视觉、听觉敏感度下降,影响老年人活动、社交,易导致跌倒、摔伤等意外事件发生。诸如此类的生理、病理改变都会给老年人的日常生活及活动带来不安全的隐患。

2.慢性疾病

老年人由于机体抵抗力下降,常患有慢性疾病。慢性疾病多需服药物治疗,而由于老年人记忆力下降等原因易致遗漏服药,影响治疗的依从性。此外,由于老年人生理的改变对药物代谢有影响,并因此产生的药物不良反应也在明显增多,从而对老年人的健康造成威胁。

3.心理、社会、环境等因素

老年人多有不服老和不想麻烦别人的心态,遇到事情多会自己处理,这样往往使老年人陷入无能为力的不安全境况。

老年人的视力下降,影响对客观环境的适应。如居室光线过暗、路面不平、过道狭窄等均可能造成老年人摔倒。居室布局复杂,居家用热水瓶、电插座板、刀、剪、玻璃器皿等也可能影响老年人的安全,导致老年人行走及用物取用不便,而引起老年人跌倒、烫伤、锐器伤、电击伤等。

(二)促进老年人安全的有效措施

1.定期健康检查,维护和促进健康

定期健康检查是预防疾病和保障健康的重要手段。健康检查可通过自我检查和医院健康体检方式进行。

(1)自我检查:可由老年人自己或家人对老年人健康状况持续地监护和维护,使老年人掌握自身健康的基本情况,了解其动态变化,提高对自身健康关注的责任感和对健康问题的敏感性。因此,有必要加大社区老年人保健的投入,加强对老年人自我保健知识和技能的培训力度,指导老年人和家庭开展自我健康检查。健康检查的内容和方法如下。①生命体征自我监测:主要是自我测量体温、脉搏、呼吸,以了解老年人生命体征的基础状况。②女性乳房及男性生殖器自查:老年女性定期自我触摸乳房,注意有无结节、疼痛等,观察形态有无改变等;注意有无阴道脓性或血性分泌物、异常气味等。男性应观察生殖器有无肿块、溃疡等异常。③排泄功能自我监测:注意观察自己的分泌物、排泄物的变化。排尿的次数、尿量、尿的颜色变化,有无尿频、尿急、尿痛,有无排尿不畅、血尿等;大便次数、大便量、形式(如变细)、排便有无困难或坠胀感,大便表面是否有脓血或混有黏液等;注意痰的量、颜色、气味,特别是痰中是否混有血丝等。④生理需要的自我观察:注意自己的饮食如食欲、饭量、口味、饮水等,以及睡眠、性生活等有无变化。⑤体重监测:注意定期测量体重,尤其是短期内有无明显原因引起的体重减轻、体重增加(超过理想体重

30%）等,应注意查找原因,及时处理。

(2)医院健康体检:一般老年人宜全面健康体检,至少一年一次。老年人在自我监测中,对于无法判断的症状或异常表现要及时去医院做进一步的检查,以便对疾病早发现、早诊断、早治疗。同时各级单位要安排好老年人的年检。①一般检查:包括呼吸、脉搏、血压、身高、体重等。②化验检查:包括血、尿、便及生化检查等。③心电图:可及时发现冠心病、心律失常等。④查眼底:通过眼底检查可早期发现老年性白内障、原发性青光眼等疾病。⑤胸部 X 线照射:可早期发现肺部疾病,尤其是嗜烟者更应定期检查。⑥甲胎蛋白测定:可早期发现肝癌,对患有慢性肝病的老年人尤应注意检查。⑦大便潜血试验:可早期发现消化道疾病。⑧肛门指检:有助于发现直肠癌、前列腺癌、前列腺肥大等病证。

老年人的定期体检应每年至少做一次,并注意做好体检记录,保管好化验单。常规性检验项目(如体重、血压、验小便、心电图、查眼底等)有条件的最好每季度查一次,这样既能及早发现疾病,又能对自己已患疾病的治疗、预后有所了解。

(3)辅助医疗及就诊:①老年人尤其是高龄老年人,需要家人或陪护人员仔细观察有无神志、面色、四肢活动、饮食和大小便等改变,以便给医师诊治疾病提供信息。②协助老年人就医,老年人赴医院或医疗保健机构就诊时,应注意:就诊前协助备好疾病诊疗本、以往的检查报告单或病历、医疗证或保健卡或医院的挂号证;到医院后先安排休息候诊,帮助挂号;就诊时协助老年人诉说病情,向医师提供老年人近期饮食、睡眠、用药等情况,并注意听取医师下达医嘱要求;帮助办理老年人医疗处置手续,如检查、取药、住院、转诊等,避免高龄、病重、认知及活动障碍等老年人发生意外。

2.改善环境,保障活动安全

良好的环境是维护老年人身心健康的必要条件。清新、自然、舒适、安静、整洁的居住环境是每个人需要的,老年人尤其如此。

(1)一般环境:室内温度以 18～22 ℃为宜,室温过高或过低均会给老年人带来诸多的不适。室内的湿度应保持相对恒定,理想的相对湿度是 50%～60%。房间宜朝南或朝阳,定时开窗换气,避免感冒。

(2)保障安全:除了一般所需的居住环境之外,还要充分考虑到老年人使用的安全性。地面要保持清洁、不滑,厕所宜安装坐式马桶、扶手等;门槛不宜过高;座椅结实,有靠背和扶手,高低适宜,接触地面要稳固;床具宜硬板床,褥垫厚实,高度不宜高过膝盖;室内照明充足,家具陈设简单、固定,等等,避免老年人发生跌倒等意外。

3.合理膳食,增进生活安全

人类的健康长寿与先天的遗传和后天的社会因素、疾病因素、体力活动、居住条件、身心疾病及营养情况均有密切的关系。充足的营养是健康的物质基础,合理的营养能促进机体的正常生理活动,改善机体的健康状况,增强机体的抗病能力,同时对老年人保持充沛的精力、预防早衰及延年益寿具有极其重要的作用。

(1)营养全面:膳食中所提供的营养成分是维持人体生命活动和健康的重要条件。要合理分配主副食,粗细兼顾;不偏食,不择食。

(2)科学添加副食:①除了保证一日三餐正常进食外,为了弥补老年人肝糖原储备减少及消化吸收能力降低等特点,可适当在晨起、餐前或睡前安排一些副食(如点心、牛奶等食物)作为补充,但每次数量不宜太多,以保证每天的总热量不超标。忌暴饮暴食。②老年人进食水果应该采取少量多餐的方法。饭前不宜吃水果,以免影响正常进食及消化。胃酸过多者不宜吃李子、柠檬等含有机酸较多的水果;患糖尿病者,不宜过多进食含糖高的水果。

(3)控制盐摄入量:老年人味觉功能下降,应该根据个人情况,自我控制食盐量。患有高血压、心、肾、肝病者,应将每天的摄盐量控制在 5 g 以内,或在医师指导下采用少盐饮食或低钠膳食。

(4)适当补钙:人到中年以后,体内容易发生钙质代谢障碍,这种代谢平衡的紊乱,可导致骨质疏松,因此,补钙对老年人来说更加重要。老年人补充钙,除能增强体质和防治骨质疏松外,还有利于高血压、动脉硬化和其他疾病的防治。

(5)适量咖啡和浓茶:咖啡、浓茶均有兴奋提神作用,对于心率快、心律失常、睡眠紊乱等老年人不宜饮或多饮咖啡。经常饮咖啡者注意补钙。饮茶应注意:①忌饭后立即饮茶。因茶中的鞣酸可使食物中的蛋白质凝固成颗粒,老年人难以吸收。宜在饭后 0.5～1.0 小时后饮茶。②忌空腹和睡前饮茶。③忌饮隔夜茶和冷茶。茶水搁置过久,茶水中的有机成分改变,易致消化不良等。凉茶有寒凉和聚痰的作用。④忌用茶水服药。⑤忌用茶解酒。乙醇对心血管的刺激较大,浓茶同样具有兴奋心脏的作用,所以不宜浓茶解酒。

(6)其他:老年人牙齿功能下降,食物宜碎、软,易于咀嚼、消化和吸收。同时,由于老年人的咽喉反射不敏感,进食应缓慢,避免噎食和误入气管。

4.劳逸结合,不容忽视运动安全

老年人适当参加一些文体和社会活动,有益于身心健康,但是如不注意活动安全,发生跌倒、骨折等,则适得其反。

(纪泉泉)

第五节　老年人疼痛的护理

疼痛(pain)是由感觉刺激而产生的一种生理、心理反应和情感上的不愉悦经历。老年人疼痛主要有来自骨关节系统的疼痛、头痛以及其他慢性病引起的疼痛。肿瘤引起的疼痛也是老年人最为常见的症状之一。由于老年人的痛觉敏感度降低,可延误慢性疼痛病症的诊治。疼痛常使老年人服用过多的药物而可增加药物的不良反应、毒性作用等不良反应。

一、护理评估

(一)健康史
询问老年人疼痛的部位、性质、开始时间、持续时间和强度,加重或缓解疼痛的因素。了解是否患有骨关节病、神经系统疾病、肿瘤等疾病,明确目前存在疾病与疼痛症状间的关系。询问目前正在使用哪些药物治疗,疼痛对食欲、睡眠和日常生活的影响。

(二)身体评估
1.疼痛类型
(1)根据起病的急缓和持续的时间分为急性和慢性疼痛。
急性疼痛的特征是:①起病急,持续时间多在 1 个月内;②有明确的原因,如骨折、手术等;

③疼痛常伴有自主神经系统症状，如心跳加快、出汗，甚至血压轻度升高。

慢性疼痛的特点是：①起病较慢，一般超过 3 个月；②多与慢性疾病有关，如糖尿病性周围神经病变、骨质疏松症等；③无自主神经症状，但易发生抑郁等心理障碍。

（2）根据发病机制分为躯体疼痛、内脏性疼痛和神经性疼痛。①躯体疼痛：来自皮肤、骨筋膜或深部组织，疼痛容易定位，表现为钝痛或剧痛，如骨关节退行性变、手术后疼痛或转移性骨肿瘤的疼痛。②内脏性疼痛：源自脏器的浸润、压迫或牵拉，位置较深而难以定位，表现为压榨样疼痛，可牵涉到皮肤痛，内脏性疼痛以腹腔脏器的炎症性疾病较为多见。③神经性疼痛：其疼痛性质为放射样烧灼痛，常伴有局部感觉异常，常见疾病有疱疹后神经痛、糖尿病性周围神经病变、脑卒中后疼痛、三叉神经痛等。

2.老年人疼痛表现特点

特点：①持续性疼痛的发生率高于普通人群；②骨骼肌疼痛的发生率增高；③功能障碍与生活行为受限等症状明显增加；④疼痛常伴有疲劳、焦虑、抑郁、睡眠障碍、行走困难和康复缓慢。

3.躯体检查

运动系统检查：对触痛敏感区域、肿胀和炎症部位的触诊，相应关节的旋转和直腿抬高试验，可使疼痛再现以帮助明确原因；神经系统检查：寻找运动、感觉、自主神经功能障碍和神经损伤的体征。

（三）辅助检查

可通过各种疼痛量表较为准确地了解老年人的疼痛情况，对个体老年人的疼痛评估应始终使用同一个量表来评判。

1.视觉模拟疼痛量表（visual analogue scale，VAS）

VAS 是用一条长约 10 cm 的游动标尺，一面标有 10 个刻度，从"0"分端和"10"分端，"0"分表示无痛，"10"分代表难以忍受的最剧烈的疼痛。使用时让患者在直尺上标出能代表自己疼痛程度的相应位置，根据患者标出的位置为其评分。临床评定以"0～2"分为"优""3～5"分为"良""6～8"分为"可"">8"分为"差"。VAS 亦可用于评估疼痛的缓解情况，在尺的一端标上"疼痛无缓解"，而另一端标上"疼痛完全缓解"，初次疼痛评分减去治疗后的疼痛评分就是疼痛的缓解程度，此方法称为疼痛缓解的视觉模拟评分法。

2.Wong-Banker 面部表情量表（face rating scale，FRS）

FRS 用 6 种面部表情从微笑至悲伤哭泣来表达疼痛的程度。此法适合任何年龄，没有特定的文化背景要求，易于掌握。急性疼痛、老年人、小儿、表达能力丧失者特别适用。

3.疼痛日记评分法（pain diary scale，PDS）

PDS 是临床上常用的测定疼痛的方法。由护士、家属或患者记录每天各时间段（每 0.5 小时，或 1 小时，或 2 小时，或 4 小时）与疼痛有关的活动。在疼痛日记表内注明某时间段内某种活动方式（坐位、行走、卧位）、使用的药物名称和剂量。疼痛强度用 0～10 的数字量级来表示，睡眠过程按无疼痛记分（0 分）。此方法简单、真实、易比较，便于发现患者的行为与疼痛、疼痛与药物用量之间的关系。

（四）心理-社会状况

持续疼痛会影响老年人的睡眠、饮食和活动，并引起焦虑、抑郁、沮丧等情绪改变，导致生活质量的下降，社会交往能力减退。

二、常见护理诊断与医护合作性问题

(一)疼痛

(1)与骨关节病有关组织损伤、反射性肌肉痉挛。

(2)与血管疾病有关:血管痉挛、梗死、静脉炎。

(3)与糖尿病有关:周围神经病变。

(4)与病毒感染有关:带状疱疹。

(二)焦虑和抑郁

与长期慢性疼痛而对疼痛治疗信心降低有关。

(三)睡眠形态紊乱

与疼痛有关。

三、护理计划与实施

治疗和护理目标:①老年人能说出并被证实疼痛的存在;②老年人能初步应用一般止痛方法处理疼痛;③疼痛缓解或得到改善。

(一)一般护理

正确评估老年人疼痛的程度,创造良好的环境,加强生活护理,使老年人保持舒适的体位,运用按摩、冷热敷、放松术、音乐疗法等辅助手段,尽量减轻疼痛对老年人日常生活的影响。

(二)用药护理

用于缓解疼痛的药物包括非甾体抗炎药(nonsteroidal antiinflammatory drugs,NSAID),麻醉性镇痛药,抗抑郁、抗焦虑与镇静催眠药等。老年人的疼痛以慢性多见,治疗最好使用长效缓释剂。

1.非甾体抗炎药(NSAID)

NSAID 是适用于短期治疗炎性关节疾病(如痛风)和急性风湿性疾病(如风湿性关节炎)的主要药物,也是肿瘤的早期和辅助止痛药物。其中对乙酰氨基酚是用于缓解轻、中度肌肉骨骼疼痛的首选药物。其他常用药物有布洛芬、阿司匹林、双氯芬酸等,应注意其不良反应,如胃肠道不良反应、肾脏损害、钠潴留、血小板功能障碍所致的出血倾向等。

2.阿片类药物

阿片类镇痛药适用于急性疼痛和恶性肿瘤引起的强烈持续疼痛。常用药物有曲马朵、吗啡、芬太尼和哌替啶等。

3.抗抑郁药物

抗抑郁药除了抗抑郁效应外还有镇痛作用,可用于治疗各种慢性疼痛综合征。此类药包括三环类抗抑郁药如阿米替林和单胺氧化酶制剂。三环、四环类抗抑郁药不能用于青光眼、严重心脏病和前列腺肥大患者。

4.外用药

对骨关节疼痛的老年人,可选用双氯芬酸乳胶剂(扶他林)、红花油、正骨水、吲哚美辛栓塞肛等外用药。芬太尼透皮贴剂适用于不能口服的患者和应用其他阿片类药物效果不佳的患者。

(三)心理护理

重视老年人对疼痛的主诉和表现,及时给予关心和安慰,按时给予止痛药物,施行有效的非药物止痛疗法,均有助于减轻患者的疼痛、焦虑和抑郁。

(四)健康教育

使用常用的疼痛评价方法和工具,指导家属或患者正确使用止痛药物,了解止痛药物的不良反应。提醒老年人止痛药与其他药物合用时,应注意药物的相互作用可能带来的影响,应遵医嘱用药。鼓励老年人适当活动以缓解慢性疼痛,运动锻炼在改善全身状况的同时,可调节情绪,振奋精神,缓解抑郁症状。

四、护理评价

患者及家属能恰当使用各种有效的止痛方法。老年人的生活未受到明显的影响,表现为睡眠良好,饮食、活动能正常进行,情绪稳定。

（纪泉泉）

第六节　老年人皮肤瘙痒的护理

皮肤瘙痒是指因为皮肤受到刺激所引起的一种皮肤感觉,产生一种搔抓的欲望。皮肤瘙痒是老年人皮肤病中最常见的症状。痒本身并不造成对生命的直接威胁,因此常被忽略,但是皮肤瘙痒可严重影响老人的生活质量,应值得高度重视和积极防治。引起皮肤瘙痒的病因有皮肤瘙痒症和具有痒感的各种皮肤病两类。皮肤瘙痒症在老年人中患病率达10.47%,因为老年人皮肤萎缩,皮脂和汗腺分泌减少,皮肤干燥,对外界刺激抵抗力弱,轻的刺激即引起痒感。其特征是无原发皮疹而有痒感,搔抓后留有抓痕、血痂和色素斑。全身各部位皆发痒,但以下肢和背部为重,为阵发性发作,一般夜间较为严重。另外,某些刺激如风吹、局部汗渍、痔疮、肛裂、直肠或者阴道分泌物,过多洗澡、嗜辛辣食物、情绪变化、昆虫叮咬等也是引起瘙痒的原因。全身性疾病如糖尿病、缺铁性贫血、胆汁性肝硬化、某些肿瘤及肠道寄生虫病等也可伴有皮肤瘙痒症状。有痒感的皮肤病患病率达13.57%,最常见的是皮炎湿疹类皮肤病,如接触性皮炎、钱币形湿疹、瘀积性皮炎、慢性单纯性苔藓、脂溢性皮炎、老年性红皮病,其特征是多有原发疾病及典型皮损表现。

一、护理评估

(1)询问瘙痒开始的时间、频率、严重程度,抓痒行为发生率;瘙痒一般发生在什么部位,是否影响睡眠,食辛辣、海鲜等食物后瘙痒是否加重,间隔多长时间淋浴一次,一般使用什么样的洗浴液;瘙痒发生对其日常生活的影响,有无体温升高、皮损出现。

(2)了解既往疾病史和引起瘙痒的诱因,如有无荨麻疹、尿毒症、糖尿病、缺铁性贫血、下肢静脉曲张、皮炎、湿疹、疥疮、昆虫咬伤等病史;有无接触过化妆品、清洁剂、花粉等变应原;从事的职业有无与酸碱及溶剂等化学物质接触;近来有无外出旅游,居家环境清洁与否,有无在过冷或过热的气候下活动的病史。

(3)评估患者及家属对皮肤瘙痒知识的了解程度和认识能力,皮肤瘙痒对患者情绪的影响和心理反应,如是否出现烦躁、焦虑、紧张、恐惧。

(4)视诊皮肤有无皮损、干燥、粗糙,皮损形态、大小、表面、边缘、颜色、分布,有无抓痕、血痂、糜烂、色素沉着。触诊皮肤弹性、温度,有无压痛,有无黏液性水肿,有无淋巴结肿大。外阴、肛门指检了解有无念珠菌感染、肛裂、痔疮等。

(5)检查全血红细胞、血红蛋白、白细胞及分类、血细胞比容,以了解有无贫血、真性红细胞增多症。大便检查包括常规及潜血,了解有无肠道寄生虫及肠道肿瘤。查血糖、肝肾功能、甲状腺激素,了解有无糖尿病、尿毒症、甲状腺功能异常。肿大的淋巴结穿刺活检,了解有无淋巴系统恶性肿瘤。

二、护理措施

(1)创造良好的居室环境,室内通风良好,整洁卫生,陈设雅致。根据老年人的兴趣和爱好,摆放花卉,创造有生气的空间,令人心情舒畅。室温维持在 20 ~ 25 ℃,室内相对湿度在50%~60%,使皮肤柔韧,增强对外环境刺激的抵抗力,预防皮肤干燥、裂口等。多休息,保持安静,减少活动,可减少出汗。

(2)加强皮肤清洁与保养。①定期清洁或浸浴:一般每天至少洗脸两次(早、晚),餐后漱口,睡前洗脚。每周洗澡一次,夏天可增加。注意清洗颈部、腋下、腹股沟、会阴部等皮肤皱褶处。不用或少用浴皂,浴皂宜选用硼酸、羊脂香皂,否则会引起皮肤干燥、瘙痒。洗浴水温以35~40 ℃为宜,过热会引起血管扩张,导致头晕。浴巾应选用质地柔软的棉质毛巾。皮肤干燥者可用15~30 mL的润肤油加入浴缸,浸泡15~30 分钟以滋润皮肤。瘙痒明显者可将250~450 g 的玉米粉加入小壶热水中,调和成胶体状,倒入浴缸,浸润15~30 分钟,对止痒有效。②皮肤保养:平时穿长袖衣服或戴帽子防晒,穿质地柔软、光滑、吸湿性强、通风性好的纯棉、麻丝织品内衣。衣裤要穿着宽松,以减少对皮肤的摩擦和利于皮肤的排泄。瘙痒者平时保持指甲平整,睡眠时带上棉质手套,避免抓伤皮肤。瘙痒难耐时,以手掌根部按压方式,或用指腹按摩,代替抓痒,免除皮肤受损伤。当皮肤干燥时,应减少淋浴次数,并于浴后用润肤液润滑皮肤。平时常用润肤油或乳液抹在完好的皮肤上,以滋润皮肤。对光敏感的皮肤,慎用含香料的化妆品。

(3)合理饮食。因某些食物会使机体产生致痒的疾病如荨麻疹、过敏性皮炎、银屑病,应指导患者避免食用,如酒、葱、蒜、姜等辛辣食物或海鲜、奶品、蛋。勿饮浓茶、咖啡、可可、巧克力等饮料,因为这些饮料会刺激神经中枢,或导致血管扩张,增加痒的感觉。帮助患者选择利于病情恢复的饮食,多吃绿色、黄色、红色等新鲜的蔬菜及水果,以补充维生素 A、维生素 E、维生素 C,防止皮肤粗糙,延缓皮肤老化。

(4)维持良好的情绪。向患者说明情绪不稳定,可使痒感加重,应保持心胸开阔、豁达、乐观向上,加强自我调适,保持愉快的心情,学会调整情绪的技巧,避免情绪波动。如果瘙痒在夜间发生,以致烦躁而无法入睡时,可在睡前作一短暂的温水淋浴帮助入睡。瘙痒致焦虑、紧张者,可指导患者采取放松或冥想等技巧,以缓解压力,或提供转移注意力的方法,如阅报、听音乐、看电视、与好友聊天,来分散患者瘙痒不适感。

(5)遵医嘱服用抗组胺药如苯海拉明和镇静药。外用止痒药膏或皮质类固醇制剂,但禁用强效类固醇涂擦脸部、外生殖器官或皮肤皱褶处。如痒感难止且为局部发痒者,可以考虑使用针灸或经皮电刺激等方法治疗。原发疾病引起者,则应治疗原发病。皮肤破损者,加用抗生素治疗。

(6)根据患者及家属的文化接受能力选择恰当的宣教方式,组织患者和患者家属参加关于皮肤瘙痒知识的宣教讲座,现场解说止痒技巧,树立战胜疾病的信心。指导患者生活有规律,参加社区各项公益性活动和体育锻炼,增添生活乐趣,调节患者心情,有利于缓解病情。

(7)教会患者评估类固醇类药物的不良反应及应用时的注意事项,并说明及时门诊随访,调整治疗方案的重要忙。

(纪泉泉)

第七节　老年人压疮的护理

压疮是由于身体局部组织长期受压,血液循环障碍,造成皮肤及皮下组织持续缺血、缺氧,营养不良而导致组织溃烂坏死。压疮一旦发生将给患者增加新的痛苦,加重病情,延长病程,若继发感染可导致严重败血症而危及老年人的生命。

一、护理评估

(一)危险因素

老年人发生压疮的原因复杂多样,一般可概括为以下两大类。

1.外源性因素

(1)力学因素:包括压力、摩擦力和剪切力。通常是2~3种力联合作用所致。

(2)潮湿:汗液、尿液、大小便、伤口渗液及引流液等的浸渍、刺激,导致皮肤抵抗能力下降,局部皮肤易破损而发乞压疮。

(3)石膏绷带、夹板使用不当:使用石膏绷带、夹板或牵引固定时,松紧不适宜,衬垫不当,致使局部血循环不良,组织缺血坏死。

2.内源性因素

(1)老化:随年龄增长,皮肤变得松弛干燥,缺乏弹性、出现皱褶,皮下脂肪萎缩变薄,血流缓慢,对压迫的耐受力下降,而发生压疮。

(2)营养不良:老年人常因摄入及吸收不足、低蛋白血症、患慢性疾病、恶性肿瘤等原因出现消瘦、全身营养不良,造成皮下脂肪减少、肌萎缩,对压迫的缓冲力降低发生压疮。

(3)感觉、运动功能减退:老年人常因年龄大,合并瘫痪、老年性痴呆、意识障碍及关节炎等,出现感觉、运动功能减退,对压迫的感受性和躲避能力降低,发生压疮。

通过评分的方式,对老年人发生压疮的危险性进行评估(表8-2)。评分≤16分时,易发生压疮;分数越低,发生压疮的危险性越高。

表 8-2　压疮危险因素评估表

	4 分	3 分	2 分	1 分
神志状态	清醒	淡漠	模糊	昏迷
营养状况	好	一般	差	极差
运动情况	运动自如	轻度受限	重度受限	运动障碍
活动情况	活动自如	扶助行走	依赖轮椅	卧床不起
排泄控制	能控制	尿失禁	大便失禁	两便失禁

续表

	4分	3分	2分	1分
循环	毛细血管再灌注迅速	毛细血管再灌注减慢	轻度水肿	中度至重度水肿
体温	36.6～37.2 ℃	37.2～37.7 ℃	37.7～38.3 ℃	大于38.3 ℃
使用药物	未使用镇静剂和类固醇	使用镇静剂	使用类固醇	使用镇静剂和类固醇

(二)健康史

仔细询问老年人有无伴发与长期卧床相关的疾病或因素;平素的饮食营养状况、活动情况和精神状态;姿势、体位及其更换的频率和方法;居室的温湿度;衣被的面料和质地,皮肤及床单位的清洁度;护理用具的完好程度;家属对老年人的关心照顾情况等。询问有无皮肤受损及其特点,如出现的时间、部位、病灶数目、创面大小、分期;有无寒战、发热、疼痛、意识模糊等伴随症状。

(三)身体状况

压疮一般仅表现局部症状和体征,严重者可因继发感染而出现发热、寒战、食欲缺乏、意识障碍、皮肤黏膜淤点等全身反应。

压疮是老年护理过程中常见的问题之一,老年人压疮的特点如下。

1.比较隐蔽

老年人由于感觉及反应迟钝、痴呆等原因,使早期发现压疮相当困难。

2.易继发感染

老年人机体免疫力下降,压疮局部及其周围组织易继发感染,严重者可并发全身感染而危及生命。

3.全身反应不明显

老年人因感觉迟钝、身体虚弱及机体免疫力低下,即使继发全身感染时,中毒表现也常不典型、不明显,易贻误治疗时机。

4.愈合困难

老年人由于营养不良、皮肤老化、组织修复能力差、合并慢性病等原因,一旦发生压疮,很难愈合。

(四)辅助检查

根据压疮的局部及全身症状和体征选择相应检查方法,如可疑压疮合并感染时,可行创面和血液的细菌学培养及药敏试验。

(五)心理-社会状况

老年人发生压疮后,除增加老年人新的痛苦外,同时可因其创面难以愈合、分泌物产生的异味,出现焦虑、自卑自责、不愿与人交往、悲观、绝望、强化患者角色的被动性心理、情感和行为的改变。

二、常见护理诊断及医护合作性问题

(一)皮肤完整性受损

与局部组织长期受压、营养不良等有关。

(二)潜在并发症——感染

与局部组织破损、老年人机体抵抗力下降、营养不良等因素有关。

三、护理计划与实施

治疗和护理目标：消除产生压疮的因素，患者在住院期间能保持皮肤的完整性，未发生压疮或经过精心护理后压疮愈合未发生感染等并发症；患者及家属掌握预防压疮的有关知识与护理技能，能参与压疮的自我护理。压疮的发生可以预防，预防的关键是消除其发生的原因。护士需将预防压疮的有关知识与技能教给老年人及其家属，使之配合护士加强对老年患者的护理，做到勤观察、勤翻身、勤按摩、勤整理、勤更换和营养好；同时应做好交接班工作，严格细致交接老年人局部皮肤情况及护理措施落实情况；对已发生压疮的老年人，应立即给予治疗和护理。其具体的护理措施如下。

（一）去除危险因素

如采取措施解除局部压迫，积极治疗原发病等。

（二）改善全身营养，促进压疮愈合

良好的营养是压疮愈合的重要条件。应加强老年人的营养，增加优质蛋白质和热能的摄入，纠正负氮平衡，补充富含维生素和微量元素的食物。遵医嘱使用药物，促进创面的愈合。对于水肿患者，应根据水肿的程度限制水、钠摄入。

（三）压疮局部的护理

1.淤血红肿期

此期护理原则是去除危险因素，加强预防，避免压疮继续发展。如增加翻身次数，防止局部继续受压、受潮；采用湿热敷、红外线照射等方法促进局部的血液循环。

2.炎性浸润期

此期护理原则是保护皮肤，预防感染。对未破的小水疱要减少摩擦，防破溃感染，促进水疱自行吸收；大水疱在不剪去表皮的情况下，用无菌注射器抽出疱内液体，涂以消毒液，用无菌敷料包扎，并可继续采用红外线照射。

3.溃疡期

此期护理原则是清洁创面，促进愈合。避免局部组织继续受压，保持创面清洁干燥，创面感染较轻者，用无菌生理盐水、0.02%呋喃西林、0.1%～0.3%依沙吖啶清洁创面，再用凡士林纱布及敷料包扎，1～2天更换敷料一次；对于溃疡较深、引流不畅者，先清洁创面，去除坏死组织，用3%过氧化氢溶液冲洗，防止厌氧菌的生长，促进愈合。感染的创面应每周采集分泌物做细菌培养及药敏试验，按结果选用药物。另外，可用红外线灯照射或局部高压氧辅助治疗，达到促进创面愈合的目的。

（四）积极防治并发症

压疮若处理不及时或处理不当均可并发全身感染，引起败血症。护士应协助医师在全面提高老年人抵抗力的基础上，正确处理创面，加强外源性感染的预防，密切观察压疮局部，动态监测生命体征的变化。一旦发生感染，遵医嘱给予抗生素治疗。

（五）健康指导

向老年人、家属讲解有关压疮的发生、发展、预防及治疗、护理的一般知识，使老年患者及家属能积极参与自我护理。

四、护理评价

（1）是否有效地消除了产生压疮的因素，老年人未发生压疮；或经过积极有效的处理，压疮愈合,老年人感觉舒适,皮肤保持完好状态。

(2)老年人及家属学会了预防压疮的相关知识和技能,并能参与压疮的自我护理。

(纪泉泉)

第八节　老年人神经系统疾病的护理

一、概述

老年人各组织器官随增龄而出现不同程度的老化,尤以神经系统老化具有重要意义。神经系统老化首先表现为脑的老化,出现脑萎缩,尤其额叶和顶叶及颞叶明显。表现为细胞数量减少,尤其大脑皮质和小脑较明显。有人认为,人类脑神经细胞总数为 140 亿～200 亿,30 岁以后平均每天损失 10 万个左右,77 岁时减少到出生的 2/3,90 岁时仅剩下出生的 1/2。

随着年龄增长,老年人常出现明显的语言障碍及记忆力减退。最初表现近事记忆障碍,后期则远记忆力也减退,随着年龄增加出现渐进性智能减退与痴呆。健康人在 65 岁以前有一稳定期,有人认为在 80 岁以后几乎无例外地表现智能低下。老年期常有明显的人格和情感改变,其特点是不安、孤独、猜疑、嫉妒、顽固、保守、不洁以及不活泼等倾向,也可表现重人情、重情面和兴趣减退等特征,由此造成社会活动范围缩小。性格改变表现有浮夸、吝啬。情感障碍表现为忧郁、呆滞、退缩、易激怒和冲动行为等。

老年运动功能表现为肌肉松弛、肌肉萎缩、动作缓慢、精细动作差。走路时步基加宽,步幅缩短,步态不稳。老年人感觉功能随年龄增加,皮肤感觉迟钝,视觉、听觉、嗅觉、味觉、触觉、痛觉、温觉、压觉、振动觉及位置觉等均随增龄而阈值上升,平衡觉及内脏觉亦有迟钝,多有四肢远端麻木感。老年人自主神经功能障碍的发生率较高,表现为血压增高、不稳或易于发生直立性低血压,多汗或少汗,怕冷或怕热,尿便控制障碍,便秘等。

二、短暂性脑缺血发作

(一)疾病概述

短暂性脑缺血发作(TIA)是指颈动脉或椎-基底动脉系统一过性供血不足,表现为突然发病,在数秒、数分钟及数小时,最长不超过 24 小时内完全恢复,而不留任何症状和体征,常反复发作。一般认为 TIA 是脑卒中的重要危险因素,其发病原因多与高血压动脉硬化有关,必须高度重视。

(二)主要表现

本病好发于中年以后,50～70 岁多见,突然起病,历时短暂,多能在 24 小时内恢复,发作间歇不等,多则一天多次,少则数周、数天至数年 1 次,大多无障碍,能叙述其症状。

1.颈内动脉系统 TIA

颈内动脉系统 TIA 症状多样,单瘫、偏瘫,偏身感觉障碍,失语、单眼视力障碍等。

2.椎-基底动脉系统 TIA

椎-基底动脉系统 TIA 最常见症状为眩晕,伴恶心、呕吐,很少伴有耳鸣。可以发生言语不

195

清,双眼视物模糊、复视、声音嘶哑,吞咽障碍等。

(三)治疗要点

1.病因治疗

针对引起 TIA 的病因进行治疗,尤其是预防和治疗动脉粥样硬化、高血压、高血脂、糖尿病、心脏疾病、贫血和颈椎病等。

2.抗凝治疗

在短期内出现频繁发作或存在发展性卒中的可能性时,应确诊后即刻进行抗凝治疗。

3.药物治疗

(1)抗血小板聚集药物:如阿司匹林、双嘧达莫、噻氯匹定等。

(2)钙通道阻滞剂:有防止脑动脉痉挛、扩张血管、维持红细胞变形能力等作用,如尼莫地平、尼卡地平、氟桂利嗪等。

4.血管介入治疗和手术治疗

导致 TIA 发作的严重动脉狭窄或闭塞可采用经皮血管成形术、颈动脉内支架置入术等。

(四)护理措施

1.病情观察

密切观察病情变化,定时测量体温,脉搏、呼吸、血压。

2.护理要点

(1)对有失明、眩晕、共济失调,猝倒发作的患者,应及时给予生活需求,避免受伤。

(2)对伴有腹泻、大汗高热等症状的患者,应及时补液,防止低血压、血液浓缩而诱发脑血栓形成。

(3)本病发作时可出现较严重的神经症状,虽为一过性,但大部分患者会产生恐惧心理,应引导患者放松心理,对其疾病有正确的认识。

(4)药物护理:应用抗凝剂治疗的患者,有其作用及不良反应,应密切观察出血倾向,如皮肤出血点、紫斑、消化道出血等。

3.健康教育

(1)积极治疗已有的高血压、冠心病、高脂血症、糖尿病。

(2)生活规律,适当运动。合理安排起居,坚持适当的体育运动。

(3)避免吸烟、饮酒及食用辛辣食物。

(4)定期到医院体检各项指标,发现异常,积极治疗。

三、脑血栓形成

(一)疾病概述

脑血栓形成又称动脉硬化性脑梗死,是供应脑部的动脉系统中的粥样硬化和血栓形成使动脉管腔狭窄、闭塞,导致急性脑供血不足所引起的局部脑组织坏死。本病是老年人的常见病、多发病。临床表现为突然发生的偏瘫、失语等症状,其发病率随年龄增高而增高。脑血栓形成的首要病因是动脉粥样硬化,而引起动脉粥样硬化的最常见疾病是长期高血压、糖尿病和高脂血症以及高龄,其次为动脉炎、动脉畸形、血液成分的改变等。

(二)主要表现

本病多见于患有动脉硬化的老年人,常伴高血压、冠心病或糖尿病。多于静态发病,约 1/4 的患者病前有 TIA 发作史。多数病例症状经数小时至 1～2 天达高峰。通常意识清楚、生命体征平稳,但有些病例病情进展快,病情危重。

1.颈内动脉闭塞

颈内动脉闭塞的表现可复杂多样,有时可无症状。如突然发生闭塞,可出现一侧视力丧失,对侧偏瘫,偏身感觉障碍,优势半球病变时可有失语。

2.大脑中动脉主干闭塞

大脑中动脉主干闭塞时出现"三偏"症状,即对侧偏瘫、偏身感觉障碍和同向偏盲;主侧半球病变有失语。

3.椎-基底动脉闭塞

椎-基底动脉闭塞常出现眩晕、眼震、复视、吞咽困难,还可出现四肢瘫、意识障碍,常病情危重。

4.小脑下后动脉闭塞

小脑下后动脉闭塞表现为突然眩晕,恶心、呕吐,眼球震颤,吞咽困难,面部痛觉,温度觉障碍等。

(三)治疗要点

1.溶栓治疗

溶栓治疗适用于发病在 6 小时以内的超早期患者,常用药物尿激酶溶于 0.9％氯化钠溶液静脉滴注。

2.抗凝治疗

抗凝治疗主要为防止血栓继续进展,适用于进展性卒中,常用药物肝素等,治疗期间注意出血并发症。

3.防治脑水肿

常用药物有 20％甘露醇、地塞米松等。

4.药物治疗

(1)血管扩张剂:罂粟碱、曲克芦丁等。

(2)钙通道阻滞剂:尼莫地平、氟桂利嗪、桂利嗪等。

(3)脑代谢活化剂:可用三磷腺苷、辅酶 A、胞磷胆碱、维生素 E 等。

(四)护理措施

1.一般护理

(1)应保持安静、卧床休息,加强基础护理。

(2)密切观察病情变化,应定时检查意识、瞳孔、生命体征、肌力、肌张力等。

2.饮食护理

给予营养丰富饮食,多吃新鲜蔬菜和水果,以保持大便通畅,如有吞咽困难,可给予流质或半流质,进食时要慢,以免呛咳,出现误吸。

3.预防压疮

呼吸道感染昏迷或瘫痪患者应定时翻身拍背、吸痰、加强口腔护理,保持室内空气新鲜。

4.药物护理

静脉应用扩血管药物时,滴速要慢,每分钟 30 滴左右,并注意血压的变化。使用改善微循环的药物,如右旋糖酐-40,可有变态反应如发热、荨麻疹等。用溶栓、抗凝药物时严格注意药物剂量,注意有无出血倾向。口服阿司匹林患者应注意有无黑便。如患者再次出现偏瘫或原有症状加重等,应考虑是否为梗死灶扩大及合并颅内出血。如有腹痛、肢体血运障碍、皮肤肿胀、发绀等,应考虑是否有栓子脱落引起的栓塞。

5.心理护理

脑血栓形成的患者,因偏瘫、失语、常常使患者产生自卑、消极心理,因偏瘫失语生活不能自理而致性情急躁,甚至发脾气,这样常常会使血压升高,病情加重。护士及家属应主动关心患者,告诉患者简单的哑语,从思想上开导患者,训练患者定期排便,嘱家属要给予患者物质和精神上的支持,鼓励患者多交流,以消除患者异常心理。

6.康复护理

患者病情一旦稳定,应尽早协助进行康复治疗,积极促进神经功能恢复。

(1)保持良好的卧位。①患侧卧位:患侧上肢前伸、使肩部向前,确保肩胛骨的内缘平靠于胸壁,肘关节伸展,手指张开,掌心向上,手中不要放置任何东西。健侧上肢可放在身上或身后的枕头上,放在身前则是错误的,因带动整个躯干向前而引起患侧肩胛骨后缩。患侧下肢在后,健侧髋关节微后伸,膝关节略屈曲。②健侧卧位:健侧在下,患侧在上,头部枕头不宜过高。患侧上肢下垫一个枕头,上举约100°。使患侧肩部前伸,肘关节伸展、前臂旋前、腕关节背伸。患侧骨盆旋前,髋、膝关节呈自然半屈曲位,置于枕上。患足与小腿尽量保持垂直位,注意足不能内翻悬在枕头边缘。身后可放置一枕头支撑,有利于身体放松。健侧下肢平放在床上,轻度伸髋,稍屈膝。③仰卧位:头下置一枕头,但不宜过高,面部偏向患侧。患侧肩后部垫一个躯干略高的枕头,将伸展的上肢置于枕上,防止肩胛骨后缩。前臂旋后,手掌心向上,手指伸展、张开。在患侧臀部及大腿下垫枕,以防止患侧骨盆后缩。枕头外缘卷起可防止髋关节外展、外旋,利用枕头下角,使膝关节呈轻度屈曲位。不应在足底放置任何东西。这种体位下,骶尾部、足跟和外踝等处发生压疮的危险性增加,应注意加强护理。

(2)肢体训练:给患者讲解早期训练及活动的重要性,使之主动配合。早期应保持关节功能位,防止关节变形而失去正常功能。每2~3小时翻身1次,以免皮肤长期受压,翻身时应加强肢体运动,做一些主动或被动锻炼。教会患者及家属锻炼和翻身技巧,训练患者平衡和协调能力,在训练时环境安静,使患者注意力集中。肢体肌力恢复较好时,可进行床上和床下的移动训练。

(3)失语和构音障碍的患者,应语言训练,如练习发音、朗读等。练习时应从简单的单音开始,逐渐过渡至双音和句子。

7.健康教育

(1)对于老年人应该时常警惕和预防脑血管病的发生。积极防治高血压、糖尿病、冠心病和动脉硬化等疾病。

(2)避免情绪波动和重体力劳动。

(3)戒烟、戒酒,饮食应低盐低脂。

(4)老年人晨间睡醒后不要急于起床,最好静卧10分钟,然后缓缓起床。

(5)坚持参加适当的体育锻炼。

四、脑出血

(一)疾病概述

脑实质内血管破裂出血称为脑出血,又叫脑出血。本病不包括外伤性脑出血,多发生于中老年人,男性多于女性。脑出血的常见原因是高血压。有资料表明 80％以上的脑出血患者有高血压史。由于长期的高血压,脑内小动脉形成粟粒样大小的瘤体扩张,在某些因素作用下,当血压突然升高时,就会使微小动脉瘤破裂而发生脑出血。长期的高血压,还可使脑小动脉内膜受损,脂质沉积,透明样变,管壁脆性增强,更易破裂出血。此外,脑动脉硬化、脑血管畸形也是脑出血的常见原因。凡是能使血压骤然升高的因素如情绪激动、剧烈活动、饮酒过度、大便用力等,都是脑出血的诱发因素。脑出血可以发生在脑实质的任何部位,可以单发,也可为多发。但大多数高血压、脑动脉硬化性脑出血多为单发。其好发部位为内囊、基底节,其次是外囊、额叶;脑干和小脑较少见。

(二)主要表现

1.头痛

头痛是蛛网膜下腔出血的突出症状,常为全头部劈裂样疼痛。而脑出血患者,由于血液直接刺激脑膜和脑的疼痛结构,有 80％～90％患者有剧烈头痛。特点是开始时疼痛位于病侧,当颅内压增高或血液流入到蛛网膜下腔时,可出现全头痛。短暂性脑缺血发作和脑梗死头痛多较轻微,但大面积脑梗死合并颅内压增高时,也可出现剧烈头痛。

2.呕吐

呕吐是脑血管病的常见症状,特别是出血性脑血管病,如蛛网膜下腔出血常为喷射性呕吐,发生率在 80％以上;脑出血时颅内压增高,呕吐和头痛均加剧。如果患者呕吐出咖啡色胃内容物,表示有上消化道出血,是病情危重的预兆。缺血性脑血管病发生呕吐者较少见,但大面积脑梗死合并颅内压增高时,也可引起呕吐。

3.意识障碍

意识障碍尤以脑出血患者多见,是脑部受到严重而广泛损害的结果。据报道,60％～80％脑出血患者可出现意识障碍。临床特点是除少部分轻型脑出血患者意识可保持清醒外,脑干出血和小脑出血意识障碍都比较严重;脑室出血患者可迅速出现昏迷;蛛网膜下腔出血意识障碍程度较轻。脑梗死较少出现意识障碍,而大面积脑梗死多伴有意识障碍。

4.偏瘫

偏瘫是指一侧上下肢及同侧舌和面部肌肉的运动障碍,也是脑血管病的较常见症状,不论大脑半球任何一侧出现病变,都会导致病变对侧偏瘫,其程度有轻有重,可为不完全瘫和完全瘫。不完全瘫又叫轻瘫,可以扶杖行走。完全瘫也叫全瘫,患者卧床不起,不能自己活动。有些患者可能面、舌瘫程度较重,肢体瘫痪程度较轻;也可能上侧肢体瘫较重,下侧肢体瘫较轻;或下肢瘫痪程度较重,上侧肢体瘫较轻。完全瘫变为不完全偏瘫,说明病情好转;反之,不完全瘫发展为完全瘫,则表示病情逐渐加重。

5.失语

失语为优势半球大脑皮质言语中枢损害所致。根据损害部位和临床表现不同,分运动性失语、感觉性失语、混合性失语和命名性失语等。运动性失语患者丧失了语言表达能力,不会说话,但能理解别人讲话的意思,可用手势或点头等,回答问话;感觉性失语患者听不懂别人讲话的意思,但这种患者由于语言运动中枢完好,所以,能够说话,而且说起话来,快而流利,但与人对话则是所答非所问。混合性失语患者既有运动性失语,又有感觉性失语,自己不会说话,又不理解别人讲话的内容等。命名性失语表现患者能讲话,也能理解别人的话,能说出物品的性质和用途,唯独叫不出物品的名称。

（三）治疗要点

1.超早期止血治疗

通过超早期止血治疗,可使早期血肿扩大最小化,甚至可预防早期血肿扩大。初步试验证实,氨基己酸治疗早期止血无效。重组活化Ⅶ因子(rFⅦa)已被批准用于血友病的治疗,rFⅦa只作用于出血部位局部,但不激活全身性凝血过程,且半衰期短(2.5小时),故有可能成为脑出血超早期治疗的一个理想制剂。目前正在进行将该制剂作为超早期止血治疗药物的随机、双盲、安慰剂对照、剂量排列试验(Novo Seven 脑出血试验)。超早期止血治疗可能会成为脑出血标准治疗以及提高急诊室和重症监护治疗水平的手段。动物模型显示,脑出血6小时内应用该制剂可以减少血肿周围水肿,目前正在策划该制剂及其他抗炎策略治疗脑出血的临床试验。

2.急诊开颅血肿清除术

一旦已出现脑出血,应立即开颅清除血肿。

（四）护理措施

1.意识的观察

临床上表现为不同程度的意识障碍,可分为4类:嗜睡、浅昏迷、中度昏迷和深昏迷。可通过问话、角膜反射、针刺皮肤、压眶反射等来判断有无意识障碍。

2.瞳孔的观察

脑出血的主要致死原因脑疝及中枢性衰竭都可以从瞳孔大小、是否对称及对光反射的灵敏度等改变中得到证据。当患者出现剧烈头痛、频繁呕吐等颅内高压症状,同时瞳孔忽大忽小或两侧不等大,光反射迟钝或消失,意识障碍程度逐渐加重,提示脑疝早期。另外,通过对瞳孔的观察以确定脑出血的部位,如内囊出血、瞳孔不等大、对光反射迟钝或消失;脑室出血瞳孔先缩小后散大;如桥脑出血时,瞳孔缩如针状。

3.生命体征的观察

(1)体温的观察:根据体温的变化,可鉴别是什么性质的高热,然后给予不同的处理。如中枢性高热可发生在脑出血后24小时内,病程较短,无感染体征,无寒战。多数是躯干体温高,四肢体温不高,可用物理降温法降温。感染性高热多发生在脑出血后48小时,病程较长,有感染体征,需抗生素治疗和物理降温,体温不升提示病情危重,有的患者24小时不升,也有的患者12小时体温不升就引起死亡。一般应将体温控制在37～38 ℃。

(2)脉搏的观察:一般缓慢而有力,在重危合并心力衰竭时快而弱。

(3)呼吸的观察:脑出血患者一般出现呼吸衰竭或功能不全是由于脑出血后大脑皮质下丘脑干受到挤压或抑制,脑干移位使组织产生急性缺血、缺氧而引起脑水肿,抑制了延髓呼吸中枢的功能。当脑疝形成时呼吸衰竭更为明显,呼吸出现鼾声,很快出现呼吸衰竭而停止呼吸,必须及时观察处理。

(4)血压的观察:本病大多是由于某些诱因使原有高血压者血压骤升而致脑血管破裂出血。

4.消化系统症状的观察

急性期消化道症状较多,最初24～48小时多数患者有频繁的呕吐、腹胀、呃逆,有的患者伴有呕吐及便血。

5.其他方面观察

患者面部口唇是否发绀,四肢偏瘫还是软瘫,肌张力是弛缓还是增高等都要密切观察。

6.心理护理

患者常有忧郁、沮丧、烦躁、易怒、悲观失望等情绪反应。因此,家属应从心理上关心体贴患者,多与患者交谈,安慰鼓励患者,创造良好的家庭气氛,耐心解释病情,消除患者的疑虑及悲观情绪,使之了解自己的病情,建立和巩固功能康复训练的信心和决心。

7.预防并发症

(1)每天定时帮助患者翻身拍背 4~6 次,每次拍背 10 分钟左右。一旦发现患者咳黄痰、发热、气促、口唇青紫,应立即请医师诊治。

(2)鼓励患者多饮水,以达到清洁尿路的目的。并注意会阴部的清洁,预防交叉感染。如发现尿液混浊、发热,是泌尿系统感染的征兆,应及早治疗。

(3)瘫痪患者多有便秘,有的可因为用力排便致使脑出血再次发生。因此需注意饮食结构,多给患者吃低脂、高蛋白、高能量饮食及含粗纤维的蔬菜、水果等,并给予足够水分。定时定点给便器排便,必要时应用通便药物、灌肠。

(4)患者瘫痪在床,枕骨粗隆、肩胛部、髋部、骶尾部、足跟部等骨骼突出处易发生压疮。应用软枕或海绵垫保护骨隆突处,每 2~3 小时翻身 1 次,避免拖拉、推等动作,床铺经常保持干燥清洁,定时温水擦澡按摩,增进局部血液循环,改善局部营养状况。

(5)每天行四肢向心性按摩,每次 10~15 分钟,促进静脉血回流,防止深静脉血栓形成。一旦发现不明原因的发热、下肢肿疼,应迅速诊治。

8.保持功能位

保持瘫痪肢体功能位是保证肢体功能顺利康复的前提。仰卧或侧卧位时,头抬高 15°~30°。下肢膝关节略屈曲,足与小腿保持 90°,脚尖向正上。上肢前臂呈半屈曲状态,手握一布卷或圆形物。

9.昏迷患者的护理

昏迷患者在护理上尤其重要,医护必须密切配合,除一般护理外还要注意患者的安全防护及皮肤护理,预防压疮发生。做好口腔、鼻腔及眼睛的护理,保持呼吸道通畅。维持营养、水和电解质平衡,增强身体的抵抗力。防止便秘。

10.功能锻炼

功能锻炼每天 3~4 次,幅度次数逐渐增加。随着身体的康复,要鼓励患者自行功能锻炼并及时离床活动,应严防跌倒踩空。同时配合针灸、理疗、按摩加快康复。

(1)上肢功能锻炼:护理人员站在患者患侧,一手握住患侧的手腕,另一手置肘关节略上方,将患肢行上、下、左、右、伸屈、旋转运动;护理人员一手握住患肢手腕,另一手做各指的运动。

(2)下肢功能锻炼:护理人员一手握住患肢的踝关节,另一手握住膝关节略下方,使髋膝关节伸、屈、内外旋转、内收外展。护理人员一手握住患肢的足弓部,另一手做各趾的活动。

(3)日常生活作锻炼:家庭护理的最终目的是使患者达到生活自理或协助自理。逐渐训练患者吃饭、穿衣、洗漱、如厕及一些室外活动,由完全照顾过渡到协助照顾,直至生活自理。

11.健康教育

(1)早期发现并及时治疗高血压:中老年人应做到定期检查身体健康状况,一经确诊患有高血压,就必须坚持服药治疗,以降低及稳定血压,防止反跳及过度波动。

(2)及早防治动脉硬化:如果患有动脉硬化症,就应及早予以治疗,并注意日常饮食,以降低血脂及胆固醇,保持血管的弹性。

（3）保持精神愉快：在日常的生活和工作中，应保持乐观的情绪，遇到高兴或不痛快的事应注意冷静，避免情绪过度激动，以防止血压突增。

（4）注意劳逸结合：应合理安排工作（劳动）的时间和紧张度（强度），注意休息特别是工间休息，避免身体和精神过劳过累；夜晚还要保证有足够的睡眠，以保持旺盛的精力和增强机体的抗病能力。

（5）必须注意饮食结构：日常膳食要清淡，可多吃些豆类、蔬菜、水果和鱼类等，要少食动物脂肪或胆固醇高的食物，糖（甜食）也不宜多吃。这一点，对于血压较高、动脉硬化、血脂高者尤为重要。

（6）戒除烟酒：嗜好烟酒者应予以戒除或加以节制。因为香烟能加速动脉硬化的发展，对高血压也有害；长期大量饮酒，也会促进动脉硬化。

（7）养成定时排便的习惯：要保持大便畅通，定时排便；排便时还要避免过度用力，以防引起血压突然增高。

（8）注意防寒避暑：应根据季节的变化做好身体的冷暖调节工作，及时添减衣服，防止寒冷、高温对机体的刺激，以避免血管舒缩功能障碍、血压波动幅度增剧而发生意外。

（9）缓慢改变体位：下蹲、弯腰及卧床、起身等体位改变幅度较大时，动作必须缓慢，特别是由蹲位改为直位时可用头低位及眼睛下视的方式渐渐起身，切勿突然起立，以防止头部一时供血不足而发生意外。

（10）坚持适当体育锻炼：应选择自己喜爱并力所能及的体育运动项目，持之以恒，在锻炼时避免剧烈的劳动或过度疲劳。此外，还必须具有正确对待疾病的态度，树立与疾病作斗争的信心与毅力。牢记"十个必须"，坚持合理用药，并注意发病的规律，做好防范措施。这样，脑出血的发生概率就会大大减少。

五、帕金森病

（一）疾病概述
帕金森病是发生于中老年人的锥体外系统进行性变性疾病，以震颤、肌强直、运动减少和体位不稳为主要特征，为黑质和黑质纹状体系统变性的一种慢性疾病。其发病因素与遗传有一定关系，老年进程而助长发病。但单纯老年化并非病因。

（二）主要表现
1.震颤

震颤常从一侧上肢开始，呈现有规律的拇指对掌和手指屈曲的不自主震颤。静止时震颤明显，动作时减轻，入睡后消失等特点，故称为"静止性震颤"。

2.运动减少

患者随意动作减少、减慢，精细动作很难完成，语声单调、低沉，进食、饮水可致咳。

3.强直

强直多从一侧的上肢或下肢的近端开始，逐渐蔓延至远端、对侧和全身的肌肉。面肌强直使表情和瞬目动作减少，造成"面具脸"。颈肌、躯干肌强直而躯体前屈姿势，行走时上肢协同摆动动作消失或减少。

4.其他症状

由于自主神经受累可出现唾液和皮脂分泌增加，汗分泌增多或减少，大小便排泄困难和直立性低血压，也可有精神症状，如忧郁和痴呆等。

(三)治疗要点

适当的药物治疗可不同程度减轻症状,并可因减少并发症而延长生命。药物治疗以替代性药品如复方左旋多巴、多巴胺受体激动剂等效果较好,但不能抑制疾病的进行,且都存有不良反应和长期应用后药效衰减的缺点。其他如抗胆碱剂、金刚烷胺等,仅适用于症状轻微的患者。

(四)护理措施

1.体位护理

指导患者保持良好的身体姿态,如坐位和站位时尽量保持上身挺直,走路时注意昂头、摆臂、腿抬高不拖地,睡觉时不要用高枕等。

2.鼓励患者自理

鼓励患者进食,穿衣,移动等,做自己力所能及的事情,增加独立性,避免过分依赖他人。应注意以下几点。

(1)给患者足够的时间,患者不仅表现为动作的开始困难,而且不灵活地变换动作方向,动作缓慢而笨拙,用时要比正常时长许多。

(2)及时表扬其进步,禁忌责怪抱怨,增强患者自理的信心。

(3)教育家属,不要急于帮助和替代,应认识到完成日常生活活动对患者是很好的肢体锻炼,同时也能提高患者的生活信心。

3.预防感染和外伤

移动环境中的障碍物,行走时启动和终止应给予必要的保护。

4.饮食指导

因患者常伴有自主神经受累,出现大便困难,应指导其多食蔬菜和水果。因患者手指震颤常不能用筷,可用柄把较长的勺子,或多提供适合用手拿取的食物,对于吞咽困难者,可给予高热量半流质饮食,鼓励其细嚼慢咽,必要时可用吸管。

5.预防压疮

对病情较重的患者,应协助完成自理活动,经常进行温水擦浴及按摩,防止压疮。

6.药物护理

密切观察病情变化及药物不良反应,如消化道反应、心血管系统的不良反应。

7.运动指导

主动运动配合被动运动,每天各关节活动 2～3 次,鼓励患者大声说话。

8.心理护理

同情、关心、体贴患者,加强与患者的沟通交流时应避免急躁,以免引起患者紧张,鼓励患者倾诉自己的感受,解除其心理负担,积极地配合治疗。

六、癫痫

(一)疾病概述

癫痫是由多种原因引起的慢性脑功能障碍临床综合征,是大脑神经细胞群反复超同步放电所引起的发作性、突然性、反复性、短暂性脑神经系统功能紊乱。

(二)主要表现

1.癫痫发作前精神状态

大发作前几小时或几天约 10% 的患者有前驱症状,表现为情绪焦虑抑郁、头痛、胸闷、疲乏、

现代常见病护理与技术进展

嗜睡,一般意识清晰。但在发作前几秒有50%患者有感觉、运动、精神、神经方面的先兆。此期有意识障碍,并能提示癫痫病灶的部位。

2.癫痫时急性精神障碍

此类精神障碍一般持续数小时、数天、数周或更长,均有不同程度的意识障碍。

(1)发作性朦胧状态:为癫痫发作本身所表现的一种独立发作类型,有的可发生在癫痫大发作之后,可伴有精神紊乱或自动症表现,可有生动的幻觉,有时出现暴怒、冲动、逃跑、攻击等。

(2)癫痫性自动性:50%的患者有颞叶病变,突然发生意识模糊,表现为简单的或复杂的自动性动作,面色苍白,目光呆滞,对外界反应迟钝,动作笨拙、重复,无目的性。

(三)治疗要点

(1)尽量早期治疗。已经有多次发作的历史,一旦诊断成立,即应开始治疗。

(2)根据发作类型选药。

(3)治疗先由一种药物开始。

(4)抗癫痫药先从小量开始,及时调整药量。

(5)长期服药,停药过程要慢。一般主张发作控制后继续再服药2~4年,然后经过半年至1年的减药过程再停药。

(6)注意药物毒副作用。

(四)护理措施

1.病情观察

癫痫若是小发作一般不需特别护理,以静卧、安慰为主。若是大发作,应让患者平卧,并守护在身边,注意防止碰伤、摔伤,但不宜强行约束,以免骨折。发作时应用较快的速度将患者的领口、腰带解开放松;压舌板用纱布包好,或将小毛巾叠成条状塞在患者的上、下磨牙间,以免咬破舌头。

2.护理要点

(1)发病后尚有一时不同程度的意识障碍或精神症状,仍需注意看护,以防自伤或他伤。癫痫持续状态须高度重视并保护好患者,防止外伤及舌咬伤。发作时应将其头偏向一侧,以免分泌物吸入气管;随时吸痰,保持呼吸道通畅;注意口腔清洁,保护角膜,注意皮肤护理,预防压疮。患者若有尿潴留,应定时在膀胱部位按摩排尿,无效时可用导尿管留置导尿,持续接尿。但出现此种情况时应即送医院治疗。

(2)督促癫痫患者必须按医嘱长期地适量服药治疗。但要留意药物的不良反应,若不良反应较重,应与医师联系,以便及时调整。

3.健康教育

(1)不能过于劳累并避免意外打击与精神刺激,能适当安排些较为轻松工作最好。

(2)不让患者参加带有一定危险性的活动,如攀高、游泳、驾驶车辆、带电工作等。

(3)指导患者自我调节,适宜地开展心理治疗,增强战胜疾病的信心,配合治疗。

(4)正确使用治疗癫痫的药物,每天按时按量服药(提醒不可忘记)。如果患者行动不便,家属或其他健康人一定亲自服侍患者把药吃完。

(5)注意了解所服用药物的毒副作用,做到心中有数。

(6)抗癫痫药要坚持长期连续服用,不可中途间断。病情比较严重的患者要连续服药两三年以上,以后经医师检查征得医师同意,再逐步减量以至停服。

(7)在服用某种药物无效需更换另一种药物时,应逐步渐进替换,不可突然停药或更换。

（8）多数抗癫痫药会产生胃肠道反应,所以在饭后服用、有出现皮疹和发热者可暂停服药,有出现剥脱性皮炎或出血性表现如皮肤有出血性小红丘疹、或刷牙时齿龈出血,须即刻换用他药。

（9）服药期间每月到医院查血常规,每季度查肝、肾功能,有变化时应请教医师。

（10）持续发作抽搐者,要及时到医院急救治疗。

七、重症肌无力

（一）疾病概述

重症肌无力是一种神经-肌肉传递障碍的获得性自身免疫性疾病。重症肌无力是神经-肌肉接头处传递障碍的慢性疾病,由于患者体内存在乙酰胆碱抗体,该抗体作用于运动神经元末梢和骨骼肌细胞所构成的运动终板,尤其是突触后膜的乙酰胆碱受体,结果使功能性乙酰胆碱受体数量减少从而导致动作电位产生障碍,乃至神经-肌肉传导障碍,所以临床上就出现了眼外肌无力。

（二）主要表现

1.眼外肌受累表现

一侧或两侧眼睑下垂、复视、斜视等。我们可以看到患者眼皮抬不起来,因此眼裂变小,或一只眼大、一只眼小,眼球转动不灵活,甚至不能动,看东西成双影。

2.面部表情肌和咀嚼肌受累表现

闭眼不紧,患者面无表情,常常见到苦笑面容,称为"面具样面容",有的不能鼓腮不能吹气,吃东西时咀嚼无力,尤其是进干食时更为严重。

3.四肢肌群受累表现

上肢受累时,两臂上举无力,梳头、刷牙、穿衣困难;下肢受累时,上、下楼梯两腿无力发软,抬不起来,提东西时下肢感到疲劳无力,上台阶或上公共汽车困难易跌倒,下车或下楼时易跌倒,蹲下后起立困难,行走困难等。

4.延髓肌(包括吞咽肌)受累表现

患者常吐字不清,言语不利,讲话鼻音,伸舌不出和运动不灵,以至于食物在口腔内搅拌困难,讲话声音,也会随讲话时间延长,而逐渐变小,严重时,患者仅有唇动听不到声音,食物吞咽特别困难,吃一顿饭需要很长时间,喝水也容易呛咳,重者水从鼻孔流出等。

5.颈肌受累表现

患者颈项酸软,头重,和头竖直困难,将头部靠在墙上或垂下休息后有好转。

6.呼吸肌群受累表现

患者早期表现为用力活动后气短,严重时静坐,休息也觉得气短,胸闷、呼吸困难、口唇发紫,甚至危及生命。

7.肌无力危象

重症肌无力患者,如果急骤发生呼吸肌严重无力,以致不能维持换气功能时,称为肌无力危象。肌无力危象为重症肌无力疾病本身发展所致,在重症肌无力危象中约占95％,表现为全身骨骼肌无力、吞咽困难、咳嗽不能、呼吸窘迫直至停止呼吸。

（三）治疗要点

诱发病情缓解并使其维持在缓解状态。达到这些目的要满足成本-效益比最小化原则,另一方面,治疗会给患者带来多长时间及多大的不良反应。重症肌无力治疗的最终目的是使患者的临床症状缓解,目前的治疗措施可以使许多患者都能达到这个目的,而以前多数重症肌无力患者甚至终身患病。

（四）护理措施

1.病情观察

（1）注意观察抗胆碱酯酶药物的疗效和不良反应。

（2）严格执行用药时间和剂量，以防因用量不足或过量导致危象的发生。

2.护理要点

（1）一旦出现重症肌无力危象，应迅速通知医师；给氧、吸痰，做好气管插管或切开、人工呼吸机的准备工作；备好新斯的明等药物，尽解除危象。

（2）避免应用一切加重神经-肌肉传递障碍的药物，如吗啡、利多卡因、链霉素、卡那霉素、庆大霉素和磺胺类药物。

（3）轻症者适当休息，避免劳累、受凉、感染、创伤、激怒。病情进行性加重者，须卧床休息。

（4）给予高热量、高蛋白饮食。吞咽困难或咀嚼无力者，给予流质或半流质，必要时鼻饲。进食宜在口服抗胆碱酯酶药物后 30～60 分钟，以防呛咳。

3.健康教育

（1）患者出院后应随身带有卡片，包括姓名、年龄、住址、诊断证明、目前所用药物及剂量，以便在抢救时参考。

（2）指导患者及家属掌握疾病相关知识。

八、急性脊髓炎

（一）疾病概述

急性脊髓炎系脊髓急性非化脓性炎症，可能为病毒感染引起的自身免疫性疾病。急性脊髓炎又称急性横贯性脊髓炎，可能因病毒直接感染或感染后引起的自体免疫反应所致。常见发病诱因是病前 1～2 周有上呼吸道感染、劳累、负重或扭伤等。本病起病较重，首先表现为背痛、腹痛、腰背束带感，继之很快出现截瘫损害平面以下肢体肌肉无力或瘫痪等表现。早期为脊髓休克状态，肌张力降低、腱反射消失、病理反射阴性；急性期后逐渐表现为肌张力增高、腱反射增强、病理反射阳性。脊髓休克期间大小便往往是潴留现象，不久转为失禁。损害平面以下躯干和肢体深、浅感觉均为消失。

（二）主要表现

本病常为急骤发生，往往先有胸背或腹部酸痛、束带感。双下肢软弱乏力，行走困难，并在数小时或数天内发展至完全瘫痪。同时，两下肢也感觉麻木，在脊髓病变节段水平以下的皮肤感觉减退或消失。并伴有大小便功能障碍，大小便潴留或失禁。在病损节段水平以下有皮肤无汗或少汗、苍白、干燥、趾（指）甲松脆等表现。如颈段脊髓也受到损害，则上、下肢都可瘫痪，甚至还可出现呼吸困难，这是因为高颈段脊髓受累后呼吸肌也导致瘫痪。此为十分严重的情况，应将患者迅速送医院抢救。

瘫痪的肢体，在病程的早期为弛缓性瘫痪，亦称软瘫，此时肢体肌张力减低，腱反射消失。经 1～3 周后，逐渐转变为痉挛性瘫痪，亦称硬瘫，肌张力增高，腱反射亢进，病理反射巴宾斯基征阳性。患者经适当的治疗后，度过了急性期，多数患者其瘫痪肢体的肌力可逐渐恢复，约有半数患者在病后几个月内可以站立、行走。

（三）治疗要点

（1）早期用氢化可的松100～200 mg或地塞米松5～10 mg静脉滴注,每天1次,7～10天后如病情稳定改为泼尼松30 mg口服。随病情好转可逐渐减量。

（2）20%甘露醇250 mL静脉滴注,1次/天,脱水;羟乙基淀粉40（706代血浆）500 mL静脉滴注,1次/天,改善脊髓微循环。

（3）给予大剂量B族维生素制剂和胞磷胆碱等神经营养药物。

（4）适当选用抗生素预防呼吸道及泌尿系统感染。

（5）定时翻身拍背,预防压疮。加强患肢功能锻炼,防止肢体畸形。

（四）护理措施

1.病情观察

（1）本病的病因不清,多数患者出现脊髓症状前1～4周有上呼吸道感染、发热、腹泻等病毒感染症状,且起病急,认真的病情观察是十分重要的。以利于及早发现问题及早采取措施。

（2）密切观察体温、脉搏、呼吸、血压及神志的变化,尤其注意观察神志和呼吸的变化。

（3）注意有无上升性脊髓炎的征象,如呼吸困难和吞咽困难。观察感觉平面的部位,下肢肌力、肌张力、腱反射的改变及异常感觉等。

（4）注意观察合并症,如肺炎、泌尿系统感染、压疮、败血症及腹胀等。发现病情变化,应及时通知医师采取措施。

2.合并肺感染的护理

病变累及脊髓的任何节段,且多数患者有上呼吸道感染的病史,控制炎症发展是非常重要的。协助患者采取舒适卧位,并保持呼吸道通畅,每2小时翻身拍背1次,以利排痰,必要时给予及时吸痰,雾化吸入每天2～4次。嘱患者多饮水,最好为热偏凉的白开水。正确留取痰培养,依据不同的致病菌采取相应的抗生素治疗。

3.合并泌尿系统感染的观察与护理

保持床单位的清洁整齐,严格无菌操作下进行导尿术,留置导尿管的患者每天冲洗膀胱2次,患者应经常排空膀胱,可除去感染的尿液。留置导尿管应2～3小时开放1次,以避免尿液淤积和膀胱过度膨胀。嘱患者多饮水,每天的饮水量应在3 000 mL以上,以增加尿量。观察尿色及尿量,并观察有无尿路刺激症状。留置导尿管的患者尿道内分泌物较多,每天应用2%安尔碘擦拭尿道口2次。加强心理护理,给予心理支持和鼓励,增加营养,防止便秘,女性应保持外阴清洁,会阴冲洗每天2次。排便后清洁会阴部,使用卫生纸时由前往后擦拭。避免不必要的泌尿系统机械检查。

4.合并压疮的观察与护理

压疮的发生会增加机体的感染概率,使病情进一步加重,所以一定要避免压疮的发生。保持皮肤的清洁干燥,床单位整洁平整,每天温水擦浴1～2次,并轻轻按摩肩胛部、骶尾部、足跟及脚踝等骨突处。每2小时翻身1次,以免皮肤长期受压。可在小腿部垫一气圈,将足部悬起,促进血液循环。有经济条件者可用电动充气气褥。加强营养,增强机体的抵抗力。长期卧床的患者应保持足部功能位,以有利于愈后的康复锻炼。

5.机械通气的护理

急性脊髓炎的患者起病急,发展迅速,常在数小时至2～3天内发展到完全性瘫痪,由于病变累及脊髓的任何节段,出现呼吸困难。应用呼吸机辅助呼吸。注意呼吸机的湿化瓶应及时添加蒸馏水,以达到呼吸道的湿化作用。气管套管的气囊应保持充气状态,每6小时放气1次,放气时间小于10分钟。保证呼吸机管路的清洁,每周消毒1次,气管切开伤口每天换药1次。保证伤口的清洁干燥。由于严格的无菌操作和精心的护理,伤口未有感染。

6.排便的护理

由于患者长期卧床,食欲减退,食量减少,胃肠蠕动减慢抑或无力排便,易引起排便困难和便秘导致腹胀等许多临床症状。嘱患者多食蔬菜和水果及粗纤维食物,并给予番泻叶代茶饮,口服通便灵,开塞露射肛,必要时给予肥皂水清洁灌肠以助排便。

7.睡眠的护理

由于受各种监护仪器的影响,患者睡姿的不舒适,翻身不便等机体状态的约束,心情烦躁,同室患者的影响,使患者不能有完整的睡眠。我们应将护理工作时间安排紧凑,尽量集中时间进行护理操作,向患者和家属讲明作息时间和探视时间,定时放窗帘,认真做好晚间护理。严格探视时间,做好病房环境的管理,护士巡视病房时动作要轻,提高个人素质,不可在病房内大声喧哗。

8.健康教育

自患者入院开始,我们就应利用图片及一些医院编写的疾病手册,结合患者实际情况,向患者进行有计划的健康宣教。教会他们认识疾病的危害性,懂得护理、治疗、饮食、药物和卫生等方面的知识。讲明各种检查、治疗、用药的目的,注意事项及配合方法,让患者面对疾病,做到心中有数。积极配合治疗和护理。健康教育使人得到了实惠,护患关系密切,患者满意度上升。同时也培养和训练了护士,护士自身业务素质得到了提高。护理人员应不断提高自身理论水平,适应新的医学模式的发展,以最大限度满足人们预防疾病、增强健康、提高生存质量的需要。

九、老年期痴呆

(一)疾病概述

老年期痴呆的发生率很高。单就老年性痴呆而言,在65岁以上的老年人中的患病率就达5%。由于痴呆的发病和发展缓慢,有时很难察觉,早期的症状常常难以被患者和家人重视,即使感到患者的反应能力、生活能力下降,也认为"老人傻点不是病"。正是由于这种错误的认识,使得上医院就治的老人,其痴呆的症状往往已很严重,从而丧失了控制病情发展的机会。老年人痴呆的原因与危险因素有以下几点。①高龄:随着年龄的增长痴呆的发病率增高。②女性:可能与老年女性绝经后,体内雌激素不足有关。③文化程度低。④精神刺激。⑤遗传因素。⑥颅脑外伤史等。

(二)主要表现

不同类型的老年期痴呆有不同的表现,也有各自的特点。

1.早期

早期患者主要表现在健忘、心不在焉、易疲劳、回想熟悉的词汇发生困难,学习新的事物能力降低,判断力和社交能力下降。

2.中期

中期患者逻辑、记忆和运动能力明显降低甚至丧失,性情急躁、坐卧不安,有时会产生过激行为,语言、计算能力下降,社交能力下降。

3.晚期

晚期患者大小便控制能力下降,性情暴躁或对任何事情麻木不仁,行动缓慢,有时会有幻觉,部分日常生活产生困难。

（三）治疗要点

目前尚无根治的方法,仅仅是改善某些症状,延缓病情进展。常用的药物有:①乙酰胆碱酯酶抑制剂,如他克林、多奈哌齐、利斯的明等。②益智药,如喜德镇、吡拉西坦。③卵磷脂。④神经营养因子及钙通道阻滞剂和抗精神行为异常的药物。

（四）护理措施

(1)许多痴呆患者有焦虑、抑郁症状以及自信心下降,对待这些老人时态度要特别亲切、尊重他们,使他们有安全感。

(2)痴呆老人常常动作缓慢、反应迟钝,在护理时要注意配合老人的慢节奏,不能急于求成,不能勉强老人去干力所不能及的事情,要注意鼓励和赞扬老人进行生活自理及参加社会及集体活动,以便加强与周围对环境的联系,减缓痴呆的恶化。

(3)痴呆老人各方面功能减退,在安全方面的护理尤为重要,在家庭、病房以及老年设施中都应该把老人生活、活动的房间安排得整洁、简单、防滑,防止老人摔跌、骨折等。要有专人随时护理,不能单独外出活动,防止迷路或走失,预防发生各种意外。

(4)细微观察老人的饮食、起居等各种变化,要测量体温、脉搏、血压等,定期进行必要的化验及检查,要及时发现各种躯体疾病,如心绞痛、高血压、脑血管意外以及谵妄状态等,以便及时处理,进行抢救。

(5)对精神症状明显的痴呆老人,要根据精神症状的不同,区别对待,如有焦虑、抑郁的老人,要耐心、热情加以劝解,安排一些活动,分散其注意力,并严防自伤等意外,对兴奋、躁动、有攻击行为的老人,要安排安静的环境,防止发生伤人意外。

(6)对晚期痴呆的老人,基础护理十分重要,要注意饮食及大小便的护理,保证营养摄入等,对卧床患者要定时翻身、清洁,预防压疮及其他合并症。

(7)对于老年性痴呆的预防关键是"三早"——早发现、早诊断、早治疗。预防痴呆,要在老年期就加以注意,如培养广泛的兴趣爱好、开朗的性格、锻炼身体等。老年期之后,更要坚持学习,坚持运动及参加社会活动,保持乐观、积极向上的情绪。同时预防高血压、脑血管病等,注意合理饮食、忌烟酒等。

（纪泉泉）

第九节　老年人呼吸系统疾病的护理

一、概述

人体各器官中,肺脏是出现老化功能减退最早的器官之一。人类的呼吸功能一般在 30 岁以后随着年龄的增长逐渐衰退,60 岁以后衰退的速度更加明显。老年慢性肺部疾病的发生率、病死率也随增龄而增高,这些现象都与肺老化有关。呼吸系统的老化包括外部结构的改变及生理功能减退。

(一)老年呼吸道解剖结构变化

1.上呼吸道

老年人鼻黏膜变薄,腺体萎缩,分泌、加温和湿化气体功能减弱。鼻黏膜的萎缩使嗅觉迟钝。喉黏膜感觉减退,反应迟钝,喉头反射和咳嗽反射减弱。因此,上呼吸道的防御和保护功能降低。这是造成老年人极易发生误吸、误咽的生理基础。

2.下呼吸道

老年人支气管上皮细胞萎缩,其纤毛粘连、倒伏、排列紊乱或纤毛脱失,因而阻挡尘粒入肺的能力减弱。这在长期吸烟与有害气体环境中生活和工作的老年人更加明显。不仅如此,由于老年人支气管上皮细胞脱落损伤,更容易受到刺激致支气管反应增高,而易发生喘息。

老年人支气管的慢性炎症主要累及小气道、小气道的炎症向整个管壁及周围扩散,由于小气道没有软骨,受炎症侵蚀后很易发生塌陷和扩张,从而导致部分小气道阻塞,引起阻塞性通气功能障碍和引流不畅以及肺通气不均的后果。

3.肺的退行性变

老年人的肺脏随着年龄增长不断发生退行性变,肺组织弹力纤维中弹性蛋白减少,其性质也有所改变。周围肺泡与肺泡管周围的弹力纤维趋于老化,所以肺泡扩张、弹力降低、回缩力减退,因而使老年肺有效呼吸面积减少。

(二)老年呼吸系统的特点

1.呼吸节律的生理变化

老年人在睡眠期间,即使没有心肺疾病,也常发生呼吸紊乱。老年人睡眠中呼吸道肌肉力量减弱,而致下呼吸道塌陷,尤其是在熟睡时,骨骼肌完全松弛,形成呼吸道狭窄而影响通气,故老年人打鼾者甚多,并发现其中 28% 有睡眠呼吸暂停综合征。

2.呼吸驱动力的减弱

二氧化碳是调节呼吸运动最重要的因素,健康人吸入浓度 6% 的二氧化碳,通气量可增加 6 倍以上。老年人呼吸中枢对二氧化碳的通气反应的敏感度降低,尤其是老年慢性阻塞性肺疾病患者可由于呼吸中枢对高碳酸血症的适应使得反应更加迟钝。

3.肺与胸廓的顺应性下降

老年人肺组织一方面由于弹力纤维的退行性变,肺泡的弹性回缩力变小。另一方面肺泡表面活性物质合成和释放减少,肺泡表现张力增大,因此肺的弹性阻力变大,也即顺应性下降。老年人由于骨质疏松,椎骨塌陷,常会发生脊柱后突,加之骨关节韧带钙化,致使胸廓可活动幅度受到限制。胸廓的弹性阻力增加。肺与胸廓的顺应性下降,必然导致呼吸费力,通气储备能力大大下降。

4.气道阻塞改变

肺脏是一个开放性器官,长年累月受到外界各种不利因素的影响,迄至老年气道不仅发生退化性变,而且多伴有慢性炎症。老年人气道阻力增加,特别是在呼气过程中,小气道更易陷闭,气体滞留于肺泡,不易被呼出。

5.呼吸肌衰退

老年人呼吸肌与全身其他部位的肌肉一样,也在逐渐发生退行性变。吸气力量减弱,耐力下降,易疲劳。由于胸廓的顺应性下降,逐渐倾向于腹式呼吸代偿。呼吸肌强度和耐力下降,由于老年人膈肌变薄、重量减轻、活动度与肌肉的能量储备比中、老年差,如果合并肺气肿,这种现象更加明显。

6.通气功能与气体交换减弱

老年人由于胸廓以及肺组织衰退,其通气功能减退,气体交换功能也随着年龄的增长而逐渐衰退。这是由于肺泡量在减少,通气不均。通气/血流比例失调的缘故。加之肺泡壁的退行性变,可引起弥散功能减退,所以老年人血氧分压也随增龄而减退。

二、上呼吸道感染

(一)疾病概述

上呼吸道感染是由多种病毒引起的一种呼吸道常见病,亦是老年人的常见病,俗称"感冒"。其中30％～50％是由某种血清型的鼻病毒引起。普通感冒虽多发于初冬,但任何季节,如春天、夏天也可发生,不同季节的感冒的致病病毒并非完全一样。感冒病例分布是散发性的,不引起流行,常易合并细菌感染。普通感冒起病较急,早期症状有咽部干痒或灼热感、喷嚏、鼻塞、流涕,开始为清水样鼻涕,2～3天后变稠;可伴有咽痛;一般无发热及全身症状,或仅有低热、头痛。一般经5～7天痊愈。

(二)主要表现

该病起病急,全身症状为主,局部症状较轻。可出现、鼻塞、流涕、轻咳、食欲缺乏、呕吐、腹泻等。全身症状较轻,无热或轻度发热,自诉头痛、全身不适、乏力。极轻者仅鼻塞、流稀涕、喷嚏、微咳、咽部不适等,多于3～4天内自愈。

(三)治疗要点

1.对症治疗

病情较重或发热者或年老体弱者应卧床休息,忌烟,多饮水,室内保持空气流通。如有发热、头痛,可选用解热止痛片如复方阿司匹林、索米痛片等口服。咽痛可用消炎喉片含服,局部雾化治疗。鼻塞、流鼻涕可用1％麻黄碱滴鼻。

2.抗菌药物治疗

如有细菌感染,可选用适合的抗生素,如青霉素、红霉素、螺旋霉素、氧氟沙星。单纯的病毒感染一般可不用抗生素。

化学药物治疗病毒感染,尚不成熟。吗啉胍(ABOB)对流感病毒和呼吸道病毒有一定疗效。阿糖腺苷对腺病毒感染有一定效果。利福平能选择性抑制病毒RNA聚合酶,对流感病毒和腺病毒有一定的疗效。近年发现一种人工合成的、强有力的干扰素诱导剂——聚肌苷酸-聚胞苷酸胞可使人体产生干扰素,能抑制病毒的繁殖。

(四)护理措施

1.病情观察

(1)注意体温的变化及呼吸道症状。

(2)注意有无并发症症状,如头痛、耳鸣等。

2.护理要点

(1)保持室内空气新鲜,每天通风2次,每次15～30分钟。

(2)保证患者适当休息,病情较重或年老者应卧床休息。

(3)多饮水,饮水量视患者体温,出汗及气候情况而异。给予清淡、易消化、含丰富维生素、高热量、高蛋白的饮食。

(4)体温超过38.5℃给予物理降温。高热时按医嘱使用解热镇痛片。出汗多的患者要及时更换衣物,做好皮肤的清洁护理。

(5)寒战时,要注意保暖。

(6)按医嘱用药。

(7)注意呼吸道隔离,预防交叉感染。

3.健康教育

(1)嘱患者忌烟。

(2)指导患者保持充足的营养、休息、锻炼,增加机体抵抗力。

(3)指导患者坚持冷水洗脸,提高机体对寒冷的适应能力。

三、慢性支气管炎

(一)疾病概述

慢性支气管炎是指支气管黏液分泌过度增加,至少连续 2 年,每年咳痰 3 个月或更长时间,而没有其他可以引起咳痰的疾病存在。它是一种常见病、多发病,尤以老年人为多见。主要致病因素与长期吸烟有密切关系,吸烟时间越长,吸烟量越大,慢性支气管炎的患病率越高,戒烟可使病性减轻。长期反复感染是慢性支气管炎发生和加重的重要因素。另外大气污染、过敏体质、自主神经紊乱,反复受凉,过度疲劳,年老体弱都可以是本病的诱因。

(二)主要表现

1.咳嗽

慢性咳嗽是最常见的症状,初起时往往为清晨起床时咳嗽,以后发展为晚上也有明显咳嗽,每当吸烟或接触冷空气或其他刺激性烟雾、粉尘时更易引起咳嗽。

2.咳痰

初起咳痰量少,且多为黏液性痰,随着病情加重,痰量亦可能渐多,合并感染时,痰变为脓性。

3.气促或喘息

初起病时并无呼吸困难的感觉,可能仅有胸闷、呼吸费力、容易产生疲劳感。随着病情的发展,出现活动后呼吸困难,严重者静坐时亦会气喘吁吁。少数患者亦可有阵发性喘息,伴胸闷不适,并能听到哮鸣音。

4.炎症

慢性支气管炎患者容易反复发生急性呼吸道感染,尤其在气候多变寒冷季节,表现为发热、咳脓痰和喘促加重等急性全身和呼吸道症状。

(三)治疗要点

1.急性发作期

(1)抗菌治疗:慢性支气管炎之所以急性发作,主要原因是由于继发呼吸道感染。尽管有不少患者起源于病毒感染,但由于呼吸道黏膜的受损,紧接着即是继发细菌感染。在急性发作时,患者有咳嗽和气急,痰量增多或痰少不易咳出,喘息型患者则喘息加重,此时需用抗菌药物,轻者可口服,较重者用肌内注射或静脉滴注,疗程一般为 7～10 天。

(2)支气管扩张剂:常选用氨茶碱、特布他林(博利康尼)等口服或用特布他林(喘康速)等吸入剂,以减轻支气管平滑肌的痉挛。

(3)糖皮质激素:如喘息较重,应用支气管扩张剂后,气急仍未减轻则在继续使用抗生素的同时加用糖皮质激素如甲强龙等。

（4）祛痰、镇咳：用祛痰剂可使痰液稀化、容易咳出，老年人常用的药物有淋舒坦等。要鼓励患者多饮水或做雾化吸入，使气道湿化，有助于咳痰。但要避免应用强镇咳剂，如可卡因等，以免抑制中枢，加重呼吸道阻塞，导致病情恶化。

（5）氧疗：用双侧鼻导管或用面罩给氧。

2.稳定期

（1）停止吸烟：患有慢性支气管炎的患者必须戒烟，包括尽量避免被动吸烟。

（2）抗生素的应用：慢性支气管炎患者的黏痰是由于病变支气管黏膜增生和分泌增多所形成。因此，咳痰不一定是急性炎症，无需应用抗菌药物。盲目使用抗生素，非但无效，反而导致耐药性，使治疗更加困难。

（3）祛痰药：慢性支气管炎患者痰液增多，且不易咳出。容易继发感染，影响气道通畅。祛痰药主要有两类：黏液溶解剂可使黏蛋白破坏；痰液调节剂通过改变黏蛋白合成以减少黏稠度。使痰液易于咳出。常用的有乙酰半胱氨酸和氨溴索等。

（4）长期氧疗：长期氧疗对具有低氧血症的患者能达到延年益寿的目的。吸氧时间每天须达 15 小时左右流量 2 L/min，包括睡眠时间。

（5）康复治疗：包括呼吸生理治疗、肌肉训练、营养支持和精神治疗教育等多方面措施。

（6）预防急性呼吸道感染：包括病毒、支原体或细菌感染。在秋冬季进行肺炎链球菌疫苗或流感病毒疫苗预防接种，对预防急性呼吸道感染有积极意义。其他如转移因子、气管炎疫苗、卡介苗核酸注射液对提高机体对呼吸道感染的抵抗力，预防和减轻呼吸道感染亦有很好的效果，应在医师指导下合理应用。

（四）护理措施

1.急性发作期

（1）病情观察：要注意患者的痰量、痰颜色、是否黏稠不易咳出、意识状态、呼吸频率，测体温、血压、脉搏，有无发绀，突然发生憋气时要注意有无痰栓阻塞，剧烈疼痛警惕气胸发生。

（2）卧床休息：注意多变动体位，有利于痰液排出，可间断时间床边坐位或室内走动。憋气时应鼓励患者采取坐直或半坐卧位的姿势，使膈肌容易下降利于呼吸。

（3）饮食：老年患者急性期发热、咯痰、体内消耗较大，而消化能力又减弱，故保证营养摄入极为重要，要求患者进食高热量、高蛋白、高维生素饮食，少量多餐，多饮水，饮水量每天大于 2 000 mL，可促使痰液变稀薄，易于咳出。

（4）吸氧：低流量持续吸氧。

（5）药物护理：给予有效抗生素，注意药物不良反应及静脉滴注速度，老年人补液速度易慢，以免诱发心力衰竭。

（6）协助排痰。①雾化吸入：吸入液内应加入庆大霉素、γ-糜蛋白酶、地塞米松，如患者出现吸入时憋气可能是由于冷刺激所致的支气管痉挛，亦在吸入前先喷入特布他林再行雾化吸入。②老年患者无能力咳嗽时，做呼吸练习前可先做胸部叩击。护士或家属两手手指并拢，拱成杯状，腕部放松，规律地在背部进行自下而上地拍背叩击 10 分钟左右。在餐前进行，患者穿单层布衣操作方便。叩击时注意患者感受，叩击力量适中，不可使患者有疼痛感觉。③咳嗽练习：有助于患者排痰。协助患者坐起，做深而慢的呼吸，做第 2 次深呼吸时，吸气后屏住呼吸，2 次短而有力咳嗽，从胸部咳出痰液。

2.慢性迁延期

迁延期仍应继续用药如(抗生素、祛痰剂、止喘药等)注意保暖,多休息,少活动,保证营养。

3.缓解期

(1)建立规律养病生活方式:坚持每天适量活动,情绪稳定,防寒保暖,保证营养,对吸烟者一定说服患者戒烟。

(2)呼吸训练。①腹式呼吸:目的是加强腹肌,膈肌训练,以提高呼吸效率。具体方法:体位以卧位或半卧位,双膝半屈曲为宜,用鼻吸气用口呼气,呼吸要慢且均匀,吸气时腹部鼓起,呼气时腹部下陷,可将一手放在腹部,可感到腹部起伏,呼与吸时间比例为(2~3):1,每天训练2次,每次10~15分钟。熟练后可增加训练次数,且各种体位均可练习。②缩唇呼吸:目的是使患者呼气时提高支气管内压,防止小气道过早隐闭,有利于肺泡气体的排出。具体方法为患者用鼻吸气,然后通过缩拢嘴唇慢慢呼气,边呼边数数,开始患者可以数到第4、第5次做出一个"扑"的声音,全部呼气完了,经过训练,可以慢慢加长呼气时间,患者可数到第7、8次时发出"扑"的声音,呼出最后一口气。呼气时间长可使小气道陷闭更延迟,肺泡排出气体更多。

4.健康教育

(1)老年患者抵抗力下降,生活环境中一定要注意保暖勿受凉,室内定时通风,避开室内打扫时多尘及油烟。必须戒烟,同时家庭吸烟者也应避开老年患者。

(2)老年患者避免到人群多的地方,少接触灰尘、烟雾及刺激性气体,户外活动多去空气新鲜,人少花草树木多的地方。

(3)老年人要增强体质,首先保证营养,以高蛋白、高维生素、高热量饮食为主。试用冷水洗脸以增强耐寒锻炼,坚持运动如散步、打太极拳、做保健操等,有利于提高心肺功能。活动量及运动时间均应从小量开始,自觉呼吸困难较活动前明显加重时应即停止活动。

(4)坚持腹式呼吸及缩唇呼吸训练,最好每天3~4次,每次15~20分钟。

(5)有条件者应做家庭氧疗,每天吸氧不少于15小时,包括睡眠时吸氧,有利于延长寿命。

四、老年人肺炎

(一)疾病概述

老年人感染性疾病中,肺部感染最为常见,是老年人的重要死亡原因之一。老年人由于机体抵抗力降低及患慢性支气管炎、肺气肿、糖尿病等基础疾病者较多,肺炎的发生率和病死率较一般人群高。

老年人肺炎的病因绝大多数由微生物引起,其中以细菌性肺炎最为多见,如肺炎球菌、金黄色葡萄球菌、革兰阴性菌、真菌等。病毒、支原体也是老年肺炎的常见病原体。这些病原体常常是复合致病。近年来,革兰阴性菌在老年人肺炎中的发病率有所增加,其中以铜绿假单胞菌、克雷伯杆菌为多见。此外,放射、物理、化学等因素也可引起肺炎。老年人解剖结构有生理功能变化引起上呼吸道保护性反射减弱,病原体易进入下呼吸道;免疫功能下降;口咽部细菌寄生增加,也更易进入下呼吸道发生肺炎。临床中常遇到的无明显诱因而发生吸入性肺炎患者,多见于年老体弱,各系统及器官功能下降,行动障碍或长期卧床及吞咽动作不协调者,易误吸而致的肺部感染。

(二)主要表现

大多数患者特别是老年人症状不典型,起病多缓慢而隐袭。发热不显著或有中度不规则发热,很少畏寒或寒战。全身症状较重,乏力倦怠、食欲锐减。轻度咳嗽,痰多黏稠,咳出困难,量不大,有些患者的起始症状是嗜睡或意识模糊、腹泻。脉速、呼吸急促,肺突变体征不典型,常发现呼吸音减低,肺底部啰音。

本病可并发心力衰竭和休克,严重者可出现弥散性血管内凝血、急性肾衰竭等并发症。

(三)治疗要点

1.控制感染

细菌性肺炎合理的治疗应该做痰培养及药敏试验,痰培养是哪种细菌,对哪种抗菌药敏感,就选用哪种抗生素,这样在治疗上才有针对性。但在痰培养结果未出现以前或因某些因素的影响,培养不出阳性结果,经验治疗也很重要。临床上一般地细菌性肺炎分为革兰阳性球菌肺炎和革兰阴性杆菌肺炎。起病急剧,血白细胞计数明显增高、中性粒细胞计数增高,再结合临床表现,一般可考虑为革兰阳性球菌肺炎,可选用哌拉西林钠、头孢唑林钠、阿米卡星、环丙沙星等药物治疗。年老体弱、久病卧床,白细胞计数不增高或略增高,一般以革兰阴性杆菌肺炎的可能性大,选用氨基苷类加第二代头孢菌素或第三代头孢菌素等药物治疗。

2.支持疗法

患者应卧床休息。鼓励其翻身、咳嗽、咯痰,对痰黏稠不易咳出者加用止咳化痰药。有缺氧及呼吸困难症状者给予吸氧。给予高热量、高蛋白、高维生素饮食,酌情静脉给予清蛋白、血浆、氨基酸等。

3.并发症治疗

老年肺炎并发症有时可引起严重后果,积极治疗并发症极为重要。呼吸衰竭发病率较高,应加强氧疗,如仍不改善可行气管插管,机械通气。心力衰竭是肺炎死亡的重要原因,一旦发生心力衰竭应立即给予强心、利尿治疗。休克多见于低血容量休克和感染性休克,应补充血容量,并合理选用血管活性药物。

(四)护理措施

在老年肺炎整个过程中精心护理极为重要。

1.病情观察

严密观察病情变化,注意患者的神志改变警惕感染性休克的发生。定时测生命体征,记出入量,注意出入量平衡。

2.护理要点

(1)急性期应多卧床休息,活动困难者应定时翻身,急性期后应加强活动。

(2)给予高蛋白、高维生素、高热量流质饮食,适当食用纤维蔬菜水果以保持大便通畅,鼓励患者多饮水。

(3)对急性期患者,应加强氧疗,给予低流量持续吸氧。

(4)高热者应给予物理降温:如酒精擦浴、冰袋。使患者体温控制在 38 ℃以下,必要时可给予药物降温。

(5)鼓励患者咳嗽,咯出痰液。房间空气湿化,给予祛痰药或雾化吸入,定时进行叩背、咳嗽练习,以利排痰。

(6)留取痰标本:尽量在抗生素使用前或停止使用抗生素 2 天以上留取痰标本,患者晨起用白开水漱口3～4 次,患者用力从肺深部咳出痰液,留置在消毒痰盒中,及时送检。

3.健康教育

(1)嘱患者避免受寒,过度疲劳,酗酒等诱发因素。

（2）老年人应重视合理饮食，保证充足营养，坚持户外活动，并学会心理调节，对增强体质，预防呼吸道感染都非常重要。

（3）对于易感人群如慢性肺疾病，糖尿病慢性肝病，以及年老体弱者，应使用多价肺炎球菌疫苗、流感病毒疫苗，对提高免疫力预防或减轻疾病的发生，都会产生积极的效果。

五、肺癌

（一）疾病概述

肺癌的发病率随着年龄的增长而提高，近年来，恶性肿瘤中死亡率上升最快的是肺癌。因此，肺癌是威胁老年人生命的一个重要疾病，应引起足够的重视。其主要致病因素与长期大量吸烟有关，且随吸烟年限、吸烟量的增长而患病率增加。同时与空气污染，职业因素、病毒感染，以及家庭遗传因素有关。

（二）主要表现

1.呼吸系统症状

（1）咳嗽：常以阵发性、刺激性干咳为首发症状，当支气管阻塞，继发感染时痰量增多，变为脓性痰。

（2）咯血或血痰：多为间断或持续性痰中带血，偶有大咯血。

（3）胸痛：轻度胸痛常见，当胸膜或胸壁受侵犯时常出现严重持续、剧烈的疼痛。

2.全身症状

全身症状包括发热及恶病质，当合并有阻塞性肺炎或肺不张时常有发热，肺部炎症可以反复发生，可因肿瘤组织坏死出现癌性发热。晚期肺癌可以出现疲乏、无力、消瘦、贫血和食欲缺乏。

3.肺外表现

肺外表现是指与肺癌有关所引起的内分泌、神经肌肉、结缔组织及血液、血管异常改变，又称副癌综合征。

4.转移的表现

当肺癌出现转移，可出现相应的表现如声音嘶哑、咽下困难、胸腔积液、胸闷、气憋等。

（三）治疗要点

1.手术治疗

手术仍为非小细胞肺癌的首选治疗，因为手术治疗可为患者提供最大的治愈的可能性。凡是无远处转移，不侵犯胸内主要脏器或胸膜腔、心肺功能可以耐受手术者，都应采取手术治疗。

2.化疗

化疗仍是当今小细胞肺癌的首选治疗。

3.放射治疗

放射是一种局部治疗手段，主要起辅助治疗作用。

4.免疫治疗

免疫治疗是继手术、化疗和放疗三大治疗措施之后的一种新的治疗方法。主要有干扰素、白细胞介素-2、植物多糖等。可与任何治疗措施配合应用。

5.中药治疗

中药可改善临床症状和生存质量，提高生存率，减轻对化、放疗的不良反应，预防肿瘤复发转移。

6.介入治疗

介入治疗是指在X线设备的监视下,将抗肿瘤药物和/或栓塞剂经动脉导管注入,对肿瘤病变进行直接治疗。

(四)护理措施

老年患者由于衰老,患病后身心变化与青壮年不同,尤需重视下列措施。

1.饮食

进食高蛋白、高维生素、高热量易消化饮食,少量多餐,向患者说明保证营养的重要性,鼓励主动进餐。

2.休息与活动

保证身心休息,以降低基础代谢率,间断起床活动,到室内或室外空气新鲜,人群稀少的地方,活动量以自觉无疲劳为度,少量多次活动为好。

3.症状护理

肿瘤压迫出现呼吸困难、肺炎、疼痛均应及时吸氧,姑息放疗、给予止痛。

4.化疗、放疗护理

(1)化疗药物静脉注射速度要慢,以减轻对血管的刺激。若有血管外渗应即刻停止静脉注射,并予以局部普鲁卡因封闭。

(2)化疗前注射止吐药以减轻恶心呕吐反应,化疗期间患者出现心悸胸闷应及时听心率,做心电图;化疗、放疗均应定时查白细胞和血小板。

(3)患者均可能脱发,使患者有思想准备,并解除思想顾虑。

(4)放疗中患者出现咳嗽、呼吸困难加重,应考虑放射性肺炎的可能,应及时吸氧,保持呼吸道通畅;进食吞咽不适有可能发生放射性食管炎,应给予流质饮食。

5.健康教育

(1)吸烟与肺癌的发生有一定关系,首先应嘱患者忌烟。我国已重视"三废"的处理,严格控制工业和机动车所产生的废气,对预防有重要的意义。

(2)肺癌的关键在于早期发现、早期治疗,因此要定期查体,特别是40岁以上长期吸烟者要每半年或一年做胸部X线片检查,以便早期发现及时手术,取得好的效果。

六、阻塞性肺气肿

(一)疾病概述

阻塞性肺气肿是终末细支气管远端部分(包括呼吸性细支气管、肺泡管、肺泡囊和肺泡)膨胀,并伴有气腔壁的破坏。近数十年来阻塞性肺气肿的发病率显著增高。阻塞性肺气肿病因极为复杂,简述如下。

1.吸烟

纸烟含有多种有害成分,如焦油、尼古丁和一氧化碳等。吸烟者黏液腺岩藻糖及神经氨酸含量增多,可抑制支气管黏膜纤毛活动,反射性引起支气管痉挛,减弱肺泡巨噬细胞的作用。吸烟者并发肺气肿或慢性支气管炎和死于呼吸衰竭或肺源性心脏病者远较不吸烟者为多。

2.大气污染

尸检材料证明,气候和经济条件相似情况下,大气污染严重的地区肺气肿发病率比污染较轻地区为高。

3.感染

呼吸道病毒和细菌感染与肺气肿的发生有一定关系。反复感染可引起支气管黏膜充血、水肿,腺体增生、肥大,分泌功能亢进,管壁增厚狭窄,引起气道阻塞。肺部感染时蛋白酶活性增高与肺气肿形成也可能有关。

4.蛋白酶-抗蛋白酶平衡失调

体内的一些蛋白水解酶对肺组织有消化作用,而抗蛋白酶对于弹力蛋白酶等多种蛋白酶有抑制作用。蛋白酶和抗蛋白酶的平衡是维持肺组织正常结构免于破坏的重要因素。消化肺组织的蛋白酶有两种来源,外源性来自细菌和真菌等病原体,内源性来自中性粒细胞和肺泡巨噬细胞。吸烟使弹性蛋白酶活性增加,并使抗蛋白酶失活。

(二)主要表现

阻塞性肺气肿的临床表现可分为两种类型——支气管炎型(BB型)和气肿型(PP型)。当然还有不少患者并不符合某一种类型的典型表现。

1.支气管炎型

支气管炎型亦称发绀臃肿型(BB型)。支气管病变较重,黏膜肿胀,黏液腺增生,肺气肿病变轻微。患者常有多年吸烟史及慢性咳嗽、咳痰史。体检肥胖、发绀、颈静脉曲张、下肢水肿,两肺底闻及啰音。胸部X线片检查肺充血,肺纹理增粗,未见明显肺气肿征。肺功能测验通气功能明显损害,气体分布不匀,功能残气及肺总量增加,弥散功能正常,动脉血氧分压降低,二氧化碳分压升高,血细胞比容增高,易发展为呼吸衰竭和/或右心衰竭。

2.肺气肿型

肺气肿型亦称无绀喘息型(PP型)。肺气肿较严重,但支气管病变不严重。多见于老年,体质消瘦,呼吸困难明显,无发绀。患者常取特殊的姿态,如两肩高耸、双臂扶床、呼气时两颊鼓起和缩唇。胸部X线片两肺透明度增加。通气功能虽亦有损害,但不如支气管炎型那样严重,气体分布均匀,残气占肺总量比值增大,肺泡通气量正常甚至有通气过度,因此动脉血氧分压降低不明显,二氧化碳分压正常或降低。

(三)治疗要点

1.改善患者一般状况

肺气肿患者每因呼吸道感染而症状进一步加重,肺功能也更趋减损。因此提高机体抵抗力,防止感冒和下呼吸道感染至关重要,可采取耐寒锻炼、肌内注射核酪或卡介苗素等。

阻塞性肺气肿患者由于呼吸负荷加重,呼吸功能增加,能量消耗增高。但饮食摄入由于气急、缺氧、右心衰竭或使用药物等原因不能相应增加甚至反而减低,因此常常合并营养不良。营养不良不仅损害肺功能和呼吸肌功能,也能削弱机体免疫机制。故应重视营养素的摄入,改善营养状况。全身运动如步行、踏车、活动平板、做广播操、打太极拳等不仅增加肌肉活动度,而且也锻炼呼吸循环功能。

2.呼吸训练

指导患者做深而慢的腹式呼吸和缩唇呼气。

(1)腹式呼吸:肺气肿患者常呈浅速呼吸,呼吸效率差。指导患者做深而缓的腹式呼吸,使呼吸阻力减低,潮气量增大,无效腔通气比率减少,气体分布均匀,通气/血液比例失调改善。

(2)缩唇呼气:肺气肿患者因肺泡弹性回缩力减低,小气道阻力增高、等压点向末梢小气道移动,呼气时小气道提早闭合,致使气体滞留在肺内,加重通气/血流比例失调。缩唇呼气增加气道外口段阻力,使等压点移向中央大气道,可防止气道过早闭合。

3.呼吸肌锻炼

肺气肿患者因肺过度充气、营养不良和缺氧等因素,对呼吸肌产生不良影响。在肺部感染等情况下,呼吸负荷进一步加重,可引起呼吸肌疲劳,是呼吸衰竭的诱因之一。通过阻力呼吸或等二氧化碳过度通气等锻炼,可改善呼吸肌功能。

4.家庭氧疗

经过抗感染、祛痰和支气管解痉剂治疗,缓解期动脉血氧分压仍在 7.3 kPa(55 mmHg)以下者应进行家庭氧疗。对于那些继发性红细胞增多症或顽固性右心衰竭的肺气肿患者可适当放宽氧疗指征。氧疗可以改善患者症状,提高工作效率,增加活动强度,扩大活动范围。每天坚持 15 小时吸氧效果比间断吸氧为好。为防止高浓度吸氧对通气的抑制作用,应采用低流量吸氧。供氧器械也有改进,常规使用压缩气体钢筒,因体积大又笨重,搬动不便,故在家庭中应用并不方便。氧浓缩器可以将空气中氧气浓缩,使用方便。液氧贮器将氧气在超低温下以液态保存,故体积小,重量也轻,可以随身携带,为其优点。同步吸氧装置由患者吸气触发供氧,呼气相不供氧,可以节约氧气。近年国外有采用经环甲膜留置导管吸氧的报告。

5.其他

非创伤性机械通气的开展为阻塞性肺气肿患者家庭机械通气提供了条件。一般经鼻罩或口鼻罩或呼吸机连接,也可应用负压通气机。家庭间断机械通气可以使呼吸肌休息,缓解呼吸肌疲劳,改善呼吸肌功能。

(四)护理措施

1.病情观察

(1)观察患者生命体征,呼吸形态。

(2)观察患者咳痰的颜色、性状、黏稠度、气味及量的变化。

(3)观察患者脱水状况:皮肤饱满度、弹性、黏膜的干燥程度。

2.护理要点

(1)协助患者端坐位或半坐位,利于呼吸。

(2)鼓励患者咳嗽,指导患者正确咳嗽,促进排痰。痰液较多不易咳出时,遵医嘱使用祛痰剂或超声雾化吸入,必要时吸痰。

(3)合理用氧,采用低流量给氧,流量 1～2 L/min,吸入前湿化。

(4)遵医嘱给予抗感染治疗,有效地控制呼吸道感染。

(5)嘱患者多饮水,给予高热量、高蛋白质、高维生素的流质、半流、软食,少量多餐,少吃产气食品,防止产气影响膈肌运动。

(6)护士应聆听患者的叙述,疏导其心理压力,必要时请心理医师协助诊治。

(7)按医嘱定期使用 BIPAP 呼吸机:①使用前用通俗易懂的语言向患者介绍机器的性能,使用方法,使患者了解其优越性,安全性,必要性。②根据患者脸型选择密闭程度好的面罩,气囊充气后,以手感有弹性感即可,用尼龙头带固定,密闭扣于口鼻区。③遵医嘱调节呼吸模式及参数。④调节面罩适宜的松紧度,鼻梁、颧骨处用纱布,海绵衬垫,连续使用者每 2 个小时放松 1 次,每次 10～15 分钟。⑤严防鼻梁根部漏气,预防刺激性角膜炎,抗生素眼药水滴眼。⑥湿化气道,协助患者翻身、拍背,及时排痰,确保呼吸道通畅。⑦备好吸引器及抢救器材。

(8)呼吸训练:腹式呼吸(仰卧位,一手放在胸部,一手放在腹部经口缓慢吸气,升高顶住手,缩唇缓慢呼气,同时收缩腹部肌肉,并收腹)和缩唇呼吸。

(9)咳嗽的技巧:身体向前倾,采用缩唇式呼吸方法做几次深呼吸最后1次深呼吸后,张开嘴呼气期间用力咳嗽,同时顶住腹部肌肉。

(10)指导患者全身运动锻炼结合呼吸锻炼,可进行步行、骑自行车、练气功、打太极拳、家庭劳动等,锻炼方式、锻炼时速度、距离根据患者身体状况决定。

3.健康教育

(1)嘱患者首先应戒除吸烟习惯。

(2)注意环境卫生,加强劳动保护,消除烟雾、粉尘和刺激性气体对呼吸道的影响。

(3)加强体育锻炼,提高身体耐寒抗病能力,在寒冷季节或气候骤变时,注意保暖,避免受凉。

(4)积极防治各种呼吸道疾病。

(5)对缓解期的患者,给予预防复发的治疗,如选用气管炎菌苗、核酪注射等。

七、呼吸衰竭

(一)疾病概述

任何原因引起的呼吸功能严重损害,导致机体缺氧,伴有或不伴有二氧化碳潴留,从而发生一系列病理、生理变化和临床表现的综合,称为呼吸衰竭。

(二)主要表现

除引起慢性呼吸衰竭的原发症状外,主要是缺氧和二氧化碳潴留所致的多脏器功能紊乱的表现。

1.呼吸困难

呼吸困难表现为频率、节律和幅度的改变。如中枢性呼吸衰竭呈潮式、间歇或抽泣样呼吸;慢性阻塞性肺疾病是由慢而较深的呼吸转为浅快呼吸,辅助呼吸肌活动加强,呈点头或提肩呼吸。中枢神经药物中毒表现为呼吸匀缓、昏睡;严重肺源性心脏病并发呼吸衰竭二氧化碳麻醉时,则出现浅慢呼吸。

2.发绀

发绀是缺氧的典型症状。当动脉血氧饱和度低于85%时,可在血流量较大的口唇指甲出现发绀;另应注意红细胞增多者发绀更明显,贫血者则发绀不明显或不出现;严重休克末梢循环差的患者,即使动脉血氧分压尚正常,也可出现发绀。发绀还受皮肤色素及心功能的影响。

3.精神、神经症状

急性呼吸衰竭的精神症状较慢性为明显,急性缺氧可出现精神错乱、狂躁、昏迷、抽搐等症状。慢性缺氧多有智力或定向功能障碍。二氧化碳潴留出现中枢抑制之前的兴奋症状,如失眠、烦躁、躁动,但此时切忌用镇静或安眠药,以免加重二氧化碳潴留,发生肺性脑病,表现为神志淡漠、肌肉震颤、间歇抽搐、昏睡,甚至昏迷等。

4.血液循环系统症状

严重缺氧和二氧化碳潴留引起肺动脉高压,可发生右心衰竭,伴有体循环淤血体征。二氧化碳潴留使外周体表静脉充盈、皮肤红润、湿暖多汗、血压升高、心搏量增多而致脉搏洪大;因脑血管扩张,产生搏动性头痛。晚期由于严重缺氧、酸中毒引起心肌损害,出现周围循环衰竭、血压下降、心律失常、心跳停搏。

5.消化和泌尿系统症状

严重呼吸衰竭对肝、肾功能都有影响,如谷丙转氨酶与非蛋白氮升高、蛋白尿、尿中出现红细胞和管型。常因胃肠道黏膜充血水肿、糜烂渗血,或应激性溃疡引起上消化道出血。以上这些症状均可随缺氧和二氧化碳潴留的纠正而消失。

(三)治疗要点

1.分型

呼吸衰竭按照动脉血气分析分为以下两型。

(1)Ⅰ型呼吸衰竭:即缺氧型呼吸衰竭。$PaO_2 < 8.0$ kPa(60 mmHg),$PaCO_2$ 正常或降低。主要见于换气障碍疾病。

(2)Ⅱ型呼吸衰竭:即高碳酸呼吸衰竭。$PaO_2 < 8.0$ kPa(60 mmHg),$PaCO_2 > 6.7$ kPa (50 mmHg),系肺泡通气不足所致。

2.治疗

治疗包括:①保持呼吸道通畅。②氧疗。③增加通气量,减少二氧化碳潴留。④纠正酸碱失衡和电解质紊乱。⑤抗感染治疗。⑥防治消化道出血。⑦病因治疗。

(四)护理措施

1.病情观察

(1)观察患者神志、血压、呼吸、脉搏、体温、皮肤色泽等。

(2)观察患者有无肺性脑病症状及休克。

(3)观察患者尿量及粪便颜色,有无上消化道出血。

(4)观察各类药物作用和不良反应(尤其是呼吸兴奋剂)。

(5)观察动脉血气分析和各项化验指数变化。

2.护理要点

(1)饮食护理:鼓励患者多进高蛋白、高维生素食物。

(2)保持呼吸道通畅:①鼓励患者咳嗽、咳痰,更换体位和多饮水。②危重患者每2~3小时翻身拍背1次,帮助排痰。如建立人工气道患者,应加强气道管理,必要时机械吸痰。③神志清醒者可做雾化吸入,每天2~3次,每次10~20分钟。

(3)合理用氧:对Ⅱ型呼吸衰竭患者应给予低浓度(25%~29%)流量(1~2 L/min)鼻导管持续吸氧。如配合使用呼吸机和呼吸中枢兴奋剂可稍提高给氧浓度。

(4)危重患者或使用机械通气者应做好特护记录,并保持床单位平整、干燥,预防发生压疮。

(5)使用鼻罩或口鼻面罩加压辅助机械通气者,做好该项护理有关事项。

(6)病情危重患者建立人工气道(气管插管或气管切开)应按人工气道护理要求。

(7)建立人工气道接呼吸机进行机械通气时应按机械通气护理要求。

(8)用药护理:①遵医嘱选择使用有效的抗生素控制呼吸道感染。②遵医嘱使用呼吸兴奋剂,必须保持呼吸道通畅。注意观察用药后反应,以防药物过量;对烦躁不安、夜间失眠患者,慎用镇静剂,以防引起呼吸抑制。

3.健康教育

(1)教会患者做缩唇腹式呼吸以改善通气。

(2)鼓励患者适当家务活动,尽可能下床活动。

(3)预防上呼吸道感染,保暖、季节交换和流感季节少外出,少去公共场所。

(4)劝告戒烟,如有感冒尽量就医,控制感染加重。

(5)严格控制陪客和家属探望。

(纪泉泉)

第十节 老年人循环系统疾病的护理

一、概述

随着年龄的增长,心血管系统也随着发生老化,不仅在功能上,而且在形态结构方面也发生一系列的变化。虽然多种疾病可以严重影响老年人的心血管系统功能,但即使是健康的老人,生理性的变化也是不可抗拒的,正确了解老年人的这种特点,对防治老年心血管疾病具有很大的意义。

(一)心脏的老年化改变

1.形态结构的改变

研究证明,心脏的细胞总数从40岁以后开始逐渐减少。因此,随着年龄的增长,心肌细胞数减少,但心脏重量与大小并未发生变化。老年心脏结构最明显的改变是左心室肥厚,右心室相对变小,这主要是因为心肌细胞体积增大所致。由于心脏毛细血管网分布并未增加,导致心肌细胞供需不平衡,缺血、缺氧,从而导致心脏的功能变化。

除了心肌发生变化外,同时还发生心肌间质的退行性变,胶原的致密度增加,并发生硬化,致使心肌顺应性进一步下降。老年人冠状动脉发生迂曲、钙化、管腔内皮功能下降,致使冠状动脉硬化,降低了冠状动脉的储备能力。

综上变化,老年人的心脏泵功能随年龄增长而减退。研究表明,进入老年期后,心肌收缩力每年下降0.9%,70岁老人心功能储备只相当于40岁的50%,加之老年人心率减慢,故心搏量明显下降。

2.心脏电生理的改变

老年人以及窦房结内起搏细胞数量减少,结缔组织增多,因此,起搏功能发生生理性衰退。老年人的最大起搏心率随年龄的增长而减退。据研究,70岁老人的最大心率仅为年轻人的78%,显示老龄心脏自律性下降。

(二)血管与血压的老年化改变

老年人动脉血管中层弹力纤维逐渐僵直、断裂,动脉弹性下降,在大动脉中使管腔增宽、迂曲、延长。研究表明,随着年龄增长而导致的渐进性的动脉硬化不一定都使外周收缩压随之增加。从20岁到79岁,动脉收缩压逐渐增高,但80岁以后变得平稳,反而有所下降。

二、高血压

(一)疾病概述

高血压是老年常见病,其患病率随年龄增长。西医已证明,心脑血管病是老年人主要的致死、致残原因,两者均与高血压有密切关系,因此,控制治疗老年高血压对于增进健康,延长寿命至关重要。其发病原因与遗传、饮食、职业、环境、吸烟、肥胖程度有关。

2011 年美国心脏病学院基金会(ACCF)发布的老年高血压专家共识及 2010 年我国发布的《中国高血压发布防治指南》中已明确将老年人年龄定义为≥65 岁,其与一般成人的高血压诊断标准相同,即血压持续 3 次以上非同日坐位收缩压≥18.7 kPa(140 mmHg)和/或舒张压≥12.0 kPa(90 mmHg)。若收缩压≥18.7 kPa(140 mmHg),舒张压<12.0 kPa(90 mmHg),则定义为老年单纯收缩期高血压(ISH)。

老年高血压中,除一部分是从老年前期的舒张期高血压演变而来,大部分是由于血管内膜和中层变厚,大动脉弹性减退而产生。这些改变,可使收缩压增高,舒张压减低脉压增大。老年性高血压有以下特点:①收缩压升高为主。②血压波动较大。③容易有直立性低血压,尤其在降压治疗过程中。④容易发生心力衰竭。

(二)主要表现

1.症状

高血压起病隐匿,病程长。可有头晕、头痛、颈项部板紧感、耳鸣、眼花、健忘、注意力不集中、失眠、烦闷、乏力、四肢麻木、心悸等。这些症状并非都是由高血压直接引起,无临床特异性。此外,尚可出现身体不同部位的反复出血,如眼结膜下出血、鼻出血等。约 1/5 患者无症状,仅在测量血压时或发生心脑肾并发症时才被发现。

2.体征

患者血压随季节、昼夜、情绪等因素有较大波动。冬季白昼血压较高,夜间较低,清晨起床活动后血压迅速升高,形成清晨高峰期。患者在家中的自测血压值往往低于诊所血压值。听诊主动脉瓣区第二心音亢进、收缩期杂音或收缩早期喀喇音,少数患者可在颈部或腹部听到血管杂音。

3.恶化或急性型高血压

少数患者急骤发病,舒张压多持续在 17.3～18.7 kPa(130～140 mmHg)或更高。头痛等症状明显,可伴有视物模糊、眼底出血、视盘水肿、肾损害等,病情严重、进展迅速,如不及时治疗,常于数月至 1～2 年内出现严重的脑、心、肾损害,发生脑血管意外、心力衰竭和尿毒症。最后多因尿毒症而死亡,但也可死于脑血管意外或心力衰竭。病理上以肾小动脉纤维样坏死为特征。发病机制不明,部分患者继发于严重肾动脉狭窄。

(三)治疗要点

1.非药物治疗

非药物治疗是治疗高血压的重要方法。它适应于初发高血压而又无明显症状的老年人。血压略高于临界水平。

(1)饮食治疗:限制钠盐的摄入,增加钙、钾、镁的摄入,可使大多数轻度高血压,早期高血压患者的血压降至正常。富含钙、钾、镁的食物有蔬菜、水果、奶制品、豆制品、海产品、木耳、香菇、瘦肉等。

(2)纠正不良生活方式,避免精神刺激,保持良好的心理状态,劳逸结合,保证充足的睡眠。

(3)适当参加体育锻炼,从事力所能及的体力劳动。

(4)控制体重,适度减肥。

(5)正规治疗与高血压有关的疾病,如高脂血症、糖尿病、肾病等。

2.药物治疗

(1)药物分类:目前高血压药物可归五大类。①钙通道阻滞剂:硝基地辛、硫䓬氨酮、氨氯地平等较常用。②血管紧张素转换酶抑制剂:卡托普利、依那普利等。③利尿剂:氢氯噻嗪、呋塞米、螺内酯等。④β受体阻滞剂:普萘洛尔、阿替洛尔、美托洛尔等。⑤α₁受体阻滞剂:哌唑嗪、特拉唑嗪等。

(2)使用降压药应遵循的原则:①治疗初期应从小剂量开始,治疗效果不显著时,逐步加大剂量。应以最小的剂量达到治疗的目的。达到高效后应用合理剂量维持治疗。②有条件者,应测24小时血压动态变化,测得血压的高峰时刻,以利把药物安排在血压高峰出现前半小时至1小时服用。③老年人最好用一日只服1次的长效、缓释降压药,这样不易遗忘,效果稳定。

(四)护理措施

1.病情观察

(1)密切观察患者生命体征。定时测量血压并做好记录,尽量做到同一人,同一血压计,同一体位测量,以保证所测数量的准确性。并注意每次测血压前应保持患者处于安静状态。

(2)观察并督促患者按时服药,并注意药物的不良反应。

(3)注意观察有无其他脏器损伤的征象,如心绞痛、头晕、黑矇、恶心呕吐、视力模糊、尿量减少、心悸气短等。

2.护理要点

(1)做好一般护理,保持患者有一个安静舒适的环境,避免一切不必要的精神刺激,保证患者有充足的睡眠时间。

(2)指导患者做适量的运动,避免做突然的剧烈活动,防止摔倒。

(3)给予清淡、低盐饮食,保证足够入量,保持大便通畅。

(4)发生高血压时的护理:①加强监测,密切观察患者病情变化,特别是神志的变化。②保护患者安全,防止坠床,开放静脉通道,以便及时给药。③如有恶心呕吐时应将头偏向一侧,防止误吸。④当患者出现胸闷等心力衰竭症状时,应及时抬高床头,给予吸氧。⑤血压较高时,不要使血压下降幅度过大、下降速度过快,否则可导致心、脑、肾供血不足而加重损害或出现意外。不要在临睡前服降压药,以免夜间血压过低而发生不测。⑥不要自行减少用药剂量或停药,否则致血压"反跳"而出现心、脑、肾急危症状,后果严重。⑦服药期间注意观察血压变化,自行测血压可一天数次,及时与医师联系,以便调整用药。

3.健康教育

(1)要广泛宣教有关高血压的知识,合理安排生活,注意劳逸结合,定期测量血压。

(2)向患者或家属说明高血压需坚持长期规则治疗和保健护理的重要性,保持血压接近正常水平,防止对脏器的进一步损害。

(3)提高患者的社会适应能力,维持心理平衡,避免各种不良刺激的影响。

(4)注意饮食控制与调节,减少钠盐、动物脂肪的摄入,忌烟、酒。

(5)保持大便通畅,必要时服用缓泻剂。

(6)适当参与运动。

(7)定期随访,高血压持续升高或出现头晕、头痛、恶心等症状时,应及时就医。

三、心律失常

(一)室性期前收缩

1.疾病概述

室性期前收缩是一种常见的心律失常,在老年人中也最为常见。室期前收缩可发生于健康人,与精神、疲劳、情绪、吸烟、饮酒有关,故属生理性期前收缩。但各种心脏病,如冠心病、风湿性心脏病、心肌炎、心肌病、二尖瓣脱垂常可引起室性期前收缩,故属病理性期前收缩。

2.主要表现

患者可感到心悸不适。如发生频繁或连续出现时可出现乏力、心绞痛、胸闷憋气等症状,并可有心脏漏跳感,听诊时呈心律不齐。

3.治疗要点

(1)先单独用药,然后联合用药。

(2)以最小的剂量取得满意的治疗效果。

(3)先考虑降低危险性,再考虑缓解症状。

(4)充分注意药物的不良反应及致心律失常的作用。

4.护理措施

(1)病情观察。①心律:当心电图或心电示波监护中发现以下任何一种心律失常,应及时与医师联系,并准备急救处理。频发室性期前收缩(每分钟 5 次以上)或室性期前收缩呈二联律;连续出现 2 个以上多源性室性期前收缩或反复发作的短阵室上性心动过速;室性期前收缩落在前一搏动的 T 波之上;心室颤动或不同程度房室传导阻滞。②心率:当听心率、测脉搏 1 分钟以上发现心音、脉搏消失,心率低于每分钟 40 次或心率大于每分钟 160 次的情况时应及时报告医师并做出及时处理。③血压:如患者血压低于 10.6 kPa(79.5 mmHg),脉压差小于 2.6 kPa(19.5 mmHg),面色苍白,脉搏细速,出冷汗,神志不清,四肢厥冷,尿量减少,应立即进行抗休克处理。④阿-斯综合征:患者意识丧失,昏迷或抽搐,此时大动脉搏动消失,心音消失,血压测不到,呼吸停止或发绀,瞳孔放大。⑤心脏骤停:突然意识丧失、昏迷或抽搐,此时大动脉搏动消失,心音消失,血压为 0,呼吸停止或发绀,瞳孔放大。

(2)护理要点。①休息:对于偶发、无器质性心脏病的心律失常,不需卧床休息,注意劳逸结合;对有血流动力学改变的轻度心律失常患者应适当休息,避免劳累。严重心律失常者应卧床休息,直至病情好转后再逐渐起床活动。②饮食:宜给予高维生素、易消化饮食,少量多餐,避免刺激;还应限制钠盐食物。③心理护理:护理人员应保持良好工作情绪,关心、体贴、鼓励患者,做好充分的解释、安慰工作,避免他人谈论任何使患者烦恼、激动的事,协助患者克服各种不利于疾病治疗的生活习惯和嗜好。④药疗护理:根据不同抗心律失常药物的作用及不良反应,给予相应的护理。如利多卡因可致头晕、嗜睡、视力模糊、抽搐和呼吸抑制,因此静脉注射累积不宜超过 300 mg/2 h;苯妥英钠可引起皮疹、白细胞计数减少,故用药期间应定期复查白细胞计数;普罗帕酮易致恶心、口干、头痛等,故宜饭后服用;奎尼丁可出现神经系统方面改变,同时可致血压下降、QRS 增宽、Q-T 延长,故给药时须定期测心电图、血压、心率,若血压下降、心率慢或不规则应暂时停药。

(3)健康教育。①积极治疗各种器质性心脏病,调整自主神经功能失调。②避免情绪波动,戒烟、酒,不宜饮浓茶、咖啡。③坚持服药,不得随意增减或中断治疗。④加强锻炼,预防感染。⑤定期随访,检测心电图,随时调整治疗方案。⑥安装人工心脏起搏器患者应随身携带诊断卡和异丙肾上腺素或阿托品药物。

(二)心房颤动

1.疾病概述

心房颤动简称房颤,是一种十分常见的心律失常,其发生率随年龄的增长而增加。阵发性房颤可见于正常人,在情绪波动、手术后、运动或急性酒精中毒时发生,但绝大多数见于器质性心脏病,如风湿性心脏病、冠心病、心肌病,还常见于甲状腺功能亢进、洋地黄中毒等。

2.主要表现

心房颤动的症状,受心室率快慢的影响。心室率60～80次/分的患者可无明显症状或仅有易疲劳、乏力感;心率超过100次/分以上时,患者感到心悸、气短、胸闷、头昏等,也可诱发心绞痛、心力衰竭,并出现相应的症状。听诊时可发现心室率绝对不齐,心音强弱不等,呈短绌脉。

3.治疗要点

(1)对原发病要积极正规治疗,如治疗冠心病、高血压、肺源性心脏病、风湿性心脏病、甲状腺功能亢进症等。

(2)阵发性房颤发作时,患者要保持冷静、安静休息,必要时服用小剂量镇静剂。有的很快可恢复窦性心律。如果心率快、发作时间长,应及时就医。

(3)慢性持续性房颤者,在医师指导下服用洋地黄维持治疗,控制到休息状态下心率在60～70次/分为宜,同时遵医嘱服用阿司匹林,防止心房内血栓形成。

4.护理措施

(1)一般心律失常者无症状或仅有轻微症状者,应做好患者的心理治疗,帮助患者解除思想顾虑,教会合理安排生活节律,正确用药。

(2)按医嘱给予抗心律失常药物,密切观察药物有可能出现的不良反应。静脉给药时严格控制给药速度及总量,用药过程中出现新的心律失常应及时处理。

(3)对严重心律失常者,应认真严格对待:①嘱患者卧床休息,减少一切不必要的体力及精神负担,稳定患者情绪,做好基础护理。②出现心、脑供氧不足者,应及时给予吸氧,最好采用面罩给氧。③严格心电、血压、呼吸、血氧饱和度的监测。④开放静脉通路,保证抢救用药时有通畅的给药通路。⑤准备好抢救药品,特别是抗心律失常药物,如胺碘酮、利多卡因、溴卞胺、苯妥英钠等。⑥所有抢救器材保持备战状态,如除颤器、临时起搏器、气管插管、喉镜等。⑦如突发心室颤动,患者出现抽搐或意识丧失时,应立即电除颤或心外按摩、气管插管,以争取时间抢救。

(4)健康教育:①一般生理性心律失常无特殊危险性,应注意劳逸结合,生活规律化,避免过分激动,适当参加体育锻炼,平衡心态,无需服用过多的药物治疗。②注意生活方式,戒烟、限酒、避免刺激性食物及饮料,如浓茶、咖啡等。③对原发病要积极正规治疗,如冠心病、高血压、肺源性心脏病、风湿性心脏病、甲状腺功能亢进等。④心律失常患者家庭康复期要在医师指导下服药,不可随意增减,并了解可能出现的不良反应及自我处理方法。患者要学会自己测量脉搏,心率过慢时应先停药,并立即到医院复查。⑤患者家庭中应备用必要的急救药品及正确使用方法,患者亲属应掌握如何进行最简单的心肺复苏方法。

四、心绞痛

(一)疾病概述

本病是老年人常见的疾病,是由冠状动脉供血不足,心肌急剧和暂时的缺血与缺氧而致阵发性前胸压榨感或疼痛为特点的临床证候。常有劳累或情绪激动诱发,持续数分钟,经休息或使用硝酸酯制剂后完全缓解。

(二)主要表现

心绞痛是患者自觉症状,典型病史诊断率达90%。因此,仔细询问病史是诊断心绞痛的主要手段,任何实验室检查均不能替代。心绞痛症状包括以下 5 个方面。

1.疼痛部位

典型部位位于胸骨后或左胸前区,每次发作部位相对固定,手掌大小范围,甚至横贯全胸,界限不很清楚。可放射至左肩、左臂内侧,达无名指和小指,或放射至咽、牙龈、下颌、面颊。

2.疼痛性质

疼痛为一种钝痛,常为压迫、发闷、紧缩、烧灼等不适感,重症发作时常伴出汗。

3.诱因

劳力性心绞痛发生在劳力时或情绪激动时,包括饱餐、排便均可诱发;卧位心绞痛常在平卧后 1～3 小时内,严重者平卧数十分钟发生;自发心绞痛发作常无诱因;变异心绞痛常在午间或凌晨睡眠中定时发作。

4.持续时间

持续时间一般为 3～5 分钟,重度可达 10～15 分钟,极少数>30 分钟,超过者需与心肌梗死鉴别。

5.缓解方式

劳力性心绞痛发作时被迫停止动作或自行停止活动数分钟即可完全缓解;舌下含硝酸甘油 1～3 分钟即完全缓解,一般不超过 5 分钟;卧位心绞痛需立即坐起或站立才可逐渐缓解。

(三)治疗要点

心绞痛的治疗原则是降低心肌耗氧量、增加心肌供血、改善侧支循环。

1.纠正冠心病易患因素

治疗高血压、高血脂、糖尿病、戒烟、减轻体重等;对贫血、甲状腺功能亢进症、心力衰竭等增加心肌氧耗的因素亦加以纠治。

2.调整生活方式

减轻或避免心肌缺血的发生。对于心绞痛患者,应养成良好的生活习惯,消除各种诱发因素,如避免劳累、情绪激动、饱餐、寒冷、大量吸烟等。

3.药物治疗

(1)硝酸酯类:重要的抗心绞痛药物。硝酸酯类药物系静脉和动脉扩张剂,在低剂量下以静脉扩张为主,大剂量时同时扩张动、静脉。

(2)β 受体阻滞剂:β 受体阻滞剂治疗心绞痛的机制是通过降低心率、心肌收缩力和心室壁张力而使心肌耗氧量降低,故适用于劳力性心绞痛。

(3)钙通道阻滞剂:①阻滞钙离子细胞内流,使心肌收缩力降低,血管扩张。②解除冠状动脉痉挛。③减慢心率。④对抗缺血引起的心肌细胞内钙超负荷。

(4)抗血小板药物:常用阿司匹林 50～150 mg,每天 1 次;双嘧达莫 25 mg,每天 3 次。

4.手术和介入性治疗

对于心绞痛患者,待临床症状控制以后,有条件者应行冠脉造影检查,根据造影结果,视病变的范围、程度、特点分别选择行冠状动脉腔内成形术(PTCA)或冠状动脉搭桥术。

(四)护理措施

1.病情观察

(1)症状观察。①部位:常见于胸骨中段或上段之后,其次为心前区,可放射至颈、咽部,左肩与左臂内侧,直至环指和小指。②性质:突然发作的胸痛,常呈压榨、紧闷、窒息感,常迫使患者停止原有动作。③持续时间:多在 1～5 分钟内,很少超过 15 分钟。④诱因因素:疼痛多发生于体力劳动、情绪激动、饱餐、受寒等情况下。⑤缓解方式:休息或含服硝酸甘油后几分钟内缓解。

(2)体征:发作时患者面色苍白、冷汗、气短或有濒死恐惧感,有时可出现血压波动或心律、心率的改变。

(3)密切观察脉搏、血压、呼吸的变化情况;密切观察疼痛的部位、性质、范围、放射性、持续时间、诱因及缓解方式,以利于及时正确地判断、处理。在有条件情况下应进行心电监护,无条件时,对心绞痛发作者应定期检测心电图观察其改变。

2.护理要点

(1)患者主要表现为疼痛,应即刻给予休息、停止活动、舌下含服硝酸甘油,必要时给予适量镇静剂,如地西泮等。发作期可给予吸氧。休息心绞痛发作时应立即就地休息、停止活动。

(2)饮食:给予高维生素、低热量、低动物脂肪、低胆固醇、适量蛋白质、易消化的清淡饮食,少量多餐,避免过饱及刺激性食物与饮料,禁烟酒,多吃蔬菜、水果。

(3)保持大便通畅。

(4)心理护理:护理人员应关心、体贴、鼓励患者,做好充分的解释、安慰工作。

3.健康教育

(1)指导患者合理安排工作和生活,急性发作期间应就地休息,缓解期注意劳逸结合。

(2)消除紧张、焦虑、恐惧情绪,避免各种诱发因素。

(3)指导患者正确使用心绞痛发作期及预防心绞痛的药物。

(4)宣传饮食保健的重要性让患者主动配合。

(5)嘱患者定期复查。

五、急性心肌梗死

(一)疾病概述

急性心肌梗死是冠心病 4 种类型中最严重的一种,也是危害老年人最严重的疾病之一,由于冠状动脉分支完全梗死,引起心肌坏死。本病多发生于安静状态或夜间睡眠时,但是尽管其发作突然,但它在发作之前大多有些征兆,如原来没有心绞痛者,突然发作心绞痛,或者原来有心绞痛发作者,发作越加频繁,时间延长,服硝酸甘油效果不佳甚至无效,或者原来有高血压,心绞痛发作时血压反而下降,并出现晕厥等情况,此时均应警惕急性心肌梗死的发生。

(二)主要表现

1.先兆

据统计 15％～65％的患者有各种先兆症状,表现为发作性肌无力,以四肢最为明显,或诉乏力、体力下降、消化不良、呕吐等,或有稳定型心绞痛突然演变为恶性心绞痛,或临床表现为梗死前心绞痛的患者均提示心肌梗死随时可能发生。

2.疼痛

疼痛最常见的是原有的稳定型心绞痛变为不稳定型,或继往无心绞痛,突然出现长时间心绞痛。疼痛典型的心肌梗死症状包括突然发作剧烈持久的胸骨后压榨性疼痛、休息和含硝酸甘油不能缓解,常伴烦躁不安、出汗、恐惧或濒死感;少数患者无疼痛,一开始即表现为休克或急性心力衰竭。

3.胃肠症状

部分患者疼痛位于上腹部,被误认为胃穿孔、急性胰腺炎等急腹症,脑卒中样发作可见于年龄大的患者。

4.全身症状

全身症状包括发热、白细胞增高,血沉增快;胃肠道症状多见于下壁梗死患者;心律失常见于75%～95%患者,发生在起病的1～2周内,而以24小时内多见,前壁心肌梗死易发生室性心律失常,下壁心肌梗死易发生房室传导阻滞;心力衰竭主要是急性左心衰竭,在起病的最初几小时内发生,发生率为32%～48%,表现为呼吸困难、咳嗽、发绀、烦躁等症状。

5.体征

心界可轻到中度增大,心率增快或减慢,心音减弱,可出现第四心音或第三心音,10%～20%患者在发病2～3天出现心尖部收缩期杂音提示乳头肌功能不全,但要除外室间隔穿孔,此时常伴有心包摩擦音,若合并心衰与休克会出现相应体征。

(三)治疗要点

及早发现,及早住院,并加强入院前就地处理。治疗原则为挽救濒死的心肌,缩小梗死面积,保护心脏功能,及时处理各种并发症。

1.监护和一般治疗

急性期绝对卧床1～3天;吸氧;持续心电监护观察心率、心律变化及血压和呼吸,监护3～5天,必要时监测肺毛楔入压和静脉压;低盐、低脂、少量多餐,保持大便通畅,1周下床活动,2周在走廊内活动,3周出院,严重者适当延长卧床与住院时间。

2.镇静止痛

用吗啡或哌替啶肌内注射,4～6小时可重复1次。烦躁不安者用哌替啶和异丙嗪肌内注射或静脉注射。

3.调整血容量

入院后尽快建立静脉通道,前3天缓慢补液,注意出入平衡。

4.溶栓治疗

溶栓治疗可缩小梗死面积,可使血运重建,心肌再灌注。发病6小时内,有持续胸痛,ST段抬高,且无溶栓禁忌证者,可选用尿激酶或链激酶加入0.9%氯化钠溶液中30分钟内滴入,继用肝素抗凝治疗3～5天。

5.抗心律失常

利多卡因预防性用于易产生心室颤动、发病6小时内的初发年轻患者。

6.急性心肌梗死二期预防

出院前利用24小时动态心电监测、超声心动图、放射性同位素运动试验,发现有症状或无症状性心肌缺血和严重心律失常,了解心功能,从而估计预后,决定并实行冠状动脉造影,经皮腔内冠状动脉成形术或冠状动脉搭桥术,以预防再梗死或猝死。

(四)护理措施

1.病情观察

(1)急性心肌梗死的早期发现:①突然严重的心绞痛发作或原有心绞痛程度加重,发作频繁,时间延长或含服硝酸甘油无效并伴有胃肠道症状者,应立即通知医师,并加以严密观察。②心电图检查S-T段一时性上升或明显下降,T波倒置或增高。

(2)三大合并症观察。①心律失常：室性期前收缩，即期前收缩出现在前一心搏的 T 波上；频发室性期前收缩，每分钟超过 5 次；多源性室性期前收缩或室性期前收缩呈二联律。以上情况有可能发展为室性心动过速或心室颤动。必须及时给予处理。②心源性休克：患者早期可以出现烦躁不安，呼吸加快，脉搏细速，皮肤湿冷，继之血压下降、脉压变小。③心力衰竭：心衰早期患者突然出现呼吸困难、咳嗽，心率加快、舒张早期奔马律，严重时可出现急性肺水肿，易发展为心源性休克。

2.护理要点

(1)疼痛患者绝对卧床休息，注意保暖，并遵医嘱给予解除疼痛的药物，如硝酸异山梨酯，严重者可选用吗啡等。

(2)心源性休克应将患者头部及下肢分别抬高 30°～40°，高流量吸氧，密切观察生命体征、神志、尿量，必要时留置导尿管观察每小时尿量，保证静脉输液通畅，有条件者可通过中心静脉或肺微血管楔压进行监测。应做好患者的皮肤护理、口腔护理、按时翻身预防肺炎等并发症，做好 24 小时监测记录。

(3)密切观察生命体征的变化，预防并发症，如乳头肌功能失调或断裂、心脏破裂、室壁瘤、栓塞等。

3.健康教育

(1)积极治疗高血压、高脂血症、糖尿病等疾病。

(2)合理调整饮食，适当控制进食量，禁忌刺激性食物及烟、酒，少吃动物脂肪及胆固醇较高的食物。

(3)避免各种诱发因素，如紧张、劳累、情绪激动、便秘、感染等。

(4)注意劳逸结合，当病程进入康复期后可适当进行康复锻炼，锻炼过程中应注意观察有否胸痛、呼吸困难、脉搏增快，甚至心律、血压及心电图的改变，一旦出现应停止活动，并及时就诊。

(5)按医嘱服药，随身常备硝酸甘油等扩张冠状动脉的药物，并定期门、随访。

(6)指导患者及家属当病情突然变化时应采取简易应急措施。

六、心力衰竭

(一)疾病概述

心力衰竭是由于心肌收缩力减弱，不能将静脉回流的血液等量地排入动脉，造成静脉系统淤血，动脉系统供血不足，全身重要器官如心、脑、肺、肾、肝、胃、肠等严重缺血和缺氧，由此引起的一系列病象。按照心力衰竭发生及发展的速度可分为急性和慢性两大类。按心力衰竭涉及的部位不同可分为左心衰竭、右心衰竭和全心衰竭。其发病原因：一是心脏本身的疾病，如冠心病、高血压性心脏病、肺源性心脏病、风湿性心脏病、老年性心脏瓣膜病等；二是心脏以外的疾病，常见于甲状腺功能亢进症、贫血等。而老年人发生心力衰竭大多可找到诱因，多见于呼吸道感染、过度疲劳、心律失常、精神紧张、输液速度过快以及药物使用不当等。

(二)主要表现

1.左心衰竭

(1)呼吸困难：为最早症状，开始多在劳累后出现，休息后可缓解。随着病情加重，呼吸困难可在轻微活动时，甚至在休息时出现，并可发生夜间阵发性呼吸困难，以此为典型的左心衰竭表现，严重者可出现端坐呼吸。但老年人有时已处于中度心力衰竭时还可以无明显呼吸困难症状，仅感重度疲劳。

（2）咳嗽、咯痰、咯血：咳嗽常同时伴有呼吸困难，坐位可稍有缓解，咯痰常为白色泡沫浆液性，严重时可在痰中带血丝或咯粉红色泡沫样痰。

（3）其他：乏力、活动能力明显下降，头晕，失眠，尿少，心悸等。

2.右心衰竭

右心衰竭主要为体循环淤血，表现为脏器淤血的症状如上腹部胀满伴食欲缺乏、恶心、呕吐、尿少、水肿。水肿一般首先出现在身体的最低部位，如双下肢足、踝部，随病情加重，水肿可逐渐向上发展到双小腿、大腿、腰骶部，甚至全身水肿。

3.全心衰竭

心力衰竭早期常从单侧开始，一般多是先左心衰竭，而后发展波及右心，从而出现全心衰竭。

（三）治疗要点

对老年人而言，要完全驱除导致心力衰竭的病因几乎是不可能的，但应争取积极措施防止心脏进一步损害。

1.减轻心脏负荷

（1）休息：解除体力疲劳及精神紧张，必要时给予镇静剂，严重者需卧床休息，病情好转后应及时鼓励患者早做适量活动。

（2）饮食：控制钠的摄入。但对使用利尿剂的患者，应及时调整钠的摄入量。

（3）利尿剂的应用：排出体内过多的水分及钠盐，减少循环血容量，减轻心脏的前负荷，如氢氯噻嗪、螺内酯。

（4）血管扩张剂的应用：通过扩张静脉及动脉，减轻心的前后负荷，如硝酸甘油、卡托普利、硝普钠等。

2.加强心肌收缩力

洋地黄类药物可加强心肌收缩力，减慢心室率，增加排血量。但应注意洋地黄中毒反应，并应及时处理。

3.治疗及预防各种诱因

其中控制感染尤为重要，对老年人肺部感染是导致心力衰竭发生及发展的重要因素，几乎绝大多数老年人都伴有肺部感染。合理选用抗生素非常重要。此外，老年人调节水、电解质平衡的能力下降，容易发生紊乱，尤其是长期或过量使用利尿剂时，因此，必须监控患者的出入量，保持平衡。

（四）护理措施

1.病情观察

（1）严密观察病情变化：注意呼吸困难的程度，呼吸节律、频率、湿度，有无发绀、咳嗽、咳痰症状的变化，注意痰量、性质、有无咯血或粉红色泡沫样痰。测量心率、心律、血压、体温是否正常。观察心衰的变化，水肿情况等。

（2）注意及时发现可能出现的药物不良反应或毒性反应，患者有无食欲减退、恶心、呕吐、头痛、黄绿视等。服药前先测心率，如心率低于60次/分，先停止服药。

2.护理要点

（1）根据心衰程度，采取半卧位或高枕卧床休息。

（2）精神紧张或过分焦虑的患者应及时给予心理护理，令其安静休息，配合治疗，随时了解患者心理状况，并及时给予疏导。

（3）给予持续或间断用氧，最好用双侧鼻导管法或面罩法。

（4）严格记录出入量，准确测量体重。

（5）严格控制输液的速度，防止加重心衰。

（6）老年卧床患者，应注意继发感染的可能，尽量鼓励患者多翻身、咳嗽，必要时采取辅助方法帮助排痰，适当在床上活动，做好口腔及外阴部的护理。

3.健康教育

（1）患者及亲属都应了解低盐饮食的重要性，食用清淡、易消化食品为主，控制患者的摄入量。

（2）嘱患者如有不适，应立即到医院检查。

七、慢性肺源性心脏病

（一）疾病概述

肺源性心脏病是老年常见病。慢性支气管炎反复发作，支气管黏膜充血、水肿，大量黏液性渗出物阻塞小气道，气道不通畅，造成肺泡间隔断裂，影响气体交换功能，就会出现肺气肿。由于支气管炎不断发作，甚至引起支气管周围炎和肺炎，炎症波及附近的肺动脉和支气管动脉，致使这些动脉的管壁增厚、管腔变得狭窄，就会引起肺动脉压力增高，进而引起右心室和右心房肥大。发展成为阻塞性肺气肿，最后导致肺源性心脏病。支气管炎→肺气肿→肺源性心脏病，这就是本病演变的 3 个阶段。

（二）主要表现

1.原有肺部疾病的表现

患者有长期的咳嗽、咯痰、气促和哮喘等症状和肺气肿体征，如桶状胸，肺部叩诊呈高清音，肺下界下移。听诊呼吸音减弱或有干湿啰音，心浊音界不易叩出，心音遥远，某些患者可伴有杵状指。

2.心脏受累的表现

肺部疾病累及心脏的过程是逐渐的长期的，早期仅为疲劳后感到心悸气短，以及肺动脉高压及右心室肥大，如肺动脉第二心音亢进。剑突下有较明显的心脏搏动。叩诊可能肺动脉及心浊音界扩大，但多数患者因伴有肺气肿而不易查出，随病程进展逐渐出现心悸，气急加重，或有发绀。后期可出现右心衰竭的表现，如颈静脉曲张、肝大和压痛、下肢水肿和腹水。心悸常增快，可有相对性二尖瓣关闭不全，在三尖瓣区或剑突下可闻及收缩期吹风样杂音，或心前区奔马律。

3.呼吸衰竭的表现

病变后期如继发感染，往往出现严重的呼吸困难、咳喘加重。白黏痰增多或吐黄绿色脓痰，发绀明显，头痛，有时烦躁不安，有时神志模糊，或嗜睡，或谵语，四肢肌肉抖动即所谓"肺性脑病"；其原因是血氧减少，二氧化碳潴留中毒，酸碱平衡失调，电解质紊乱及脑组织 pH 下降等一系列内环境紊乱所致。

（三）治疗要点

1.基础疾病和发病诱因的治疗

在治疗肺实质性疾病引起的肺源性心脏病时，应积极有效地控制感染。根据临床表现和痰细菌培养及药物敏感试验结果合理选用抗生素。感染细菌不明确时应使用兼顾球菌和杆菌的抗菌药物。保持呼吸道通畅，鼓励患者咯痰，气道局部湿化或用祛痰药排痰，应用支气管扩张药，包括β-受体激动药、茶碱及抗胆碱药物等。合理实施氧疗,合并呼吸衰竭伴中度以上二氧化碳潴留的患者宜用持续性控制性给氧,以达到既能将血氧含量提高到生命安全水平,又能避免二氧化碳过度升高对呼吸的抑制。氧流量通常控制在 0.8～1.5 L/min,使氧分压调整在 6.7～8.0 kPa（50～60 mmHg）;往往病情愈重,氧流量控制愈严格。若在前述治疗过程中神志状态恶化,呼吸明显抑制,咳嗽反射减弱,二氧化碳分压＞10.7 kPa（80 mmHg）时,可试用呼吸兴奋药。对其效果尚有不同的看法。常用药物的疗效依次为多沙普仑、香草酸二乙胺、氨苯噻唑、巴豆丙酰胺及尼可刹米。重症呼吸衰竭患者经保守治疗 12～24 小时无效时,应及时实施机械通气治疗。经鼻腔插管比经口腔或气管切开有更多的优点,已被普遍应用。在治疗肺血管病引起的肺源性心脏病时,对肺血栓形成或栓塞患者宜应用口服抗凝药（如华法林）或肺动脉血栓摘除术治疗;活动性肺血管炎需抗炎或服用肾上腺皮质激素。

2.肺动脉高压的降压治疗

降低肺动脉压为一辅助治疗,常用的血管扩张药有钙通道阻滞剂（硝苯地平）、肼屈嗪、肾上腺能受体阻断药（酚苄明、酚妥拉明、妥拉唑林、哌唑嗪）、硝酸盐制剂及血管紧张素转换酶抑制剂（后者只用于缺氧性肺源性心脏病）。血管扩张药可产生某些不良反应,特别在重症患者,可引起低血压、低氧加重、矛盾性肺动脉压升高,甚至猝死,因此,应在密切监护下使用。

3.心力衰竭的治疗

该病与一般心力衰竭的治疗基本相同,可慎用地高辛,使用利尿剂、血管扩张药和血管紧张素转换酶抑制剂（卡托普利、依那普利）等。当并存有重度呼吸衰竭时,应侧重于使呼吸通畅,注意防止过度利尿引起排痰困难。

4.稳定期的康复治疗

康复治疗的目的是稳定患者情绪,逆转患者的心理和心理病理状态,并尽可能提高心肺功能和生活质量。常用的疗法如下。

（1）教育:对患者及其家庭成员进行有关肺源性心脏病的卫生常识教育和医护指导,以调动战胜疾病的主动精神。

（2）长期家庭氧疗:每天吸氧至少 15 小时,长期坚持。这不仅能降低肺动脉压力,增加心排血量,缓解症状,增强体质,改善预后,甚至可使增厚的肺血管改变逆转。

（3）预防感冒、及时控制肺部感染:可用肺炎球菌疫苗和流感病毒疫苗预防肺内感染,也可试服黄芪或间歇注射核酪以提高机体的免疫功能。继发于病毒感染的呼吸道细菌感染以流感嗜血杆菌、肺炎链球菌及部分革兰阴性杆菌最为常见,因此,应及时选用对这些细菌比较敏感的抗生素进行治疗。

（4）改善心肺功能:常用的药物有肾上腺能受体激动药和茶碱类药物,部分患者可试用皮质激素。其他尚有气功疗法、呼吸治疗及物理治疗等。

（四）护理措施

1.心理护理

患者因长期患病,对治疗失去信心,护士应经常与患者谈心,解除对疾病的忧虑和恐惧,增强与疾病斗争的信心;同时要解决患者实际困难,使其安心治疗。

2.生活护理

患者心肺功能代偿良好时,可让患者适当参加体能锻炼,但不易过度活动,还应注意休息。当患者出现呼吸困难、发绀、水肿等症状加重时、心肺功能失代偿时,应绝对卧床休息或半坐卧位,抬高床头减轻呼吸困难,给低流量持续氧气吸入,生活上满足患者需求,做好生活护理,加强巡视病情。

3.基础护理

病室保持整洁、光线充足,经常开窗,空气对流,温湿度要适当。对长期卧床患者应预防压疮发生,保持皮肤清洁,每4小时按摩受压部位或给气垫床,骨突部位给棉垫圈或气圈,每天早晚用温水擦洗臀部,经常为患者翻身,更换衣服。保证营养供给,做好口腔护理,防止口腔溃疡、细菌侵入,必要时用复方硼砂溶液。减少院内感染,提高护理质量。

4.饮食指导

肺源性心脏病是慢性疾病,应限制钠盐摄入,鼓励患者进高蛋白、高热量、多维生素饮食,同时忌辛辣刺激性食物,戒烟、酒,出汗多时应给钾盐类食物,不能进食者可行静脉补液,速度不宜过快,以减轻心脏负担。

5.控制感染

控制呼吸道感染是治疗肺源性心脏病的重要措施。应保持呼吸道通畅,可给氧气吸入,痰多时可行雾化吸入,无力排痰者及时吸痰,协助患者翻身;按医嘱给抗生素,注意给药方法和用药时间,输液时应现用现配,以免失去疗效;做好24小时出入量记录,对于全身水肿患者,注射针眼处应压迫片刻,以防感染。用利尿剂时,需观察有无水电解质紊乱及给药效果。

6.密切观察病情

要认真观察神志、发绀,注意体温、脉搏、呼吸、血压及心率变化,输液速度不宜过快,一般以20～30滴/分为宜,以减轻心脏负担。护士夜间加强巡视,因肺源性心脏病的死亡多发生夜间,询问病情要详细,观察有无上消化道出血及肺性脑病的征象,警惕晚期合并弥散性血管内凝血,发现情况及时报告医师,所以护士在抢救治疗肺源性心脏病患者中起着重要作用。

7.健康教育

(1)严寒到来时,要及时增添衣服,尽量避免着凉,不能让自己有畏寒感,外出时更要注意穿暖。因一旦受凉,支气管黏膜血管收缩,加之肺源性心脏病患者免疫功能低下,很容易引起病毒和细菌感染。一般先是上呼吸道,而后蔓延至下呼吸道,引起肺炎或支气管肺炎。此外,脚的保暖对肺源性心脏病患者也十分重要,不可忽视。

(2)多参加一些户外活动,接触太阳光。天气晴朗时早上可到空气新鲜处如公园或树林里散散步,做一些力所能及的运动,如打太极拳、做腹式呼吸运动,以锻炼膈肌功能,并要持之以恒。出了汗及时用干毛巾擦干,并及时更换内衣。研究结果表明,长期坚持力所能及的运动,可提高机体免疫功能,能改善肺功能。运动量以不产生气促或其他不适为前提。避免到空气污浊的地方去。

(3)保持室内空气流通:早上应打开窗户,以换进新鲜空气。在卧室里烧炭火或煤火尤其是缺乏排气管时,对肺源性心脏病患者不利,应尽量避免。

(4)生活要有规律:每天几点钟起床,几点钟睡觉,何时进餐,何时大便,何时外出散步,都要有规律。中午最好睡睡午觉。心情要舒畅,家庭成员要和睦相处。肺源性心脏病患者由于长期受疾病折磨,火气难免大些,应尽量克制,不要发脾气。

(5)吸烟者要彻底戒烟,甚至不要和吸烟者一起叙谈、下棋、玩牌等,因被动吸烟对肺源性心脏病患者同样有害。有痰要及时咳出,以保持气道清洁。

(6)要补充营养:肺源性心脏病患者多有营养障碍,消瘦者较多,但又往往食欲不好。原则上应少食多餐,还可适当服一些健胃或助消化药。不宜进食太咸的食品。

（7）肺源性心脏病并发下呼吸道感染的表现往往很不典型,发热、咳嗽等症状可能不明显,有时仅表现为气促加重、痰量增多或痰颜色变浓。这都应及时到医院就诊,不要耽误。

（8）自己不要滥用强心、利尿和普萘洛尔类药物。因用药不当可加重病情,甚至发生意外。

（9）有条件者可进行家庭氧疗,这对改善缺氧,提高生活质量和延长寿命都有所裨益。

（10）为提高机体免疫功能,在严寒到来之前可肌内注射卡介苗注射液,每次 1 mL,每周2 次,共 3 个月。这样可减少感冒和上呼吸道感染发生。

（纪泉泉）

第九章

手术室护理

第一节　手术室护理的发展趋势

　　手术室护理的发展趋势必将呈现更显著的专业特性,体现在知识特性、技能特性和专业自主性等多个方面。手术室护理人员要具备更丰富、更全面的专业知识,以便为临床工作提供依据和指导。手术室护理人员应掌握更多技能和方法,配合手术的顺利进行,为患者提供全方位的围术期护理,同时发现问题、解决问题,不断提高护理质量。

一、完善围术期护理的职能

　　自 1975 年美国手术室护理协会(AORN)和美国护理协会(ANA)共同出版了《手术室护理实施基准》,明确了手术室护理工作已经转向围术期的护理。患者在护士眼中不再是分离的器官,而是整体的人;手术室护理不再是简单的准备和传递器械,而是包括了术前、术中和术后整个过程,给予患者生理和心理全方位的支持和照顾。

　　近年来,许多医院实行了包括术前访视、术中配合和术后随访 3 个环节的工作模式,并根据患者的实际情况制订具体的、个性化的整体护理措施,取得了良好的效果。其中,术前访视成为非常重要的环节之一,并受到越来越多的重视。术前访视的内容主要为患者手术相关信息的收集、各种手术注意事项的宣教,以及手术室护士与患者的熟悉和沟通。形式主要为口头讲解,配合知识图片和文字说明,以及手术室现场的参观等。通过有效的术前访视,缓解了手术患者的心理压力,增加了患者对手术室护士的信任和配合,能够帮助患者顺利渡过手术期。在术前访视的实施过程中,还需要进一步统一术前访视的程序,增加专科化知识内涵,提高护患沟通技巧,达到最佳的护理效果。术后随访是手术室护理工作的延伸,其方式和内涵也不断发展。其中,由手术室或者麻醉科的护理人员在术后进入病房,了解患者精神状况、切口、有无发热及其他异常情况,询问患者疼痛及其他的感受,是否有疑问或者心理困惑等,并进行健康教育,解决存在的问题。同时,对于手术室护理工作的满意度调查也可借助这种方式开展。通过术后随访,可以进一步了解和掌握相关工作的现状,发现问题,提出调整和改进策略,以细化患者手术护理满意度专项工作,促进手术室优质护理工作的开展,提高护理质量。

二、加强多学科间的团队协作

手术室作为医疗诊疗工作的重要部门,是医院进行多科协作、集中治疗的特殊科室。手术团队是指手术医师、麻醉师及手术室护士。团队成员从准备手术、术前核对、到术中配合及术后随访,都必须密切联系,相互合作。手术室护士不再是"外科医师助手"的角色,而是逐渐转变为"手术合作者"的角色。通过有效的团队协作,有效缩短手术时间,提高手术效率。加强成员间的相互理解和沟通,把团队的任务化为自己的任务,增强凝聚力和战斗力。降低医疗不良事件的发生,整合现有资源,相互支持,以灵活积极、集思广益的方法解决复杂的问题。

手术室护士的参与意识和团队概念应逐步加强,不再是被动、盲目、机械地传递手术器械,而是主动积极地参与手术,包括术前的病例讨论和方案制订、术中突发情况的处理,以及术后辅助支持工作。在与医师的协作中,相互信任、有效沟通、建立自信心是关键。手术室护士需要不断学习新知识、新技术、新设备,掌握手术进展,满足医师需求。在与麻醉医师的协作中,除了分工明确,还需发展多种形式的相互配合,包括麻醉前患者的安抚、麻醉中体位的配合、监测中各项指标的观察、手术中相关情况的沟通,进一步保证手术顺利、安全地进行。在与护理人员、实习学员及其他工作人员的相互协作中,需增强主动意识,相互尊重、以诚相待、取长补短、相互补充,将手术室护理工作作为一个整体来完成。

总之,手术医疗工作是一个共同整体,手术医师、护士、医技人员和其他辅助人员、行政人员共同合作,缺一不可。作为一个团队,需探讨和建立以患者为中心的"共同目标",加强"领头雁"的领导和协调作用。在科技不断发展、患者法律意识不断增强的现状下,无论临床、科研和教学工作都要求大家整合团队优势,发挥团队精神,充分调动全体人员的积极性和创造性,使手术室护理工作更为整体化和系统化。

三、拓展和细化专科护理内涵

随着现代外科医疗分科越来越细,在手术室也出现了各个不同专业领域的专科护士。手术室专科护士是指在特定的外科领域能深入掌握相关知识和技能,熟练配合各个专科领域的特殊手术,如骨科专科护士、神经外科专科护士、心脏外科专科护士、泌尿外科专科护士等。手术室护士的专科化是配合手术技术不断发展、器械设备迅速更新的必然趋势。在一些医院试行手术室护士专科化的经验证明,专科化的护理使护士能够更快熟悉高、新仪器的使用和保养,更快掌握各种特殊手术的配合技巧,更好了解外科医师的习惯和方法,使手术配合更为默契,提高了护理工作质量,增加了医护合作的满意度。

手术室专科护士的运作模式和培训方式目前尚未统一,各家医院正在积极摸索和探讨中。对于专科护士的培养,需采取阶段式、分层次的计划,建立多种形式结合的培训课程,迅速地提高专业技能,以应对专科知识不断细化和深入、手术方式不断创新、各种专科仪器设备更新换代的发展现状。在运作模式上,需建立完整的认证、考核、奖励机制,从而规范地培养和使用专科护士,确保其工作效果,鼓励更多的护士努力学习钻研技术,促进手术室护理专科化、专业化的进程。

在专科护士的培养和使用中,还需要解决好"专才"和"通才"的问题,以全科轮转和专科提升交替进行的方式排班,以最大限度节约人力资源,保证护士既能完成各种应急情况的处置和急诊手术的任务,又能在专科层面提供更优质的服务。

四、继续强化手术室风险管理机制

手术室是一个比较复杂的环境,随处可能存在安全隐患。手术安全是医疗质量的重要环节之一,手术虽然分大小,但风险无处不在。在2007—2010年发布的"患者安全目标"中,将手术安全作为重要内容,其中包括严格执行查对制度、提高患者身份识别的准确性、严格防止手术患者、手术部位错误等。

风险管理机制是一套循环的科学方法,包括对潜在的危险因素进行识别、评估,采取正确行动的一系列过程。手术室护理人员应该不断强化风险意识,防患于未然,最大限度保证患者及其他人、财、物的安全。对于任何一台手术,护理人员均应采取严谨的工作态度,严格执行各项规章制度和操作规范,做到细致入微,严禁马虎从事。手术室护士要以科学的工作态度,加强观察和总结,开展调查和研究,发现手术室护理工作的特点、难点,引进和采用先进的方法,才能从根本上发现和解决安全隐患。

手术室应急处置预案,并进行培训和演习具有重要的意义。手术室突发各种意外情况时,如停水、停电、失火、有害物质泄漏等,应根据事先制订和演练的应急预案立即处置。对于手术患者突发的重大病情变化,如患者心搏骤停、大出血、变态反应等,应根据医疗指南迅速采取有效急救措施。因此,预案的制订应科学、实用,有预见性,并简明、易懂、易记、易操作,经过反复演习和培训,做到分工清楚,各司其职,人人掌握,才能最大限度减少突发事件的危害,保护生命及财产的安全。

五、实现多种方式的教学和培训

手术室教学工作是保持专业可持续发展的重要环节。一直以来,手术室带教多采取"师徒式"的传统模式。由于手术室工作性质和环境较为特殊,涉及理论知识面广,操作专科性强,无菌技术要求高,加上工作节奏快,造成了手术室教学工作的困难。另外,随着手术室护理专业的发展,对于专业自主性、评判性思维、综合运用知识解决问题能力等的培养越来越重视,给传统教学方式带来更大的挑战。因此,需要发展多种科学、有效的教学和培训方式,以迅速提高年轻护士及实习学生的工作能力,帮助他们尽快进入工作角色,承担起手术室护理的重任。

临床能力的培训是教学工作的重点。除了各个单项的操作技能,还应特别注重模拟情景下的训练,结合有条件时的实地演练,使接受培训的对象能够感受到真正的场景和氛围,并能综合、灵活运用多种技能,理解护理的动态性和现实的多变性,实现与临床工作的无缝衔接。

各种"软技能",即非技术技能,主要包括合作、领导、管理、情景以上和决策等能力,也是手术室护士非常重要的培训内容之一。护理软技能反映个人的基本素质和经验的积累、表达。具体的培训内容包括合作技能、沟通技能、礼仪规范、观察思维、心理素质等,通过概念的建立、意识和态度的改变、具体方法的传授、模拟训练和演示等,使手术室护士不但具备扎实的理论知识和技术能力,还善于团队协作、调节人际关系、组织协调、自我管理,建立护士良好的内外兼修的形象。

(孙丽敏)

第二节 手术室基本要求

一、环境要求

手术室的环境应全方位、全过程地阻止所有污染途径的干扰,因此手术室位置应选择自然环境质量好,大气含尘、含菌浓度低,无有害气体的地区。

理想的手术室应设置在医院楼房空气洁净的较高层或顶层,外科病房、病理科、血库和放射科应邻近手术室,以便于接送患者、术中迅速处理病理切片、取血、摄 X 片等。

建筑结构和布局合理、设备器械及各种辅助用品齐全,是保证手术顺利进行的必要条件。手术室还应建立严格、完善的管理制度,提供一个高效率的工作环境。

二、手术室环境分区

(1)洁净区:手术间、刷手间、内走廊、无菌敷料间、无菌物品间、洁净电梯等。

(2)清洁区:更衣室、敷料间、餐厅、办公室、清洁电梯等。

(3)污染区:污染走廊、污染电梯、器械房污染区及走廊入口等。

三、工作流程

(1)洁净手术室的人、物流动是影响室内空气洁净度的重要媒介。手术人员、手术患者、手术用品(敷料和器械等)进出洁净手术室必须受到严格控制,并采取适宜的隔离程序。

(2)手术室采取的是双通道方案。①无菌手术通道:医护人员、患者、洁净物品的供应流线;②非洁净处置通道:术后手术器械、敷料、污物处置流线。

(3)手术室还应设 3 个出入口,包括患者出入口、工作人员出入口、污物出入口。尽量做到隔离、洁污分流,避免交叉感染。

四、主要房间配置

(1)手术间:①Ⅰ级特别洁净手术间,适用于关节置换、器官移植及脑外科、心脏外科和眼科等手术中的无菌手术;②Ⅱ级标准洁净手术间,适用于胸外科、整形外科、泌尿科、肝胆胰外科、骨外科和普通外科中的一类切口无菌手术;③Ⅲ级一般洁净手术间,适用于普通外科、妇产科等手术;④Ⅳ级准洁净手术间,适用于肛肠外科及污染类手术。

(2)刷手间:两个手术间之间或洁净区内。

(3)无菌物品间:是备有麻醉的气管插管、呼吸面罩,各种引流管、纱布罐、缝线、油纱、手术特殊用物、手套、棉棍、尿管、吸引器管、负极板等无菌物品的存放地。

(4)药品间:手术各种用药、消毒液、抢救车存放地。

(5)无菌敷料间:除了保存当天的手术器械和敷料,还备有手术中随时可能用到的敷料及急诊备用器械等。

(6)麻醉恢复室:配备各种监护仪器和急救药品。

(7)器械房、供应室和敷料间：是全手术室的枢纽,所有手术器械和敷料都由器械房和敷料间工作人员打包、灭菌,放在无菌敷料间备用。

(8)手术准备间：存放各种体位架,姿势垫,辅助仪器及手术间常规用品(床单、脚凳、垃圾袋、鞋套、棉垫等)。

五、手术室规则

(一)手术室一般规则

(1)严格执行无菌技术操作规范,除参加手术的医护人员及与手术有关的工作人员和学生外,其他人员不得进入手术室。

(2)进入手术室的人员必须换上手术室的专用衣、帽、拖鞋、口罩等。

(3)手术室工作人员暂离手术室外出时,必须更换外出衣、戴鞋套(或者更换外出鞋)。

(4)患疖肿或急性呼吸道感染者,不得进入手术间。

(5)手术室内保持肃静,严禁抽烟,值班人员在指定地点进餐。

(6)参加手术的人员必须先进行无菌手术,后进行感染手术。

(7)手术进行时,除有特殊紧急情况,一律不传私人电话。

(8)手术室内一切用品用后归还原处。

(9)注意安全,手术间内电源开关和各种气体一定要在专人指导下使用。

(二)手术间规则

(1)手术准时开始。

(2)手术间内避免对流通风。

(3)严格遵守无菌技术操作,若无意违反但经他人指出时,应立即纠正,不得争辩。

(4)手术进行中,室内巡回护士不得无故擅自外出,如需外出时必须与器械护士及麻醉医师协商,经同意后方可离开。

(5)手术完毕后,脱下的手套及沾染患者体液的一次性垃圾应放入黄色垃圾袋中。

(6)特殊感染的手术,术后应按照隔离技术要求进行消毒。

(7)手术完毕后认真进行清洁卫生、物品归位。

(三)更衣室规则

(1)个人更换的衣物存放在衣架或衣柜内,贵重物品应自行保管好。

(2)术后脱下的衣裤应放入专用洗衣袋,拖鞋置于鞋格或柜内,一次性口罩帽子弃于黄色垃圾袋内。

(3)严禁抽烟。

(4)除参加手术的有关人员外,其他人不得在更衣室内洗浴。

六、手术室制度

(一)消毒隔离制度

(1)手术室要定期做空气培养,物品细菌培养,参加手术人员刷手后的细菌培养,蒸锅的芽孢测试;另外每天对压力蒸汽灭菌锅做 B-D 试验,合格后方可进行全日灭菌,并做记录。

(2)所有高压灭菌敷料包内均放指示卡,包口用指示胶条固定,灭菌结束后必须检查指示胶条变为均匀的黑色方可取出,包内指示卡变为黑色方可使用。

（3）灭菌敷料包有效期为 2 周,有效期写在固定的胶条上,手术间内打开的无菌包不得用于其他患者。

（4）每周更换安尔碘、酒精瓶,并注明开启时间。锐器收集盒开启后注明时间,2 天有效。

（5）实施特殊感染手术时,严格按照特殊感染手术后处理要求执行。

（6）澳抗阳性手术处理:设专用扫把、拖把、隔离鞋套、塑料水桶;手术间、门外、平车及污衣袋挂隔离标志;参加手术者穿着鞋套不得离开手术间;术后器械用 2％洗消净浸泡 30 分钟;污染被服放入污衣袋,注明澳抗阳性及日期,送洗衣房处理;将 2％洗消净倒入吸引器浸泡 30 分钟,一次性物品(包括麻醉用物)放入垃圾袋注明"隔离"二字,焚烧处理;墙、地面、无影灯、手术平车及各类物品先用 0.5％洗消净擦拭,再用清水擦拭,最后用 75％乙醇溶液擦拭。

（二）查对制度

（1）执行护理操作要做到三查八对。

（2）接手术患者要认真查对病室、姓名、性别、年龄、住院号、手术名称、手术时间、手术部位及手术带药等。

（3）在进行体腔或深部组织手术时,严格清点器械、纱布、纱垫、棉片、棉球、缝针、线轴等,实行开台前、关体腔前、关体腔后、缝皮前 4 次清点。

（4）台上、台下医护人员需认真核对病理标本来源、病理单,将病理标本浸泡到 4％甲醛溶液(10％福尔马林)中,病理标本的体积与溶液的体积比为 1∶10。

七、手术室护士应具备的素质

护理人员在工作中应不断提高个人素质,加强对护理职业重要意义的认识,把护理工作看作是光荣的神圣的职业。因此,要努力做到以下几点。

（一）具有崇高的医德和奉献精神

一名护士的形象,通过它的精神面貌和行动表现出内在的事业品德素质,胜过一个护士的经验和业务水平所起的作用,也可能给患者带来希望、光明和再生。所以,护士要具备高尚的医德和崇高的思想,具有承受压力、吃苦耐劳、献身的精神,并有自尊、自爱、自强的思想品质。为护理科学事业的发展做出自己的贡献,无愧于白衣天使的光荣称号。

（二）树立全心全意为患者服务的高尚品德

手术室的工作和专业技术操作都具有独特性。要求手术室护士必须自觉的忠于职守、任劳任怨,无论工作忙闲、白班夜班都要把准备工作、无菌技术操作、贯彻各种规章制度等认真负责地做好。对患者要亲切、和蔼、诚恳,不怕脏、不怕累、不厌烦,使患者解除各种顾虑,树立信心,主动与医护人员配合,争取早日康复。

（三）要有熟练的技能和知识更新

随着医学科学的发展,特别是外科领域手术学的不断发展,新的仪器设备不断出现,因而护理工作范围也日益扩大,要求也越来越高。护理工作者如无广泛的有关学科的基本知识,对今天护理的工作复杂技能就不能理解和担当。所以今天作为一名有远大眼光的护士,必须熟悉各种有关护理技能的基本知识,才能达到最高的职业效果。护理学也成为一门专业科学,因此,作为一名手术室护士,除了伦理道德修养外,还应有基础医学、临床医学和医学心理学等新知识。努力学习解剖学、生理学、微生物学、化学、物理学,以及各种疾病的诊断和治疗等知识,特别是外科学更应深入学习。此外,还要了解各种仪器的基本结构、使用方法,熟练掌握操作技能。只有这样,才能高质量完成护理任务。

八、手术室护士长应具备的条件

护理工作范围极广,有些工作简单、容易,有些工作却很复杂,需要有高度的判断力和精细的技术、熟练的技巧。今天的护理工作,一个人已不能独当重任,而需要即分工又协作来共同完成。因此,必须有一名护士长,把每个护理人员的思想和行为统一起来,才能使人的积极性、主动性和创造性得到充分发挥,团结互助,共同完成任务。护士长应具备的条件归纳如下。

(一)有一定的领导能力及管理意识

有一整套工作方法和决策能力。善于出主意想办法,提出方案,做出决定,推动下级共同完成,并具有发现问题、分析问题的能力,了解存在问题的因素,掌握本质,抓住关键,分清轻重缓急,提出中肯意见。出现无法协商的问题时能当机立断,勇于负责。有创新的能力,对新事物敏感,思路开阔,能提出新的设想。要善于做思想工作。能否适时地掌握护士的心理动向,并进行针对性的思想教育,使之正确对待个人利益和整体利益的关系,不断提高思想水平,是提高积极性和加强凝聚力最根本的问题。

(二)有一定组织能力和领导艺术

管理是一门艺术,也是一门科学。首先处理好群体间人际关系。护士长需要具有丰富的才智和领导艺术,才能胜任手术室护士护理管理任务。具体要求如下。

(1)护士长首先应把自己置身于工作人员之中,经常想到自己与护士之间只是分工的不同,而无地位高低之分。要有民主作风,虚心听取护士的意见,甚至批评意见,认真分析,不埋怨、不沮丧,不迁怒于人,有助于建立自己的威信。

(2)护士长首先想到的是人,是护士和工作人员,而不是自己,不管是关心任务完成情况,还要关心她们的生活、健康、思想活动及学习情况等。都使每个护士和工作人员亲身感到群体的温暖,对护士长产生亲切感。

(3)护士长要善于调动护士的积极性,培养集体荣誉感,善于抓典型,树标兵,运用先进榜样推动各项手术室工作,充分调动护士群体的积极性,护士长的领导作用才能得到体现。

(三)有较高的素质修养

手术室护士长应较护士具备更高的觉悟和更多的奉献精神。科里出现的问题应主动承担责任,实事求是向上级反映,不责怪下级。凡要求护士做到的,首先自己要做到,严格要求自己,树立模范行为,才能指挥别人。要注意廉洁,不要利用工作之便谋私,更不能要患者的礼物,注意自身形象。此外,要做到知识不断更新,经常注意护理方面的学术动态,接受新事物,在这方面应较护士略高一筹,使护士感到护士长是名副其实的护理业务带头人。

九、手术室护士的分工和职责

(一)洗手护士职责

(1)洗手护士必须有高度的责任心,对无菌技术有正确的概念。如有违反无菌操作要求者,应及时提出纠正。

(2)术前了解患者病情,具体手术配合,充分估计术中可能发生的意外,术中与术者密切配合,保证手术顺利完成。

(3)洗手护士应提前 30 分钟洗手,整理无菌器械台上所用的器械、敷料、物品是否完备,并与巡回护士共同准确清点器械、纱布脱脂棉、缝针,核对数字后登记于手术记录单上。

(4)手术开始时,传递器械要主动、敏捷、准确。器械用过后,迅速收回,擦净血迹。保持手术野、器械台的整洁、干燥。器械及用物按次序排列整齐。术中可能有污染的器械和用物,按无菌技术及时更换处理,防止污染扩散。

(5)随时注意手术进行情况,术中若发生大出血、心搏骤停等意外情况,应沉着果断及时和巡回护士联系,尽早备好抢救器械及物品。

(6)切下的病理组织标本防止丢失,术后将标本放在10%甲醛溶液中固定保存。

(7)关闭胸腹腔前,再次与巡回护士共同清点纱布及器械数,防止遗留在体腔中。

(8)手术完毕后协助擦净伤口及引流管周围的血迹,协助包扎伤口。

(二)巡回护士职责

(1)在指定手术间配合手术,对患者的病情和手术名称应事先了解,做到心中有数,有计划的主动配合。

(2)检查手术间各种物品是否齐全、适用。根据当日手术需要落实补充、完善一切物品。

(3)患者接来后,按手术通知单核对姓名、性别、床号、年龄、住院号和所施麻醉等,特别注意对手术部位(左侧或右侧),不发生差错。

(4)安慰患者,解除思想顾虑。检查手术区皮肤准备是否合乎要求,患者的假牙、发卡和贵重物品是否取下,将患者头发包好或戴帽子。

(5)全麻及神志不清的患者或儿童,应适当束缚在手术台上或由专人看护,防止发生坠床。根据手术需要固定好体位,使手术野暴露良好。注意患者舒适,避免受压部位损伤。用电刀时,负极板要放于臀部肌肉丰富的部位,防止灼伤。

(6)帮助手术人员穿好手术衣,安排各类手术人员就位,随时调整灯光,注意患者输液是否通畅。输血和用药时,根据医嘱仔细核对,避免差错。补充室内手术缺少的各种物品。

(7)手术开始前,与洗手护士共同清点器械、纱布、缝针及线卷等,准确地登记于专用登记本上并签名。在关闭体腔或手术结束前和洗手护士共同清点上述登记物品,以防遗留体腔或组织内。

(8)手术中要坚守工作岗位,不可擅自离开手术间,随时供给手术中所需一切物品,经常注意病情变化。重大手术充分估计术中可能发生的意外,做好应急准备工作,及时配合抢救。监督手术人员无菌技术操作,如有违犯,立即纠正。随时注意手术台一切情况,以免污染。保持室内清洁、整齐、安静,注意室温调节。

(9)手术完毕后,协助术者包扎伤口,向护送人员清点患者携带物品。整理清洁手术间,一切物品归还原处,进行空气消毒,切断一切电源。

(10)若遇手术中途调换巡回护士,须做到现场详细交代,交清患者病情,医嘱执行情况,输液是否通畅,查对物品,在登记本上互相签名,必要时通知术者。

(三)夜班护士职责

(1)要独立处理夜间一切患者的抢救手术配合工作,必须沉着、果断、敏捷、细心地配合各种手术。

(2)要坚守工作岗位,负责手术室的安全,不得随意外出和会客。大门随时加锁,出入使用电铃。

(3)白班交接班时,如有手术必须现场交接,如患者手术进行情况和各种急症器械、物品、药品等。认真写好交接班本,当面和白班值班护士互相签名。

（4）接班后认真检查门窗、水电、氧气，注意安全。

（5）严格执行急症手术工作人员更衣制度和无菌技术操作规则。

（6）督促夜班工友清洁工作，保持室内清洁整齐，包括手术间、走廊、男女更衣室、值班室和办公室。

（7）凡本班职责范围内的工作一律在本班完成，未完不宜交班，特殊情况例外。

（8）早晨下班前，巡视各手术间、辅助间的清洁、整齐、安全情况。详细写好交接班报告，当面交班后签字方可离去。

（四）器械室护士职责

（1）负责手术科室常规和急症手术器械准备和料理工作，包括每天各科手术通知单上手术的准备供应，准确无误。

（2）保证各种急症抢救手术器械物品的供应。

（3）定期检查各类手术器械的性能是否良好，注意器械的关节是否灵活，有无锈蚀等，随时保养、补充、更新，做好管理工作，保证顺利使用。特殊精密仪器应专人保管，损坏或丢失时，及时督促寻找，并和护士长联系。

（4）严格执行借物制度，特殊精密仪器需取得护士长同意后，两人当面核对并签名后方能外借。

（5）保持室内清洁整齐，包括器械柜内外整齐排列，各科器械柜应贴有明显的标签。定期通风消毒。

（五）敷料室护士职责

（1）制定专人负责管理。严格按高压蒸汽消毒操作规程使用。定期监测灭菌效果。

（2）每天上午检查敷料柜 1 次，补充缺少的各种敷料。

（3）负责一切布类敷料的打包，按要求保证供应。

（六）技师职责

（1）负责对各种仪器使用前检查，使用时巡查，使用后再次检查其运转情况，以保证各种电器、精密仪器的正常运转。

（2）定期检查各种器械台、接送患者平车的零件和车轮是否运转正常，负责各种仪器的修理或送交技工室修理。

（3）坚守工作岗位，手术过程中主动巡视各手术间，了解电器使用情况。有问题时做到随叫随到随维修，协助器械组检查维修各种医疗器械。

（4）帮助护士学习掌握电的基本知识和各种精密仪器基本性能、使用方法与注意事项等。

（孙丽敏）

第三节　手术室基础护理技术

一、手术室着装要求

（1）所有进入手术室清洁和洁净区的人员服装必须符合穿着规定。

（2）所有人员应穿着上下两件式衣裤或单件式裙装，不得套穿个人长内衣裤，穿着两件式手术衣时应将上衣扎进裤内,非刷手人员须穿长袖外套时系好全部纽扣。

(3)鞋的管理:进入手术室人员须在污染区脱去外穿鞋,在清洁区换穿拖鞋。手持外穿鞋进更衣室,将外穿鞋放入更衣柜内。穿鞋套外出返回手术室时,须在污染区除去鞋套后跨入清洁区;由外走廊返回时,须脱掉鞋套进入内走廊。

(4)在清洁和洁净区内必须戴手术帽,手术帽应同时覆盖所有头面部的毛发,长发者应先将长发固定好再戴帽子,可重复使用的帽子应在每次用后清洗干净。

(5)所有进入洁净手术区的人员必须戴口罩,口罩潮湿或污染时应及时更换。

(6)所有进入清洁和洁净区的人员佩戴的饰物须为手术衣所覆盖或摘除。

(7)手术衣一旦弄脏或潮湿,必须及时更换以减少微生物的传播。

(8)手术衣不能在手术室以外区域穿着,外出时必须外罩一件背后打结单次使用的长袍(外出衣),回到手术室后必须将外出衣脱掉放入污衣袋内。

(9)注意使用保护性防护用具,如手套、眼罩、面罩、鞋套、防水围裙等。

(10)工作人员必须注重个人卫生和形象。每天洗澡,勤修指甲,不可涂指甲油或戴人工指甲,注意洗手,不浓妆艳抹,不佩戴首饰,眼镜于手术前要清洗擦拭。

(11)手术衣每次穿着后放于指定位置由专人收集、打包,在洗衣房集中清洗。

二、无菌技术操作

(一)手术室刷手法

1.准备工作要点原则

(1)整理仪容,包括刷手服、帽子和口罩。

(2)剪短指甲,使指甲平整光滑。

(3)除去手表及手部饰物。

2.刷手步骤

(1)用消毒液、流动水将双手和前臂清洗1遍。

(2)取无菌手刷浇上消毒液,自指尖至上臂上1/3,用手刷毛刷面彻底无遗漏刷洗手指、指间、手掌、手背和手腕部,双手交替用时2分钟,用手刷海绵面无遗漏刷手臂,用时1分钟。

(3)流动水冲洗手和手臂,从指尖到肘部,向一个方向移动冲洗,注意防止肘部水返流到手部。

(4)流动水冲洗手刷,再用此刷按步骤(2)刷洗手及手臂2分钟,不再冲洗,将手刷弃入洗手池内。

(5)手及前臂呈上举姿势,保持在胸腰段水平进入手术间。

(6)刷手期间至戴手套后,若手及前臂被污染,应重新按以上步骤刷手。

(二)手术室擦手法

(1)一手从无菌手术衣上抓取一块擦手巾。

(2)将擦手巾从抓取侧展开,分别以擦手巾两面擦干双手,两面不得交换。

(3)按对角线方向对折擦手巾,下层长于上层,置于一侧手腕上,底边朝向肘部方向。

(4)另一手抓住两底角,从腕向肘部交互转动擦拭,擦干手臂。

(5)该手抓内侧底角,沿手臂外侧取下擦手巾。

(6)保持底边及两底角不变,打开擦手巾,沿反面对角线方向对折,按步骤(3)(4)擦干另一侧。

(三)自穿手术衣

(1)抓取手术衣。

(2)向后退,远离无菌台面,双手持衣领处,内面朝向自身,在与肩同齐水平打开手术衣。

(3)将手伸入袖筒,向前平举伸展手臂插进袖管。

(四)自戴手套闭式技术

1.原则

未戴手套的手不得触及无菌面及无菌物品。

2.常规戴手套法

(1)一手捏住手套内面的反折部,提起手套。

(2)戴右手时左手捏住手套内面的反折部,对准手套五指,插入右手。

(3)戴左手时右手指插入左手套反折部的外面,托住手套,插入左手。

(4)将双手反折部分向上翻,套扎住手术衣袖口。

3.闭式自戴手套法

(1)双手保持在手术衣的袖口内,不得露出。

(2)隔衣袖取出一只手套,与同侧手掌心相对,手指朝向身体肘关节方向置于袖上。

(3)双手隔衣袖打开手套反折部,对准五指,翻起反折,套扎住手术衣袖口。

(4)同法戴好另一只手套后,双手调整舒适。

4.注意事项

(1)未戴手套的手不可触及手套外面。

(2)已戴手套的手不可触及未戴手套的手。

(3)手套的末端要严密地套扎住手术衣袖口。

(五)术野皮肤消毒

(1)消毒前检查皮肤清洁情况。

(2)消毒范围原则上以最终切口为中心向外 20 cm。

(3)医师应遵循手术室刷手法刷手后方可实施消毒。

(4)消毒顺序以手术切口为中心,由内向外、从上到下。若为感染伤口或肛门区消毒,则应由外向内;已接触消毒边缘的消毒垫不得返回中央涂擦。

(5)医师按顺序消毒一遍后,应更换消毒钳及消毒垫后继续消毒。

(6)使用后的消毒钳应放于指定位置,不可放回器械台。

(7)若用碘酊消毒,碘酊待干后应用乙醇彻底脱碘 2 遍,避免遗漏,以防皮肤烧伤。

(六)铺无菌巾

(1)铺无菌巾应由穿戴好无菌手术衣和手套的器械护士和已刷手的手术医师共同完成。

(2)第一层手术铺单应由医师刷手后完成,不需穿手术衣、戴手套。

(3)第一层手术单应距离手术切口 2～3 cm,切口周围手术单不得少于 4 层,外围不少于 2 层。

(4)第一层铺巾顺序遵循从较干净一侧—对侧—干净一侧—近侧的原则。

(5)接取无菌单或手术巾时,应保持在胸腰段,消毒医师的手不可触及器械护士的手套,铺放前不得接触非无菌物体。

（6）铺巾时必须对准手术部位,无菌巾一旦放下,便不得移动,必须移动时,只能由内向外。

（7）第二层以后的铺单应由器械护士和穿手术衣、戴手套的医师共同完成。

（8）消毒医师需重新消毒手臂一遍后,方可穿手术衣。

（七）无菌持物钳的使用

（1）保持无菌持物钳的无菌,用后及时放回容器内。

（2）不可碰容器的边缘。

（3）若到远处拿取物品时,应连同容器一起搬走。

（4）无菌持物钳每 4 小时更换 1 次。

（八）术中无菌技术

（1）手术台面以下视为污染.

（2）作为无菌台面的无菌包内第二层用无菌持物钳打开。

（3）器械从胸前传递不可从医师头上或身后传递。

（4）无菌物品一经取出,即使未使用,也不能再放回无菌容器内,必须重新消毒。

（5）无菌巾被无菌液体浸湿,应立即原位加铺 4 层以上小手巾或更换,发现手套破损,立即更换。

（6）手术人员更换位置,先由一人双手放于胸前,与交换者采用背靠背形式交换。

（7）口罩潮湿要及时更换,手术人员打喷嚏或咳嗽应将头转离无菌区。

三、护士基本技术操作

（一）各种手术的基础包和敷料

（1）基础包:眼科包、耳科包、整形包、开台包。

（2）敷料:软垫、显纱、骨纱、棉片、纱鱼。

（3）还有棉垫、整形纱、线头。

（二）常用外科器械

（1）手术刀:刀片有 22#、20#、10#、15#、11#,4 号刀柄安装 20#～22# 刀片,3 号和 7 号刀柄安装的刀片相同（10#、15#、11#）。

（2）手术剪:分为组织剪和线剪。

（3）手术镊:分为平镊、尖镊、齿镊。

（4）缝合的针线:缝针分为角针和圆针,缝线分为可吸收线和不可吸收线。

（5）血管钳:有直弯、长短、全齿和半齿之分。

（6）针持:用来夹持缝针,根据组织的深度来决定针持的长短。

（7）其他特殊器械:根据手术部位有不同的特殊器械,如用于夹闭肠腔而不损伤肠黏膜的肠钳,用于夹持肺叶的肺钳,以及骨科常用的牵开器及咬骨钳等。

（8）拉钩:用于显露术野,根据手术部位、深浅来决定拉钩的形状、深浅和大小。

（9）吸引器头:通过吸引器管连于负压吸引器瓶上,用于及时吸出术野内出血及体液,以便暴露术野。

术后器械处理:清洗（90 ℃的压力锅清洗 1 分钟）—烤干（90 ℃,15 分钟）—涂液状石蜡（涂在器械的关节部位）—高压蒸锅灭菌（132 ℃,7 分钟）。

(三)基础操作

(1)安取刀片宜用针持夹持,避免割伤手指。

(2)穿线引针法要求做到 3 个 1/3,即缝线的返回线占总线长的 1/3;缝针被夹持在针尾的后 1/3 处,并稍向外上;持针器开口前端的 1/3 夹持缝线,传递时,用环指、小指将缝线夹住或将缝线绕到手背,使术者夌线时不致抓住缝线受影响。

(3)血管钳带线法:血管钳尖部夹线头约 2 mm。

(4)手术台准备:①选择宽敞的区域打开开台包,检查胶带灭菌是否合格,是否在有效期内。②徒手打开外层包右,先对侧、后近侧,用无菌持物钳开内层包布。打开后先检查灭菌标记。③弯盘放到开台包的左侧,碗按大、中、小依次摆开,放在开台包左上方,便于倒盐水和消毒液。④向台面上打手术用物,手套、吸引器管等用持物钳夹持,缝针和线直接打到台上,注意无菌操作,倒盐水时先冲洗瓶口,距离碗上20 cm。⑤器械和敷料打开时,除了常规检查外,两层包布都用手打,但要注意手一定要捏角打开,打开后同样检查灭菌标记。⑥刷手穿衣后,原位清点纱布纱垫,整理台面,清点器械,备好消毒物品。右手边铺一块 1/2 打开的小手巾,上层 S 状掀开,作为一个相对污染区,放手术用过的器械。

(四)常用的手术体位

(1)水平仰卧位:适用于腹部、下肢、正中开胸的手术。

(2)仰卧位(颈伯位):适用于甲状腺、腭裂修补等手术。

(3)上肢外展仰卧位:适用于乳腺、上肢手术。

(4)侧卧位:适用于肺、食管、侧胸壁、肾的手术。

(5)膀胱截石位:适用于膀胱手术、阴道手术、经阴道子宫切除术及直肠的手术。

(6)俯卧位:适用于颈椎、腰椎的手术。

(7)头低脚高位:常用于妇科腹腔镜。

(8)头高脚低位:适用于腹腔镜胆囊等手术。

(五)安置手术体位的注意事项

(1)避免受压部位损伤,神经、肌肉、骨突处应垫棉垫加以保护。

(2)使用约束带时,不要过紧,以一手的厚度为宜。

(3)固定时应注意肢体不可过度外展及出现其他不当压力。托垫要稳妥,不能悬空。

(4)避免眼部受压,并涂眼药膏保护。

(5)俯卧位时,注意保护面部、腹部、会阴部及手臂关节处避免受压,保持呼吸通畅。

(六)铺无菌巾

1.用物准备

手术器械桌、无菌器械包、敷料包等。

2.操作步骤

(1)将手术器械包、敷料包放于器械桌面上,打包前查看名称、灭菌日期、是否开启、干燥,解开系带挽结,按折叠顺序依次打开第一层包皮(双层无菌巾),注意只能接触包皮的外面,保持手臂不跨越无菌区。

(2)用无菌持物钳打开第二层包皮,先对侧后近侧。

(3)器械护士刷手、穿无菌手术衣、戴无菌手套后,将器械包放器械桌中央并打开。铺无菌大单,先铺近侧,后铺对侧,桌巾下垂桌缘下 30 cm 以上,周围距离要均匀。铺在台面上的无菌巾需 4～6 层。

(4)器械护士将器械按使用先后次序及类别排列整齐,放于无菌桌上。

3.注意事项

(1)未穿无菌手术衣及戴无菌手套者,手不得越过无菌区及接触包内的一切物品。

(2)如用无菌钳铺置无菌桌,应注意手臂禁止越过无菌区操作。

(3)若为备用的无菌桌,应用双层无菌巾盖好,超过 4 小时不能再用。

(4)必须严格保持无菌要求,术中已经污染的器械或物品,不能再放回原处,如术中接触胃肠等污染的器械应放置于弯盘等容器内,勿与其他器械接触。

(5)无菌桌上的物品一旦被污染,立即更换。

(七)空气熏蒸或喷雾消毒法

1.用物及环境准备

过氧乙酸、蒸馏水、量杯、加热蒸发器一套(包括酒精灯、治疗碗、支架、火柴)、高效空气消毒剂、喷雾器;关闭门窗,人员离开房间。

2.操作步骤

(1)过氧乙酸熏蒸法将过氧乙酸稀释成 0.5%～1.0%水溶液,加热蒸发,在 60%～80%相对湿度、室温下,过氧乙酸用量按 1 g/m³ 计算,熏蒸时间 2 小时。

(2)空气消毒剂喷雾法消毒剂用量按 3 mL/m³ 计算,由上至下、左右中间循环喷雾,密闭作用 30～60 分钟。

3.注意事项

(1)所用消毒剂必须有卫生许可证且在有效期内。

(2)消毒时人员离开房间。

(3)操作者应注意个人防护,戴手套、口罩和防护眼镜。

(八)紫外线空气消毒

1.用物及环境准备

紫外线消毒灯、记录本、笔;房间清洁后关闭门窗,人员离开。紫外线消毒的适宜温度是 20～40 ℃,相对湿度 50%～70%。

2.操作步骤

(1)打开电源,观察灯管照射情况。

(2)记录照射时间并签名,计时应从灯亮后 7 分钟开始。

(3)消毒完毕,关闭电源。

(4)由专人负责统计灯管照射累计时间。

3.注意事项

(1)紫外线灯管应保持清洁,每两周用 75%酒精棉球擦拭 1 次。手术间保持清洁干燥,减少尘埃和水雾,温度<20 ℃或>40 ℃,相对湿度>80%时应适当延长照射时间。

(2)定时监测紫外线照射强度。

(3)室内安装紫外线消毒灯的数量为平均每立方米不少于 15 W,照射时间不少于 30 分钟。

(九)电动气压止血带的使用

1.用物准备

电动气压止血仪、纱布垫、绷带、气囊止血带。

2.操作步骤

(1)首先检查气囊止血带是否漏气,电动气压止血仪性能是否良好。

(2)将纱布垫围在患者手术部位上端,再将气囊止血带缠在纱布垫外,用绷带加固,松紧适度,以防损伤神经肌肉。

(3)气囊止血带的位置应距手术野10~15 cm,以利于无菌操作。

(4)连接气囊止血带橡皮胶管与电动止血仪,连接电源。

(5)抬高患肢驱血,打开电动气压止血仪电源开关,旋转充气按钮缓慢充气,达到手术需要的压力。

(6)记录时间及玉力。

(7)手术完毕,旋转充气按钮缓慢放气,取下气囊止血带,保持清洁,整理用物。

3.注意事项

(1)保护皮肤的纱布垫要平整、舒适,以免损伤皮肤和神经。

(2)准确记录电动气压止血仪使用时间,一般不超过1小时,如需继续使用,可放气5~10分钟后再次充气使用,以免时间过长引起组织缺血坏死。

(3)准确掌握气压止血带的压力,及时调整。

(4)气压止血带应缓慢放气,压力降至一半时停留1~2分钟再逐渐全部放完,如果双下肢同时应用气压止血带,应先放一侧肢体,观察5分钟后再放另一侧肢体,以防血压下降。

(孙丽敏)

第四节　手术室常用物品的管理

随着外科手术技术的发展,越来越多的手术器械运用于手术过程中,不仅使用数量大幅上升,其精密度和技术含量也不断提高,因此如何正确操作使用,如何正确进行保养,以及作为手术室护理人员,如何对手术室常用物品进行管理,成为现代手术室护士所面临的挑战。

一、手术室常用器械及操作技术

手术室器械是保证手术顺利进行的关键条件之一,也是手术室的重要组成部分,正确掌握器械的用途和传递方法,是手术室护士必备的基础技能之一。下面简单介绍一些常用器械的种类及传递方法。

(一)常用器械种类

1.手术刀

手术刀由刀柄和刀片组装而成,一般用持针器协助安装刀片于刀柄上。刀片为一次性使用,型号有11$^\#$尖刀、15$^\#$小圆刀、20$^\#$中圆刀、22$^\#$大圆刀等,刀柄的型号有3$^\#$、4$^\#$、7$^\#$(图9-1)。具体分类及用途如下。

(1)中圆刀、大圆刀:用于切口皮肤、皮下、肌肉、骨膜等组织。

(2)小圆刀:用于深部组织及眼科、冠状动脉搭桥等组织切割。

(3)尖刀:用于切开血管、神经、胃肠及心脏组织。

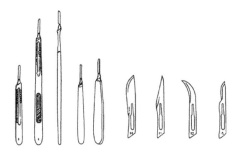

图 9-1　各类刀柄和刀片

2.手术剪

手术剪分为组织剪（弯型）、线剪（直型）、骨剪和钢丝剪四大类，有长、短和大小之分及头部的尖、钝之分；根据其形状、用途不同又有不同命名，如梅氏剪（又称解剖剪）、血管剪、眼科剪、子宫剪等。一般情况下，分离、剪开深部组织用长、薄刃、尖弯剪；游离剪开浅部组织用短、厚刃、钝弯剪；剪线、修剪引流管和敷料用直剪；剪断骨性组织用骨剪；剪截钢丝、克氏针等用钢丝剪。组织剪和线剪都用钝头剪，以免尖头剪操作时刺伤深部或邻近重要组织，细小尖头剪一般仅用于眼科或静脉切开等精细手术。一般不宜用除线剪之外的剪刀进行剪线或其他物品，以免刃面变钝（图 9-2）。

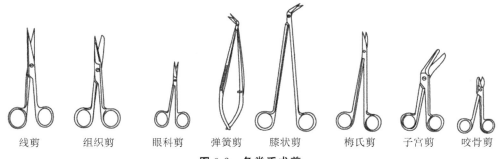

| 线剪 | 组织剪 | 眼科剪 | 弹簧剪 | 膝状剪 | 梅氏剪 | 子宫剪 | 咬骨剪 |

图 9-2　各类手术剪

3.手术镊

手术镊主要用于夹持或提起组织，以便于剥离、剪开或缝合。手术镊分为有齿和无齿两种，并有长短等不同类型。根据形状、用途不同有不同命名，如有齿镊、无齿镊、眼科镊、血管镊、动脉瘤镊等。有齿镊用于夹持坚韧的组织，如皮肤、筋膜、肌腱和瘢痕组织，夹持较牢固；无齿镊用于夹持较脆弱的组织，如腹膜、胃肠道壁黏膜等，损伤性较小；尖头镊富有弹性，用于夹持细小而脆弱的神经、血管等组织；无损伤的精细镊用于显微手术血管的缝合（图 9-3）。

4.血管钳

血管钳用于钳夹血管或出血点，以达到止血的目的，也用于分离组织、牵引缝线和把持或拔出缝针等。血管钳有直、弯两种，并有多种长短大小不同型号。根据手术部位的深浅，分离和钳夹血管的大小，以及解剖的精细程度而选择应用。直型血管钳夹持力强、对组织损伤大，用于夹持较厚的坚韧组织或离断。较深部手术，选用不同长度的弯型血管钳，以利于操作方便和视野的清晰，中弯血管钳应用最广，蚊式血管钳用于脏器、血管成形等精细手术（图 9-4）。

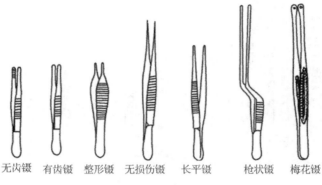

无齿镊　有齿镊　整形镊　无损伤镊　长平镊　枪状镊　梅花镊

图 9-3　各类手术镊

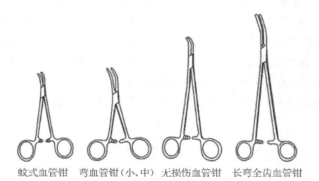

蚊式血管钳　弯血管钳(小、中)　无损伤血管钳　长弯全齿血管钳

图 9-4　各类血管钳

5.持针器

持针器用于夹持缝针,协助缝线打结,有各种长度、粗细和大小型号,供不同手术深度和缝针大小选用,粗头持针器持力大,固定缝针稳,术中比较常用;细头持针器持力相对小,缝合操作范围小,多用于夹持小缝针或缝合深部组织(图 9-5)。夹针时应用持针器尖端,并夹在针的中、后1/3 交界处。

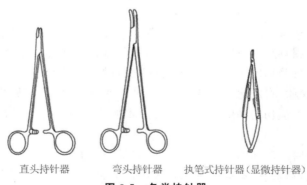

直头持针器　　弯头持针器　　执笔式持针器(显微持针器)

图 9-5　各类持针器

6.组织钳

组织钳弹性较好,头端有一排细齿,用于钳夹组织、皮瓣和肿瘤包膜,作为牵引,协助剥离时提夹组织。有不同长度,粗细之分。

7.阑尾钳

阑尾钳又称"爪形钳""灯笼钳",阑尾钳轻巧而富有弹性,头端有较大的环口,钳夹后不致损伤组织。适用于夹持较脆弱的脏器和组织,如小肠、阑尾系膜、胃等。

8.有齿血管钳

有齿血管钳较粗壮,钳夹力大,头端有齿,可防止钳夹的组织滑脱,常用于控制胃、肠切除的断端和肌肉切断等较厚、韧组织内的出血。

9.直角钳

直角钳用于游离和绕过重要的血管、神经、胆管等组织的后壁,有时用于较大面积渗血时止血。

10.肠钳

肠钳有弯、直两种,用于夹持肠管,齿槽薄细,对组织压榨作用小,用于暂时阻断胃肠道。

11.海绵钳

海绵钳头部呈卵圆状,所以又称卵圆钳,分有齿和无齿两种,弹性较好,有齿海绵钳主要用以夹持敷料、物品;无齿海绵钳可用于提持脆弱组织如肠管、肺叶或夹持子宫等。

12.布巾钳

布巾钳头端较锐利,铺巾时用于固定敷料或某些手术过程中用于牵拉皮瓣(图9-6)。

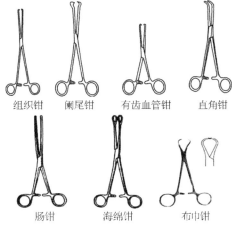

图9-6　各类特殊器械钳

13.拉钩

拉钩又称牵开器,用于牵开不同层次和深度的组织,显露手术野。拉钩种类繁多,术中可根据手术部位及方式进行选择(图9-7)。

甲状腺拉钩用于浅部切口的牵开显露;双头腹腔拉钩用于牵开腹壁;S拉钩用于深部切口的牵开显露;压肠板用于牵开肠段,暴露目标脏器;腹腔自动拉钩用于长时间牵开并固定腹腔或盆腔,并可分为二翼和三翼两种自动拉钩;胸腔自动拉钩用于胸腔、腰部切口的牵开显露;悬吊拉钩用于牵开上腹壁,主要用于胃、肝胆胰手术;后颅窝牵开器用于后颅窝、脊柱的牵开显露;脑压板用于牵压、保护脑组织;乳突牵开器用于撑开显露乳突、牵开头皮、牵开显露位于四肢的小切口。

传递拉钩前应先用生理盐水浸湿,使用时用湿纱布将拉钩与组织间隔开,防止组织损伤。

14.吸引器

吸引器用于吸去手术野内血液及脑、胸、腹腔内液体,使手术野清晰显露;也用于吸除空腔脏器内容物、囊性包块内液体及脓肿内脓液,减少手术区域污染;也可用于组织的钝性分离。常用的吸引器有单管吸引头、侧孔单管吸引头和套管吸引头。侧孔单管吸引头可通过手术医师指腹按压侧孔,调节负压吸引力大小;套管吸引头可通过单孔吸引管配多侧孔外套,避免大网膜、肠壁等组织被吸附引起损伤或堵塞吸引口。

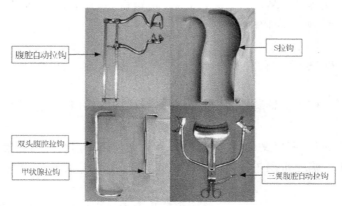

图 9-7 各类拉钩

(二)各类器械传递方法

1.手术刀装卸及传递方法

(1)洗手护士安装刀片时,用持针器夹持刀片前段背侧,轻轻用力将刀片与刀柄槽相对和;取刀片时,用持针器夹住刀片的尾端背侧,向上轻抬,推出刀柄。

(2)传递手术刀时,洗手护士应手持刀背,握住刀柄和刀片衔接处,将刀柄尾端交给手术者,不可刀刃朝向手术者,以免割伤手术者。洗手护士亦可将手术刀放于弯盘内进行传递。手术刀用完后,应及时收回并放在适当位置,以免滑落台下,造成手术者损伤。

2.手术剪及各类血管钳传递方法

洗手护士右手拇指握于剪刀凸侧的上 1/3 处,四指握住凹侧中部,通过腕部的力量将器械的柄环打在手术者的掌心。

3.手术镊传递方法

洗手护士手握镊尖端闭合开口,直立式传递。

4.持针器传递方法

(1)持针器夹针穿线方法:洗手护士右手拿持针器,用持针器开口处的前 1/3 夹住缝针的后1/3;然后将持针器交于左手握住,右手拇指与中指捏住缝线前端,将缝线穿入针孔;右手拇指顶住针孔,示指顺势将线头拉出针孔 1/3 后,并反折合并缝线卡入持针器的头部。

(2)传递持针器的方法:洗手护士右手捏住持针器的中部,针尖向外侧,利用手腕部运动,用适当的力气将柄环部拍打在术者掌心。或者将持针器放于弯盘内进行传递。

二、手术室常用缝线和缝针管理

缝线和缝针作为手术中重要的缝合止血、维持组织愈合张力的材料,其品种式样繁多。随着近几十年加工技术和工艺的革新,缝线和缝针在材质上有了突飞猛进的发展。手术室护士应掌握常用缝线和缝针的特点,根据其特点和具体手术操作,正确合理地配合传递缝线和缝针。

（一）常用外科缝线

外科缝线又称缝合线,用于各种组织和血管的缝扎、结扎、止血、牵引、对合及关闭腔隙、管道固定等。

1.良好的缝线应具备的条件

应具备的条件包括:①无菌性;②缝线于缝合打结后不易自行滑脱;③对组织伤口反应轻微,不利于细菌生长;④直径小、拉力大、能对抗组织内的收缩;⑤缝线种类齐全,以适合不同手术使用和不同组织缝合。

2.缝线直径与型号的判断

所有缝线的直径粗细规格都有一定标准,通常以缝线的某一型号来表示该缝线的直径。缝线的型号以数字表示。

（1）传统丝线以单个数字表示型号,如"1""4""7"等,数字越大,代表该缝线越粗,如传统"4"号丝线比传统"1"号丝线粗,直径大。

（2）人工合成缝线或羊肠线以"数字-0"表示型号,如"1-0""2-0""3-0"等,"0"之前的数字越大,代表该缝线越细,如"2-0"的缝线比"1-0"的缝线细,直径小。

3.缝线的分类

根据缝线的组织特性可将其分为可吸收缝线和不可吸收缝线;根据缝线的材料构造分为单纤维缝线（单股缝线）和多股纤维缝线;也可根据缝线是否带针,分为带针缝线和不带针缝线。

（1）可吸收缝线:是指缝线植入组织后,通过机体组织酶分解吸收或水解过程吸收,随着时间的推移,缝线材料逐渐消失。目前临床常用可吸收缝线主要包括肠线、铬肠线和人工合成可吸收缝线,其中人工合成可吸收缝线与前两者比较有诸多优点。①强度高;②可于较长时间内维持缝线强度;③在一定时间内（60～90 天）完全吸收,稳定并可预测,无患者个体差异;④组织反应较轻。常见的人工合成可吸收缝线有 Dexon、Vicryl、PDS、Maxon、Monocryl 等。可吸收缝线可用于胃肠道、胆道、子宫、膀胱、尿道等黏膜、肌层的缝合以及皮内缝合。

（2）不可吸收缝线:是指缝线在人体内不受酶的消化,同时不被水解吸收。常用不可吸收缝线的类型、特性和适用范围见表 9-1。

表 9-1　常用不可吸收缝线的类型、特性和适用范围

类型	特性	适用范围
有机不可吸收材料（医用丝线）	抗张力强度较高,柔韧性好,打结不易滑脱,价廉;组织反应大。常见的为慕丝医用丝线	用于除胆道、泌尿道以外,大部分组织的缝合
合成不可吸收材料（聚酯缝线、聚丙烯缝线、涤纶线）	强度高,具有良好的组织相容性,组织反应极低,维持时间长,不被吸收;打结易滑脱,价格较贵。常见的为 prolene、Surgipro 等	适用于心血管、神经、心脏瓣膜、眼睛和整形手术等
金属丝线（钢丝）	强度高,拉力大,组织反应最小;不易打结,容易损伤软组织,包埋于组织中可能引起手术患者术后不适	适用于骨折、筋膜和肌腱接合,带针钢丝用于胸骨的固定;也适用于感染伤口、伤口裂开或加强缝合

（二）常用外科缝针

缝针的目的是引导缝线穿过组织或血管,以完成缝合过程。大多数缝针有三个基本构成:针眼（或称锻模）、针体和针尖。

1.针眼

缝针按针眼可分为封闭眼、裂缝眼(又称法国眼)和无针眼缝针。封闭眼缝针在末端有缝线穿过的封闭针眼,常见的有圆形和方形针眼;裂缝眼缝针,缝线可直接由裂缝嵌入(图 9-8);无针眼缝针又称连线针,是用激光在缝针末端纵向打孔,在显微镜下将缝线与缝针末端孔隙以机械性方式附着在一起,提供牢固平滑的结合点。无针眼缝针对组织牵拉小,对组织损伤小,有效避免了针孔漏血隐患。无针眼缝针多为一次性使用,有效防止交叉感染,目前被临床广泛使用。

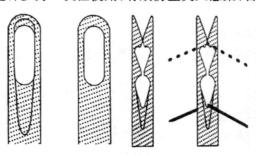

图 9-8　封闭眼和裂缝眼

2.针体

针体指持针器夹持的部分,按形态可分为直针和弯针。直针多用于缝合皮肤、肌腱和胃肠道。弯针是临床最常用的缝针,按照其不同弧度,可分为 1/4、3/8、1/2、5/8 等,通常浅表组织可选用小弧度大弯针缝合,深部组织可选用大弧度小弯针缝合。1/4 弧度弯针常用于眼科和显微外科手术,1/2 弧度弯针常用于胃肠、肌肉、心肺血管手术,5/8 弧度弯针常用于泌尿生殖科及盆腔手术(图 9-9)。

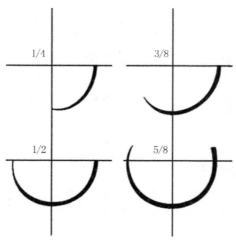

图 9-9　弯针按照不同弧度

3.针尖

针尖是指从缝针尖端直至针体最大横截面之间的部分。按针尖形态可分为圆针、角针、圆钝针、铲针等。

(1)圆针:除尖端尖锐外,其余呈现圆滑针体,能轻易穿透组织,但无切割作用,常用于皮下组织、腹膜、脏器、血管和神经鞘等的缝合及胃肠道吻合(图 9-10)。

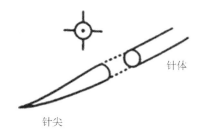

图 9-10 圆针

(2)角针:针尖和针体截面均呈三角形,具有锐利的边缘,易于穿透坚韧、难以穿刺的组织,常用于皮肤、韧带、肌腱、骨膜、瘢痕组织的缝合及管道的固定。角针缝合后,有较大的针孔道,且易破坏周围的组织和血管,损伤性较大(图 9-11)。

(3)圆钝针:圆针的尖端不尖而是圆钝,无锋利的刃,组织损伤较小,常用于易碎脆性组织、高度血管化组织,如肝、肾、脾(图 9-12)。

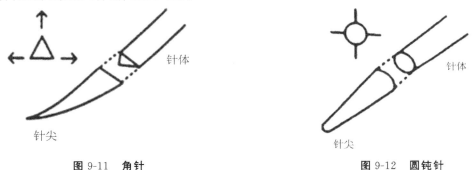

图 9-11 角针   图 9-12 圆钝针

(4)铲针:针尖极薄,针体扁平,常用于眼科显微手术,提供缝合时的高度平稳性。

4.连线针外包装标识解读

连线针外包装标识解读见图 9-13。

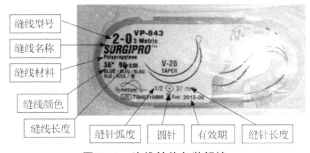

图 9-13 连线针外包装解读

三、手术室腔镜器械管理

近年来腔镜技术在众多外科领域应用广泛,对腔镜器械有效的管理是成功开展腔镜手术的基本条件。因此术中如何正确操作腔镜器械,术后如何正确地清洗、灭菌和保养,成为每一名手术室护士所必须掌握的知识与技能。

(一)常用腔镜器械

手术室常用腔镜器械包括气腹针、金属穿刺器或一次性穿刺套装(包括穿刺鞘和穿刺器内芯,常用5 mm或10 mm)、腹腔镜镜头、分离钳、直角形分离钳、齿状抓钳、微型剪、持针器、钛夹钳、扇形压板、冲洗吸引器、电凝钩、双极电凝抓钳及腔镜下吻合器等。

气腹针是通过前端一可弹性压入的钝头,建立气腹,防止建立气腹时意外损伤腹腔内脏器;穿刺器由穿刺器针芯、外套管和尾端防漏气的阀门组成,手术医师在穿刺完毕后拔取穿刺器针芯,由外套管作为通道将腔镜器械引入腹腔或胸外内进行操作;扇形压板常用于腹腔镜下胃肠手术,用于牵开腹腔内器官或组织;电凝钩用于分离疏松组织或烧灼胆囊床渗血面等。

(二)腔镜器械的术中正确操作

1.术前检查

洗手护士仔细检查器械的完整性,发现密封帽、螺丝等配件缺少或器械绝缘部分损坏应及时更换;由于腔镜手术对器械要求极高,因此洗手护士应仔细检查器械的功能,尤其是操作钳的旋转功能、闭合功能及带锁器械的开、解锁功能,发现器械功能不佳应及时更换。

2.术中管理

洗手护士应妥善固定连接摄像头及操作器械的连接线及各种管道。术中根据手术进展和手术医师需要及时正确传递腔镜器械,并且及时收回,避免腔镜器械或腹腔镜镜头意外掉落。及时擦净器械头端的血渍及污物。由于腔镜器械普遍较长,在传递过程中洗手护士应确保无菌操作,避免在传递过程中将器械的两端污染。

(三)腔镜器械的正确清洗与保养

1.腔镜器械的正确清洗

彻底清洗是保证腔镜器械灭菌成功的关键。腔镜器械比普通器械的结构复杂,并附有管腔和大小不一的配件,极易残留血渍和有机物碎片,既影响灭菌效果又影响腔镜器械的使用寿命。因此腔镜器械的正确清洗应按以下步骤进行。

(1)拆卸:将腔镜器械彻底拆卸至最小化。

(2)初步清洗:用流动水冲洗腔镜器械表面明显的血渍和污渍。

(3)浸泡:将初步清洗过的器械放多酶洗液内浸泡5分钟,多酶洗液浸泡可以快速分解其器械上的蛋白及残留血渍、脂肪等有机物碎片。

(4)冲洗和刷洗:用清水冲洗器械,将表面残留的多酶洗液冲净,使用高压水枪彻底冲洗腔镜管腔及各部件;同时器械的轴节部、弯曲部、管腔内用软毛刷上下抽动3次达到彻底清洗。

(5)超声清洗:用自动超声清洗器清洗5~10分钟。

(6)水洗:再次将器械用流动水彻底清洗。

(7)干燥。①吹干:清洗结束后用气枪吹干。②烘干:采用烘干设备将器械进行烘干,适用于待用的器械,既可以在短时间内使器械各关节、管腔干燥,又可以保证低温灭菌的效果。

(8)腔镜镜头禁止用自动超声清洗器清洗,防止损坏。

2.腔镜器械的保养

(1)腔镜镜头的保养:手术结束后使用蘸有多酶洗液或清水的湿纱布对镜头表面的血渍和污渍进行擦拭,镜面之外部分使用吸水较强的软布擦干,镜面用脱脂棉球或专用拭镜纸顺时针方向进行擦拭,避免用粗糙布巾擦拭,造成镜面损坏。

(2)日常维护及保养:器械护士应在每次腔镜器械使用后,仔细检查器械配件是否齐全,螺丝是否松动、腔镜镜头是否完好、器械是否闭合完全、器械绝缘部分有无损坏、穿刺器密封圈是否老化等,如有问题应及时维修或更换,以保证器械的正常使用。

(四)腔镜器械的灭菌与存放

1.腔镜器械的灭菌

分离钳、冲洗吸引器、电凝钩、气腹针、金属穿刺器等常用腔镜操作器械通常使用压力蒸汽灭菌法。腹腔镜镜头等精密器械及特殊不耐高压器械应使用环氧乙烷气体密闭灭菌法或过氧化氢低温等离子灭菌法。

2.腔镜器械的存放

腔镜器械必须定点存放于专用橱柜内,不与普通器械混合放置。腔镜镜头一定要放置在原装盒内,不能重压。气腹针与一些可拆分的小零件要放在小盒内,以免折断和丢失。

四、外来手术器械管理

外来器械是指由医疗器械生产厂家、公司租借或免费提供给医院,可重复使用的医疗器械。它作为市场经济的新产物,是器械供应商在取得医院认可、主刀医师认定送到手术室临时使用的器械。这类器械节约了医院的开支,减低了医疗成本,减少了资源浪费,有手术针对性强、质量优异等特点,因此在骨科、五官科、脑外及胸外科内固定等领域得到广泛使用。

(一)外来器械的使用流程

1.外来器械准入流程

外来器械必须是经过医院严格监控,器械科或采购中心应查看有关资料,符合《医疗器械监督管理条例》第 26 条规定:医疗器械经营企业和医疗机构从取得《医疗器械生产许可证》的生产企业或取得《医疗器械经营许可证》的经营企业购进合格的医疗器械,并验明产品合格证、进口注册证、准销证等卫生权威机构的认可证明,不得使用未经注册、过期失效或淘汰的医疗器械。

2.外来器械接受流程

手术医师在预约手术时在手术申请单上备注外来器械的厂家、名称及数量等信息,以便手术室及供应室能及时知晓,同时通知器械供应商及时配备器械。器械供应商在规定时间内将器械送至供应室器械接收点,并提供植入物合格证及器械清单一式两份。经审核合格后交接签名。

3.外来器械的清洗、包装、灭菌流程

彻底清洁是保证灭菌成功的关键,外来器械送至供应室前仅经过预清洗,因此外来器械送达后供应室器械护士必须按照消毒规范流程进行严格的器械清洗。清洗结束后再次进行清点核对,确认无误后再规范包装。包装标签上除常规的信息之外还应写上器械名称、公司名称、主刀医师姓名、患者信息等。最后按照规范进行灭菌,灭菌后进行生物监测,监测合格后给予发放。

4.手术室护士核对与使用流程

器械送至手术室后,由手术室护士与供应室器械护士按照手术通知单,逐项核对相关内容,确认无误后接收器械,存入专用无菌储物架上。相关手术间护士凭手术通知单领取外科手术器械。手术开始前由洗手护士、巡回护士按器械包内清单共同核对,并经术者确认无误后方可开始手术。手术结束时,由洗手护士、巡回护士与术者共同核对所使用的内植入物名称、规格、数量等,及时填写器械清单及手术室器械交接本,同时将术中使用的外来器械信息存档保存。

5.外来器械取回流程

使用后的器械经清洗处理,由器械供应商凭有效证件从手术室污物通道领取,并在器械清单和手术室器械交接本签名确认。因故暂停手术的器械,为减少资源浪费,可与器械供应商约定,在有效期内暂存于手术室,用于同类手术。器械过期或因其他原因需取回时,应在手术室器械交接本上签字。

(二)外来器械使用注意事项

1.规范流程

建立规范的操作流程,建立质量控制和追溯机制,发现问题立即启动追溯系统。

2.定期培训

定期由专业人员对手术医师、手术室护士进行外来手术器械使用的专业培训,以掌握器械的基本性能和操作方法。

五、手术植入物管理

随着社会的进步,医学的发展,新技术的应用,各类性能优异、造价不菲的植入物越来越多地应用到手术患者身上,通过手术将植入物种植、埋藏、固定于机体受损或病变部位,可达到支持、修复、替代其功能的作用。手术室应严格管理手术植入物,防止对患者造成意外不良后果。

(一)植入物的准入

1.公开招标

医院通过定期举行的公开招标方式,择优录用质量性能可靠、价格适宜的产品作为本院常用产品。

2.未中标植入物准入流程

未中标植入物若具有适合某些手术的特殊性能,手术医师可向医院提出临时申请,经审核、特殊批准后方可使用。

3.厂家提供材料备案

生产厂家必须提供产品的所有信息,供使用方备案,以便日常监管及发生问题后进行及时追溯。

(二)植入物在手术室使用的管理

手术植入物使用前手术医师应向手术室预约,手术室工作人员经核查后领取;所有手术植入物必须经过严格的清洗、包装、灭菌后,经生物监测,判定合格后方能使用。手术中使用植入物前,必须严格核对植入物型号规格、有效期及外包装完整性,避免错用、误用,造成不必要的浪费。使用后,手术室护士需填写所用植入物产品信息及数量,并附产品条形码,保存在病历中存档。未用完或废弃的一次性植入物需毁形,并交医院管理部门统一处理,以免造成不良后果。

六、手术室常用药品管理

手术室内常用药品,无论数量和种类都很多,主要以静脉用药和外用消毒药为主。手术室应制订严格的药品管理制度,对所有药品定点放置,专人管理,每一名手术室护士都应严格遵守药物使用制度,掌握常用药品性能,安全用药。

(一)手术室常用药品种类及管理要求

1.手术室常用药品种类

手术室常用药品包括具有镇静镇痛和催眠作用的麻醉类药物,糖类、盐类、酸碱平衡调节药物,心血管系统药物,中枢兴奋及呼吸系统药物,子宫兴奋类药物,利尿药,止血药和抗凝血药,各类抗生素激素类药物,生物制品剂和消毒防腐药物等。

2.管理要求

(1)定点放置,专人管理:手术室应设立药物室、药品柜及抢救药车,并指定一名护士专门负责药品管理。

(2)分类放置:静脉用药应与外用消毒防腐药分开放置,并贴上标签,标签纸颜色有所区别。易燃易爆药品、对人体有损害的药品应妥善保管,远离火源或人群,并写有明显警句提示他人。生物制品及需要低温储存的药品应置于冰箱内保存,每周定期派人清理一次,保持冰箱内整洁。

(3)药品使用制度:手术室所有药品均有明确的出入库记录,每类药品均设有使用登记本,手术室护士如有领用均需在登记本上进行信息记录,由指定护士进行清点并补充。麻醉药、剧毒药和贵重药必须上锁,应班班清点,发现数量不符及时汇报并查明原因。

(4)领药周期:手术室药品基数不应太多,以免过期。一般常用药品每周领取一次,不常用药品每月领取一次,麻醉药、贵重药则根据每天使用情况领取。

(二)手术室药品的使用注意事项

1.严格执行查对制度

定期检查药品柜的存药,发现过期、变色、浑浊或标签模糊不清的药品不得使用。术前访视及进行手术安全核查时,必须核对手术患者药物过敏史,并及时记录。术中使用药物时,配制、抽取药物必须两人核对,并保留原始药瓶,手术台上传递药物之前,洗手护士必须与手术医师口头进行核对;若术中须执行口头医嘱,巡回护士应将口头医嘱复述一遍,由手术医师确认后执行,术毕督促手术医师及时补全医嘱。

2.熟练掌握药品性能

手术室用药要求快速、及时、准确,抢救患者时更是分秒必争,护士应熟悉抢救药品的药理作用与用途、剂量与用法、不良反应和配伍禁忌等,以利于抢救配合。手术室护士应熟悉常用抗生素的商品名、通用名、分类及常见过敏症状。此外,手术室外用消毒药较多,手术室护士必须了解每种消毒药的用法、有效浓度及浓度监测标准、达到消毒效果的时间及对人体和物品有无损害等特点,同时指导其他有关人员正确使用。

（孙丽敏）

第十章

消毒供应室护理

第一节　消毒供应中心管理制度

消毒供应中心(central sterile supply department,CSSD)是医院内承担各科室所有重复使用诊疗器械、器具和物品清洗消毒、灭菌及无菌物品供应的部门,在医院感染/医源性预防与控制中发挥着举足轻重的作用。医院 CSSD 管理模式分为集中式和分布式。集中式是将医院所有需要清洗消毒和灭菌的器械、器具和物品回收至消毒供应中心进行处理。分散型的特点为既有消毒供应中心,又有手术部消毒物品供应中心,也有的医院采用在手术室清洗、打包后送消毒供应中心(室)灭菌,使用物品由各个使用部门分别进行管理,消毒供应中心处于从属地位。20 世纪80 年代以前,消毒供应中心称为供应室或消毒供应室,供应室或消毒供应室的主要任务是满足科室对玻璃注射器、针头、输液(血)器及共享的导尿包、腰穿包等的需要;专科器械种类和数量较少,手术器械、妇产科、五官科、口腔等科室的诊疗护理器械及急诊科的开胸包等,由手术室和各临床科室自行负责清洗包装,部分供应室或消毒供应室仅承担灭菌工作,输液热源反应及注射部位感染时有发生,有时甚至威胁患者生命。

加强医疗机构消毒供应中心的管理,可以从源头上预防和控制医源性传播工作,保障医疗安全。医疗机构应按照集中管理的方式,对所有重复使用并需要清洗消毒、灭菌的诊疗器械、器具、物品集中由消毒供应中心处理和供应,对一次性使用的医疗用品和卫生用品由消毒供应中心统一提供。医疗机构的消毒供应中心为其他医疗部门提供消毒供应服务,必须经辖区卫生行政部门审核、批准。医疗机构消毒供应中心的建设应当与其规模、任务和发展规划相适应,将消毒供应工作管理作为医疗质量管理的重要组成部分,保障医疗安全。医疗机构消毒供应中心的消毒工作必须符合《医院感染管理办法》与《消毒管理办法》的基本要求。特殊感染性疾病(破伤风、炭疽、朊毒体等)污染的器械应执行专门的操作规程和处理流程。

一、消毒供应中心工作制度

(1)在院长和相关职能部门的领导下进行工作。

(2)工作人员要有高度的责任心,着装整洁,服务热情,严格遵守供应中心各项规章制度。

（3）严格执行各项技术操作程序和标准。按照每月预算向有关科室请领器材,凡需要新添或改装医疗器械时,必须经院长或主管业务副院长批准。

（4）严格执行消毒供应中心人员的岗位职责培训和相关制度的培训工作。

（5）消毒或灭菌后重复使用的诊疗器械、器具和物品由消毒供应中心(CSSD)回收,集中清洗、消毒、灭菌和供应。对内镜、口腔诊疗器械及朊毒体、气性坏疽及突发原因不明的传染病的病原体污染的诊疗器械、器具及物品按照《医院消毒供应中心管理规范》由 CSSD 统一清洗、消毒、灭菌。

（6）执行质量管理追溯制度,完成质量管理的相关记录,保证供应的物品安全。

二、供应手续等回收规范

（1）实行下收下送办法,有计划的安排到各科室发放兑换物品,兑换中若有错误和损坏,应立即纠正和复核。

（2）各科室如需特殊器材,应预先订好计划,供应室定时收取,以便准备。

（3）各种用过的物品,由科室先行清洗后,再进入供应室。传染病者所用物品要严格进行消毒后单独交供应室处理。

（4）凡无菌物品超过规定时间或封口已被拆开者,一律不得再次使用。

（5）按预定计划将护理用一次性物品定时送至各科室。临时急用电话通知,供应室及时送到科室。

（6）不在诊疗区对污染的诊疗器械、器具和物品进行清点,采取封闭方式回收,避免重复装卸。

三、准备器材敷料规范

（1）包布、治疗巾或毛绒布、皱纹纸及洞巾必须清洁无损,有破洞时,要及时进行更换,每次用后一律换洗。

（2）金属器械每次清洗后上油,以免生锈损坏。

（3）玻璃类器皿应按规定冲洗、清洁。严格灭菌。

（4）刀、剪类锐利器械应与一般器械分开,单独包装保管。

（5）橡皮类物品应保存于阴凉地方,禁止折叠。

（6）各种穿刺针应做到清洁、通畅、锐利、无卷钩、无断裂、无弯曲。

（7）所有包装物品,必须挂牌标明品名、包装者与核对者编号,以便检查。

（8）敷料轻松、柔软、平滑易于吸水。所有毛边折在里面,无异物,大小适宜,使用前严格灭菌。

四、消毒灭菌工作规范

（1）采用高压蒸汽灭菌法,灭菌前检查包布必须是双层无破损,物品清洁,包扎严密,放置玻璃器材不得挤压,消毒员不得擅自离开,应严格掌握压力时间,以保证灭菌效果。灭菌完毕后,必须待气压表的指标下降至"0"处,方可打开锅门,以免发生危险,定期监测高压锅的灭菌效能并有记录,注意高压灭菌器的保养工作,每天使用前要洗刷一次,并按时维修。

（2）各类人员取无菌物品时,必须洗净双手,戴口罩、帽子,穿工作服。进入无菌区时,要更换衣裤及鞋。

（3）三区划分标志牌醒目，无菌物品和有菌物品严格分开放置，以免混淆。

（4）操作室每天空气消毒一次，每月做空气、细菌培养、消毒物品抽样培养，化验单保留。

（5）每周卫生大扫除一次，水池经常用消毒液擦洗。

（6）下班前认真检查水、电、高压锅阀门和门窗关闭情况，以确保安全。

（7）常用急救无菌物品，适量多备，以供"突发事件"发生时急用。

五、业务学习制度

（1）根据供应室工作性质，每月进行业务学习一次。

（2）学习与本专业有关的医学基础理论，专业知识及技术操作。

（3）学习新的消毒技术规范，更新知识，跟上消毒学科的不断发展。

（4）若有特殊情况，学习未能保证，应及时补课。

（5）对新引进的医疗仪器应熟练掌握使用、保养和清洁维护。

（6）认真完成护理部安排的各种业务学习，积极参加院内的考核考试。

六、消毒隔离制度

（1）消毒供应中心工作区应严格区分去污区、检查包装及灭菌区、无菌物品存放区，三区之间要设有实际屏障。

（2）进入消毒供应中心人员必须更衣换鞋，按规定的路线和入口进入，在制订区域中进行操作，外部人员未经许可不得进入操作区。

（3）物品由污到洁不交叉、不逆流。地漏应采用防逆溢式。污水应集中至医院污水集中处理系统。

（4）严格执行《医院消毒供应中心管理规范》要求，对诊疗器械、器具和物品进行处理。

（5）操作人员要认真进行消毒灭菌效果的监测，并做好登记。

（6）操作区域门、窗需保持关闭状态，人员进入要随手关门。

（7）去污区工作人员接触污染物品时应配备个人防护用具，包括圆帽、口罩、隔离衣或防水围裙、手套、专用鞋、护目镜、面罩等。并配备洗眼装置。

（8）被朊毒体、气性坏疽及突发原因不明的传染病的病原体污染的诊疗器械、器具及物品要严格按照《医院消毒供应中心管理规范》要求的处理流程进行操作。

七、无菌物品保管制度

（1）灭菌后物品应分类、分架存放在无菌物品存放区。一次性使用无菌物品应去除外包装后，进入无菌物品存放区。物品存放架或柜应距地面高度 20～25 cm，离墙 5～10 cm，距天花板 50 cm。

（2）物品放置应固定位置，设置标识。接触无菌物品前应洗手或手消毒。消毒后直接使用的物品应干燥、包装后专架存放。

（3）无菌物品储存有效期：①环境的温度低于 24 ℃、湿度低于 70%，机械通风每小时 4～10 次时，使用纺织品材料包装的无菌物品的有效期宜为 14 天；未达到环境标准时，有效期宜为 7 天。②医用一次性纸袋包装的无菌物品，有效期宜为 1 个月；使用一次性医用皱纹纸、医用无纺布包装的无菌物品，有效期宜为 6 个月；使用一次性纸塑袋包装的无菌物品，有效期宜为 6 个月。硬质容器包装的无菌物品,有效期宜为6个月。

(4)运送无菌物品的工具每天清洗和消毒并保持清洁干燥,当受到意外污染时,应立即进行清洁消毒,物品顺序摆放,并加防尘罩,以防再污染。

(5)无菌物品包装应密封完整,标明灭菌日期、灭菌合格标志,若包装破损不可作为无菌包。

(6)无菌物品、无菌包要保持清洁干燥,若湿包有明显水渍的不可作为无菌包。

(7)用化学指示胶带贴封或其中放有化学指示剂的包,在灭菌后应检查是否达到已灭菌的色泽或状态,未达到或有疑问者,不可作为无菌包使用。

(8)取出的无菌物品,掉落在地面或误放不洁之处或沾有水渍,均视为受到污染,不可作为无菌物品。

八、安全管理制度

(1)加强安全管理,杜绝事故发生。

(2)贵重仪器固定专人管理。

(3)贵重仪器必须挂牌,注明负责人和保管人。

(4)无菌与非无菌物品,要标记醒目、定点放置,不得混放。

(5)做好个人防护,在配制各种药物及做强酸强碱处理时,必须佩带劳保用品。

九、质量管理制度

(1)建立健全各项质量管理制度,强化科室质量管理,加强质量意识教育。

(2)严格操作规程,各项物品的处理必须按照《医院消毒供应中心管理规范》执行。

(3)严格控制环节质量,对各种物品的处理,不定时抽查,落实各岗位责任制。

(4)发挥质检小组的作用,定期对工作质量进行认真检查,每月至少两次,及时回馈、及时记录和总结。

(5)积极配合医院护理部组织的质量考核工作,虚心接受有关质量回馈问题,并及时纠正不足之处。

十、质量监督制度

(1)消毒供应中心应设专职或兼职质量监督员。

(2)对购进的原敷料材料,消毒供应中心本身的半成品或成品质量进行监督。

(3)对各岗位操作规程执行情况,各种检测中操作方法的正确性进行监督指导。

(4)对各岗位尤其是灭菌岗位操作和记录进行核实审查。收集全院有关科室对供应室工作质量评价的信息,总结质量检查中的经验与教训,提出制订或修改各种操作规程、质量标准的意见供有关部门参考认定。

十一、差错事故防范制度

(1)对工作要有高度的责任心,工作时严肃认真,一丝不苟。

(2)严格执行各项操作规程,各类物品严格按照标准处理,各种包均须两人核对后包装。

(3)严格交接班制度,定点放置,做到"交的准""接的明",每周大交班一次。

(4)各种物品器械定点放置,并保证性能良好,护士长合理安排,分清轻重缓急,有计划性,做到忙而不乱。

(5)对新调入的人员、实习同学、进修人员由专人带领,使其尽快熟悉工作。

(6)高压的物品经监测不合格者,不允许进入无菌间,要重新灭菌。

(7)消毒员在进行消毒工作前,要仔细检查仪器的性能,发现异常及时报告检修。

十二、供应室查对制度

(1)准备器械包时,要查对品名、数量、质量和清洁度。

(2)发放无菌物品时,要查对名称、消毒日期及灭菌效果。

(3)回收用过的物品时,要查数量、质量、有无破损及清洁处理情况。

十三、热源反应追查制度

(1)本制度由病房、消毒供应中心、制剂室共同遵守,设专人负责监督本制度执行。

(2)发生热源反应后,由病房立即送检全套输液器及其中的药液和原瓶的存留液。

(3)立即由护士登记"输液热源反应登记表"。

(4)热源检验人员为判断热源原因,可根据需要抽检其他样品。被抽检单位不得拒绝。

(5)由负责人分析热源原因,得出结论,提出防范措施,送交有关部门。

(6)供应室每月将输液反应人次及热源反应原因进行汇总,上报护理部。

十四、消毒灭菌效果监测制度

(1)消毒供应中心应配有质量监督员。

(2)消毒后直接使用物品应每季度进行监测,监测方法及监测结果符合标准要求,每次检测3～5件有代表性的物品。

(3)物理、化学、生物监测不合格的灭菌物品不得发放,并应分析原因进行改进,直至监测结果符合要求。

(4)灭菌植入型器械应每批次进行生物监测,生物检测合格后,方可发放。

(5)按照灭菌装载物品的种类,可选用具有代表性的 PCD 进行灭菌效果的监测。

(6)蒸汽灭菌器必须进行工艺监测、化学监测和生物监测。每次消毒均应做工艺监测,并做具体详细记录,化学监测每包进行,生物监测每月一次,并保留监测结果。

(7)预真空压力蒸汽灭菌器每天灭菌前进行 B-D 测试。

(8)新灭菌器使用前必须先进行生物监测,合格后才能使用,对拟采用的新包装容器、摆放方式、排气方式及特殊灭菌方式也必须进行生物监测,合格才能采用。

(9)每月空气、物体表面、医务人员手监测一次,并有记录。

十五、一次性医疗用品管理制度

(1)医院所有一次性医疗用品,必须由国家规定统一招标,集中采购、运输、存放,使用科室不得自行购入。

(2)医院采购一次性医疗用品,须向供货单位索要合格证,每次购置必须进行质量验收,符合标准后发放使用。

(3)存放一次性无菌物品有追溯记录,记录其出库日期、名称、规格、数量、生产厂家、生产批号、灭菌日期、失效期等。

(4)所有一次性物品应分类明确,包装完整,包内物品数量准确。

(5)严格保管,库房存放,阴凉干燥,通风良好,存放于地板架上,离地面大于或等于20 cm,距房顶50 cm。

(6)对于一次性医疗用品用后必须毁型和无害化处理,严禁重复使用和回流市场。

十六、下收、下送制度

(1)每天两次由当班护士将灭菌物品送到各个科室,同时要收回需处理的污染物品,工作人员要认真负责,服务热情。

(2)发放与回收要做到数目清楚,质地完好,若数量短缺,质量有损,即当面分清责任,事后妥善处理。

(3)各器械、穿刺针用后立即清水冲净血渍、污渍。否则供应室人员有权退回,暂不回收,传染患者使用物应由科室先做初步消毒处理后,标明记号,再交供应室做单独处理。

(4)各种器具包布不得用作其他用处。

(5)穿刺包与治疗包用后,由使用科室护士初步处理,将包内的器具如数清点更换。

(6)如在下收下送中与使用科室发生分歧,由双方护士长稳妥处理。

十七、污物回收制度

(1)各类需供应室回收的污染物品,必须经污物回收口回收。

(2)工作人员坚守工作岗位,回收污染物品时要仔细清点,账物相符,双方签字,以免误差。

(3)凡传染患者用过的物品,送供应室要有明确的标志,严格管理,定点放置,单独消毒。

(4)凡沾有脓血和药迹的物品,须经使用科室初步清洗或消毒后再回收。

(5)各科室自用的物品打包后,一律由清洁口进入供应室。

十八、清洁卫生制度

(1)供应室是医院内污染医疗器具的集散处,在完成日常工作后,务必坚持室内消毒制度。

(2)根据各房间的工作性质与房间大小的不同特点,灵活选用消毒方法,确定消毒时间,同时要适时做消毒效果监测。

(3)无菌室人员应严格遵守无菌原则,室内门窗及无菌柜要洁净无尘,每天用500 mg/L含氯消毒液做地面消毒,空气净化1小时。要定期做空气培养,并保留化验单。

(4)洗涤间各洗涤池,工作完毕将池内外洗刷干净,清理滤水口杂物,用500 mg/L含氯消毒液消毒池内。空气消毒1小时。

(5)各房间每天要进行卫生消毒,每周进行一次全室大扫除。

(陈长征)

第二节　微　波　消　毒

波长为 0.001～1.000 m,频率为 300～300 000 MHz 的电磁波称为微波。物质吸收微波能所产生的热效应可用于加热,在加热、干燥和食品加工中,人们发现微波具有杀菌的效能,于是又被逐渐用于消毒和灭菌领域。近年来,微波消毒技术发展很快,在医院和卫生防疫消毒中已有较广泛的应用。

一、微波的发生及特性

微波是一种波长短而频率较高的电磁波。磁控管产生微波的原理是使电子在相互垂直的电场和磁场中运动,激发高频振荡而产生微波。磁控管的功率可以做得很大,能量由谐振腔直接引出,而无须再经过放大。现代磁控管一般分为两类:一类是产生脉冲微波的磁控管,其最大输出功率峰值可达 10 000 kW,另一类是产生连续微波的磁控管,如微波干扰及医学上使用的磁控管,其最大输出功率峰值可达 10 kW。用于消毒的微波的频率为 2 450 MHz 及 915 MHz,由磁控管发生,能使物品发热,热使微生物死亡。微波频率高、功率大,使物体发热时,内外同时发热且不需传导,故所需时间短,微波消毒的主要特点如下。

(一)作用快速

微波对生物体的作用就是电磁波能量转换的过程,速度极快,可在 10^{-9} 秒之内完成,加热快速、均匀,热力穿透只需几秒至数分钟,不需要空气与其他介质的传导。用于快速杀菌时是其他因子无法比拟的。

(二)对微生物没有选择性

微波对生物体的作用快速而且不具选择性,所以其杀菌具有广谱性,可以杀灭各种微生物及原虫。

(三)节能

微波的穿透性强,瞬时即可穿透到物体内部,能量损失少,能量转换效率高,便于进行自动化流水线式生产杀菌。

(四)对不同介质的穿透性不同

对有机物、水、陶瓷、玻璃、塑料等穿透性强,而对绝大部分金属则穿透性差,反射较多。

(五)环保、无毒害

微波消毒比较环保、无毒害、无残留物、不污染环境,也不会形成环境高温。还可对包装好的,较厚的或是导热差的物品进行处理。

二、微波消毒的研究与应用

(一)医疗护理器材的消毒与灭菌

微波的消毒灭菌技术是在微波加热干燥的基础上发展而来的,这一技术首先是在食品加工业得到推广应用,随着科技的发展,微波的应用越来越广泛。现在微波除了用于医院和卫生防疫消毒以外,还广泛用于干燥、筛选及物理、化工等行业。但是微波消毒目前仍处于探索研究阶段,许多实验的目的主要是探索微波消毒的作用机制。目前使用较多的有以下几种。

1.微波牙钻消毒器

目前市场上,已有通过国家正式批准生产的牙钻涡轮机头专用微波消毒装置,WBY 型微波牙钻消毒器为产品之一,多年临床使用证明,该消毒器有消毒速度快,效果可靠,不损坏牙钻,操作简单等优点。

2.微波快速灭菌器

型号为 WXD-650A 的微波快速灭菌器是获得国家正式批准的医疗器械微波专用灭菌设备,该设备灭菌快速,5 分钟内可杀灭包括细菌芽孢在内的各种微生物,效果可靠,可重复使用,小型灵活,适用范围广,特别适合用于需重复消毒、灭菌的小型手术用品,它可用于金属类、玻璃陶瓷类、塑料橡胶类材料的灭菌。

3.眼科器材的专用消毒器

眼科器械小而精细、要求高、消毒后要求不残留任何有刺激性的物质,目前眼科器械消毒手段不多,越来越多的眼科器械、仿人工替代品、角膜接触镜(又称隐形眼镜)等物品的消毒开始使用微波消毒。

4.口腔科根管消毒

王金鑫等(2003)将 WB-200 型电脑微波口腔治疗仪用于口腔急、慢性根尖周炎及牙髓坏死患者根管的治疗,微波消毒组治愈率 95.2%、好转率 3.1%、无效率 1.8%,常规组分别为 90.0%、5.0%、5.0%,统计学处理显示,两者差别显著。

5.微波消毒化验单

用载体定量法将菌片置于单层干布袋和保鲜袋内,用 675 W 微波照射 5 分钟,杀菌效果与双层湿布袋基本一致,照射 8 分钟,对前两种袋内的大肠埃希菌、金黄色葡萄球菌、枯草杆菌黑色变种芽孢平均杀灭率均达到 99.73%～99.89%,而双层湿布包达到 100%。周惠联等报道,利用家用微波炉对人工染菌的化验单进行消毒,结果以 10 张为一本,800 W 照射 5 分钟,以 50 张为一本,照射 7 分钟,均可完全杀灭大肠埃希菌、金黄色葡萄球菌和铜绿假单胞菌,但不能完全杀灭芽孢;以 50 张为一本,800 W 作用 7 分钟可以杀灭细菌繁殖体,但不能杀灭芽孢。

6.微波消毒医用矿物油

医用矿物油类物质及油纱条的灭菌因受其本身特性的影响,仍是医院消毒灭菌的一个难题。常用的干热灭菌和压力蒸汽灭菌都存在一些弊端,而且灭菌效果不理想。采用载体定性杀菌试验方法,观察了微波灭菌器对液状石蜡和凡士林油膏及油纱布条的杀菌效果。结果液状石蜡和凡士林油膏经 650W 微波灭菌器照射 20 分钟和 25 分钟,可全部杀灭嗜热脂肪杆菌芽孢;分别照射 25 分钟和 30 分钟,可全部杀灭枯草杆菌黑色变种芽孢,但对凡士林油纱布条照射 50 分钟,仍不能全部杀灭枯草杆菌黑色变种芽孢,试验证明,微波照射对液状石蜡和凡士林油膏可达到灭菌效果。

(二)食品与餐具的消毒

由于微波消毒快捷、方便、干净、效果可靠,将微波应用于食品与餐具消毒的报道亦较多。将 250 mL 酱油置玻璃烧杯中,经微波照射 10 分钟即达到消毒要求。有学者将细菌总数为 $312×10^6$ CFU/g 的塑料袋装咖喱牛肉置微波炉中照射 40 分钟,菌量减少至 $413×10^2$ CFU/g。市售豆腐皮细菌污染较严重,当用 650 W 功率微波照射 300 g 市售豆腐皮 5 分钟,可使之达到卫生标准。用微波对牛奶进行消毒处理,亦取得了较好的效果。用微波炉加热牛奶至煮沸,可将铜绿假单胞菌、分枝杆菌、脊髓灰质炎病毒等全部杀灭;但白色念珠菌仍有存活。用 700 W 功率微波对餐茶具,如奶瓶、陶瓷碗及竹筷等照射 3 分钟,可将污染的大肠埃希菌全部杀灭,将自然菌杀灭99.17％以上;照射 5 分钟,可将 HBsAg 的抗原性破坏。专用于餐具和饮具的 WX-1 微波消毒柜,所用微波频率为 2 450 MHz,柜室容积为 480 mm×520 mm×640 mm。用该微波消毒柜,将染有枯草杆菌黑色变种(ATCC9372)芽孢、金黄色葡萄球菌(ATCC6538)、嗜热脂肪杆菌芽孢及短小芽孢杆菌(E601 及 ATCC27142)的菌片放置于成捆的冰糕棍及冰糕包装纸中,经照射 20 分钟,可达到灭菌要求。

(三)衣服的消毒

用不同频率的微波对染有蜡状杆菌(4 001 株)芽孢的较大的棉布包(16 cm×32 cm×40 cm)进行消毒,当微波功率为 3 kW 时,杀灭 99.99％芽孢,2 450 MHz 频率微波需照射 8 分钟,而 915 MHz 者则仅需 5 分钟。微波的杀菌作用随需穿透物品厚度的增加而降低。如将蜡状杆菌芽孢菌片置于含水率为 30％的棉布包的第 6、34 和 61 层,用 2 450 MHz 频率(3 000 W)微波照射 2 分钟,其杀灭率依次为 99.06％、98.08％和 91.57％。关于照射时间长短对杀菌效果影响的试验证明,用 2 450 MHz 频率(3 000 W)微波处理,当照射时间由 1 分钟增加至 2、3、4 分钟时,布包内菌片上的残存芽孢的对数值由 3.8 依次降为 1.4、0.7 和 0。在一定条件下,微波的杀菌效果可随输出功率的增加而提高。当输出功率由 116 000 W 增至 216 000 W 和 316 000 W 时,布包内菌片上的残存蜡状杆菌芽孢的对数值依次为 3.0、1.5 和 0。将蜡状杆菌芽孢菌片置于含水率分别为 0、20％、30％、45％的棉布包中,用 450 MHz(3 000 W)微波照射 2 分钟。结果,残存芽孢数的对数值依次为 3.31、2.39、1.51 和 2.62。该结果表明,当含水率在 30％左右时最好,至45％其杀菌效果反而有所降低。吴少军报道,用家用微波炉,以 650 W 微波照射 8 分钟,可完全杀灭放置于 20 cm×20 cm×20 cm 衣物包(带有少量水分)中的枯草杆菌黑色变种芽孢。丁兰英等报道,用 915 MHz(10 000 W)微波照射 3 分钟,可使马鬃上蜡状杆菌芽孢的杀灭率达 100％。

(四)废弃物等的消毒

用传送带连续照射装置对医院内废物,包括动物尸体及组织、生物培养物、棉签,以及患者的血、尿、粪便标本和排泄物等进行微波处理。结果证明,该装置可有效地杀灭废弃物中的病原微生物。为此,他建议在医院内,可用这种装置代替焚烧炉。在德国(1991),污泥的农业使用有专门法规,如培育牧草月的污泥,必须不含致病微生物。传送带式微波处理为杀灭其中病原微生物的方法之一。用微波-高温压力蒸汽处理医疗废物,效果理想。处理流程见图 10-1。

(五)固体培养基的灭菌

金龟子绿僵菌是一种昆虫病原真菌,在农林害虫生物防治中应用广泛。为了大批量培养绿僵菌,其培养基的灭菌工作十分重要。目前常用的灭菌方法是传统的压力蒸汽灭菌法,存在灭菌时间长,不能实现流水作业等缺点。微波灭菌具有灭菌时间短、操作简便及对营养破坏小等特点。

为探讨微波对金龟子绿僵菌固体培养基的灭菌效果及其影响因素,用家用微波炉、载体定量法对农业用绿僵菌固体培养基灭菌效果进行了实验室观察,结果随着负载量的增大,杀菌速度降低。负载量为 200 g 以下时,微波处理 3 分钟,全部无菌生长。负载量为 250 g 时,微波照射4 分钟,存活菌数仍逾 100 CFU/g,试验证明,随着微波处理时间的延长,灭菌效果增强。以100 g 固体培养基加 60 g 水的比例经微波处理效果比较好,灭菌处理 3 分钟均能达到灭菌目的。

微波对绿僵菌固体培养基灭菌最佳工艺为：100 g 的固体培养基加 60 g 水，浸润 3 小时，在 800 W 的微波功率处理 3 分钟，可达到灭菌效果。

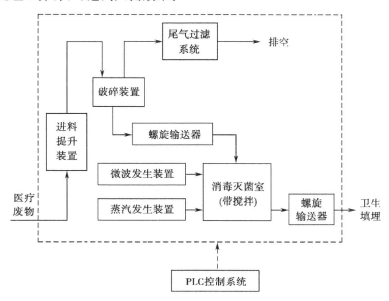

图 10-1　微波高温高压处理医疗废物流程图

三、影响微波消毒的因素

(一)输出功率与照射时间

在一定条件下，微波输出功率大，电场强，分子运动加剧，加热速度快，消毒效果就好。

(二)负载量的影响

杨华明以不同重量敷料包为负载，分别在上、中、下层布放枯草杆菌芽孢菌片，经 2 450 MHz、3 000 W 照射 13 分钟，结果 4.25～5.25 kg 者，杀灭率为 99.9%；5.5 kg 者，杀灭率为 99.5%；6.0 kg 者，杀灭率为 94.9%。

(三)其他因素

包装方法、灭菌材料含湿量、协同剂等因素对微波杀菌效果的影响也是大家所认同的，这些因素在利用微波消毒时应根据现场情况酌情考虑。

四、微波的防护

微波过量照射对人体产生的影响，可以通过个体防护而减轻，并加以利用，因此在使用微波时需要采取的防护措施如下。

(一)微波辐射的吸收和减少微波辐射的泄漏

当调试微波机时，需要安装功率吸收天线，吸收微波能量，使其不向空间发射。设置微波屏障需采用吸收设施，如铺设吸收材料，阻挡微波扩散。做好微波消毒机的密封工作，减少辐射泄漏。

(二)合理配置工作环境

根据微波发射有方向性的特点，工作点应置于辐射强度最小的部位，尽量避免在辐射束的前方进行工作,并在工作地点采取屏蔽措施,工作环境的电磁强度和功率密度,不要超过国家规定的卫生标准,对防护设备应定期检查维修。

(三)个人防护

针对作业人员操作时的环境采取防护措施。可穿戴喷涂金属或金属丝织成的屏障防护服和防护眼镜。对作业人员每隔1～2年进行一次体格检查,重点观察眼晶状体的变化,其次为心血管系统,外周血象及男性生殖功能,以及早发现微波对人体健康危害的征象,只要及时采取有效的措施,作业人员的安全是可以得到保障的。

(陈长征)

第三节　超声波消毒

近20年来,人们一直在努力寻找一种更迅速、更便宜而又能克服高温(饱和蒸汽或干热)消毒灭菌方法和化学消毒法的弱点的消毒方法,超声波消毒就是其中的一种。随着超声波的使用越来越广泛,人们对其安全性产生了担忧。事实上,临床实践证明,即使以超过临床使用数倍的剂量也难以观察到其对人体的损伤,现在普遍认为,强度小于 20 mW/cm^2 的超声波对人体无害,但对大功率超声波照射还是应注意防护。

一、超声波的本质与特性

超声波和声波一样,也是由振动在弹性介质中的传播过程形成的,超声波是一种特殊的声波,它的声振频率超过了正常人听觉的最高限额,达到 20 000 Hz 以上,所以人听不到超声波。

超声波具有声波的一切特性,它可以在固体、液体和气体中传播。超声波在介质中的传播速度除了与温度、压强及媒介的密度等有关外,还与声源的振动频率有关。在媒介中传播时,其强度随传播距离的增长而减弱。超声波也具有光的特性。可发生辐射和衍射等现象,波长越长,其衍射现象越明显。佃由于超声波的波长仅有几毫米,所以超声波的衍射现象并不明显。高频超声波也可以聚焦和定向发射,经聚焦而定向发射的超声波的声压和声强可以很大,能贯穿液体或固体。

二、超声波消毒的研究与应用

(一)超声波的单独杀菌效果

用 2.6 kHz 的超声波进行微生物杀灭实验,发现某些细菌对超声波是敏感的,如大肠埃希菌、巨大芽孢杆菌、铜绿假单胞菌等可被超声波完全破坏。此外,超声波还可使烟草花叶病毒、脊髓灰质炎病毒、狂犬病毒、流行性乙型脑炎病毒和天花病毒等失去活性。但超声波对葡萄球菌、链球菌等效力较小,对白喉毒素则完全无作用。

(二)超声波与其他消毒方法的协同作用

虽然超声波对微生物的作用在理论上已获得较为满意的解释。但是,在实际应用上还存在一些问题。例如超声波对水、空气的消毒效果较差,很难达到消毒作用,而要获得具有消毒价值的超声波,必须首先具有高频率、高强度的超声波波源,这样,不仅在经济上费用较大,而且与所得到的实际效果相比是不经济的。因此,人们用超声波与其他消毒方法协同作用的方式,来提高其对微生物的杀灭效果。例如,超声波与紫外线结合,对细菌的杀灭率增加;超声波与热协同,能明显提高对链球菌的杀灭率;超声波与化学消毒剂合用,即声化学消毒,对芽孢的杀灭效果明显增强。

1.超声波与戊二醛的协同消毒作用

据报道,单独使用戊二醛完全杀灭芽孢,要数小时,在一定温度下戊二醛与超声波协同可将杀灭时间缩短为原来的 1/2～1/12。如果事先将菌悬液经超声波处理,则它对戊二醛的抵抗力是一样的。将戊二醛与超声波协同作用,才能提高戊二醛对芽孢的杀灭能力(表 10-1)。

表 10-1 超声波与戊二醛协同杀菌效果

戊二醛含量(%)	温度(℃)	超声波频率(kHz)	完全杀灭芽孢所需时间(min)
1	55	无超声波	60
1	55	20	5
2	25	无超声波	180
2	25	250	30

2.超声波与环氧乙烷的协同消毒作用

Boucher 等用频率为 30.4 kHz,强度为 2.3 W/cm² 的连续性超声波与浓度 125 mg/L 的环氧乙烷协同,在 50 ℃恒温,相对湿度 40%的条件下对枯草杆菌芽孢进行消毒,作用 40 分钟可使芽孢的杀灭率超过 99.99%,如果单用超声波时只能使芽孢的菌落数大约减少 50%。因此认为环氧乙烷与超声波协同作用的效果比单独使用环氧乙烷或超声波消毒效果好,而且还认为用上述频率与强度的超声波,在上述的温度与相对湿度的条件下,与环氧乙烷协同消毒是最理想的条件。环氧乙烷与超声波协同消毒在不同药物浓度、不同温度条件及不同作用时间的条件下消毒效果有所不同。环氧乙烷与超声波协同消毒在相同药物浓度、相同温度时,超声波照射时间越长,杀菌率越高;在相同药物浓度、相同照射时间下,温度越高,杀菌率越高;而在相同照射时间、相同温度下,药物浓度越高,杀菌率也越高。

3.超声波与环氧丙烷的协同消毒作用

有报道,在 10 ℃,相对湿度为 40%的条件下,暴露时间为 120 分钟时,不同强度的超声波与环氧丙烷协同消毒的结果不同,在环氧丙烷浓度为 500 mg/L,作用时间为 120 分钟时,用强度为 1.6 W/cm² 的超声波与环氧丙烷协同作用,可完全杀灭细菌芽孢。在相同条件下,单独使用环氧丙烷后,不能完全杀灭。而且,在超声波与环氧丙烷协同消毒时,存活芽孢数是随声强的增加而呈指数下降。

4.超声波与强氧化高电位酸性水协同杀菌

强氧化高电位酸性水是一种无毒无不良气味的杀菌水,技术指标是:氧化还原电位(ORP)值≥1 100 MV,pH≤2.7,有效氯≤60 mg/L。如单独使用超声波处理 10 分钟,对大肠埃希菌杀灭率为 89.9%;单独使用强氧化高电位酸性水作用 30 秒,对大肠埃希菌杀灭率为 100%;超声波与氧化水协同作用 15 秒,杀灭率亦达到 100%。单用超声波处理 10 分钟、单独用强氧化高电位酸性水作用 1.5 分钟,可将悬液内 HBsAg 阳性血清的抗原性完全灭活,两者协同作用仅需 30 秒即可达到完全灭活。

5.超声波与其他消毒液的协同杀菌作用

据闫傲霜等试验表明,用超声波($10\ W/cm^2$)与多种消毒液对芽孢的杀灭均有协同作用,特别是对一些原来没有杀芽孢作用的消毒剂,如氯己定、苯扎溴铵(新洁尔灭)、醛醇合剂等,这种协同作用不仅对悬液中的芽孢有效,对浸于液体中的载体表面上的芽孢也有同样效果。Ahemd等报道,超声波可加强过氧化氢的杀菌作用,使其杀芽孢时间从25分钟以上缩短到$10\sim15$分钟。Jagenberg-Werke用超声波使过氧化氢形成气溶胶,使之均匀附着在消毒物表面,从而提高消毒效果。

Burleson用超声波与臭氧协同消毒污水,有明显增效作用,可能是因为超声波:①增加臭氧溶解量;②打碎细菌团块和外围有机物;③降低液体表面张力;④促进氧的分散,形成小气泡,增加接触面积;⑤加强氧化还原作用。声化学消毒的主要机制是由于超声波快速而连续性的压缩与松弛作用,使化学消毒剂的分子打破细菌外层屏障,加速化学消毒剂对细菌的渗透,细菌则被进入体内的化学消毒剂的化学反应杀死。超声波本身对这种化学杀菌反应是没有作用的,但它能加速化学消毒剂在菌体内的扩散。在声化学消毒中,超声波的振幅与频率最为重要。

(三)超声波的破碎作用

利用高强度超声波照射菌液,由于液体的对流作用,整个容器中的细菌都能被破碎(图10-2)。超声波的破碎作用应用于生物研究中,能提高从器官组织或其他生物学基质中分离病毒及其他生物活性物质(如维生素、细菌毒素等)的阳性率。

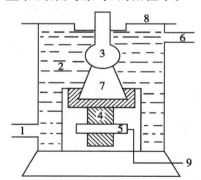

1.冷却水进口;2.冷却水;3.处理容器;4.换能器;5.高频线圈;
6.冷却水出口;7.增幅杆;8.固定容器装置;9.电源输入
图10-2 超声波细胞破碎器结构示意图

三、影响超声波消毒效果的因素

超声波的消毒效果受到多种因素的影响,常见的有超声波的频率、强度、照射时间、媒质的性质、细菌的浓度等。

(一)超声波频率

在一定频率范围内,超声波频率高,能量大,则杀菌效果好,反之,低频率超声波效果较差。但超声波频率太高则不易产生空化作用,杀菌效果反而降低。

(二)超声波的强度

利用高强度超声波处理菌液,由于液体的对流作用,整个容器中的细菌都能被破碎。据报道,当驱动功率为50 W时,容器底部的振幅为10.5 μm,对50 mL含有大肠埃希菌的水作用

10～15 分钟后,细菌 100％破碎。驱动功率增加,作用时间减少。

(三)作用时间和菌液浓度

超声波消毒的消毒效果与其作用时间成正比,作用时间越长,消毒效果越好。作用时间相同时,菌液浓度高比浓度低时消毒效果差,但差别不很大。有人用大肠埃希菌试验,发现 30 mL 浓度为 $3×10^6$ CFU/mL 的菌液需作用 40 分钟,若浓度为 $2×10^7$ CFU/mL 则需作用 80 分钟。15 mL 浓度为 $4.5×10^6$ CFU/mL 的菌液只需作用 20 分钟即可杀死。另有人用大肠埃希菌、金黄色葡萄球菌、枯草杆菌、铜绿假单胞菌(绿脓杆菌)试验发现,随超声波作用时间的延长,其杀灭率皆明显提高,而且在较低强度的超声波作用下以铜绿假单胞菌提高最快,经统计学处理发现,铜绿假单胞菌、枯草杆菌的杀灭率和超声波作用时间之间的相关系数有统计学意义。

(四)盛装菌液容器

R.Davis 用不锈钢管作容器,管长从 25 cm 不断缩短,内盛 50％酵母菌液 5 mL,用 26 kHz 的超声波作用一定时间,结果发现,细菌破碎的百分数与容器长度有关,在 10～25 cm,出现 2 个波峰和 2 个波谷,两波峰或两波谷间相距约 8 cm。从理论上说盛装容器长度以相当于波长的一半的倍数为最好。

(五)菌液容量

由于超声波在透入媒质的过程中不断将能量传给媒质,自身随着传播距离的增长而逐渐减弱。因此,随着被处理菌悬液的菌液容量的增大,细菌被破坏的百分数降低。R.Davis 用 500 W/cm^2 的超声波对 43.5％的酵母菌液作用 2 分钟,结果发现,容量越大,细菌被破坏的百分数越低。此外被处理菌悬液中出现驻波时,细菌常聚集在波节处,在该处的细菌承受的机械张力不大,破碎率也最低。因此,最好使被处理液中不出现驻波,即被处理菌悬液的深度最好短于超声波在该菌悬液中波长的一半。

(六)媒质

一般微生物被洗去附着的有机物后,对超声波更敏感,另外,钙离子的存在,pH 的降低也能提高其敏感性。

(陈长征)

第四节　紫外线消毒

紫外线(ultraviolet ray,UV)属电磁波辐射,而非电离辐射(图 10-3),根据其波长范围分为 3 个波段:A 波段(波长为 400.0～315.0 nm)、B 波段(315.0～280.0 nm)、C 波段(280.0～100.0 nm),是一种不可见光。杀菌力较强的波段为 280.0～250.0 nm,通常紫外线杀菌灯采用的波长为253.7 nm,广谱杀菌效果比较明显。

一、紫外线的发生与特性

(一)紫外线的发生

目前用于消毒的紫外线杀菌灯多为低压汞灯,它所产生的紫外线波长 95％为 253.7 nm。用于消毒的紫外线灯分为普通型紫外线灯和低臭氧紫外线灯,低臭氧紫外线灯因能阻挡 184.9 nm

波长的紫外线向外辐射,减少臭氧的产生,因此目前医院多选择低臭氧紫外线灯。

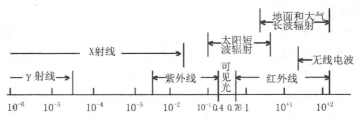

图 10-3　各种辐射线波长的分布

(二)紫外线灯消毒特性

紫外线灯的杀菌特性有以下几点。

(1)杀菌谱广。紫外线可以杀灭各种微生物,包括细菌繁殖体、细菌芽孢、结核杆菌、真菌、病毒和立克次体。

(2)不同微生物对紫外线的抵抗力差异较大,由强到弱依次为真菌孢子＞细菌芽孢＞抗酸杆菌＞病毒＞细菌繁殖体。

(3)穿透力弱。紫外线属于电磁辐射,穿透力极弱,绝大多数物质不能穿透,因此使用受到限制;在空气中可受尘粒与湿度的影响,当空气中含有尘粒 $800\sim900$ 个/cm^3,杀菌效力可降低 $20\%\sim30\%$,相对湿度由 33% 增至 56% 时,杀菌效能可减少到 $1/3$。在液体中的穿透力随深度增加而降低,小、中杂质对穿透力的影响更大,溶解的糖类、盐类、有机物都可大大降低紫外线的穿透力。酒类、果汁、蛋清等溶液只需 $0.1\sim0.5$ mm 即可阻留 90% 以上的紫外线。

(4)杀菌效果与照射剂量有关。杀菌效果直接取决于照射剂量(照射强度和照射时间)。

(5)在不同介质中紫外线杀菌效果不同。

(6)杀灭效果受物体表面因素影响。紫外线大多是用来进行表面消毒的,粗糙的表面不适宜用紫外线消毒,当表面有血迹、痰迹等污染物质时,消毒效果亦不理想。

(7)协同消毒作用。有报道,某些化学物质可与紫外线起协同消毒作用,如紫外线与醇类化合物可产生协同杀菌作用,经乙醇湿润过的紫外线口镜消毒器可将杀芽孢时间由 60 分钟缩短为 30 分钟,污染有 HBsAg 的玻璃片经 3% 过氧化氢溶液湿润后,再经紫外线照射 30 分钟即可完全灭活,而紫外线或过氧化氢单独灭活上述芽孢菌都需要 60 分钟左右。

二、紫外线消毒装置

(一)紫外线杀菌灯分类

紫外线灯管根据外形可分为直管、H 型管、U 型管;根据使用目的不同被分别制成高强度紫外线消毒器、紫外线消毒箱、紫外线消毒风筒、移动式紫外线消毒车、便携式紫外线灯等。

(二)杀菌灯装置

1.高强度紫外线灯消毒器

高强度的紫外线灯是专门研制出的 H 型热阴极低压汞紫外线灯,它在距离照射表面很近时,照射强度可达 5 000 $\mu W/cm^2$ 以上,5 秒内可杀灭物体表面污染的各种细菌、真菌、病毒,对细菌芽孢的杀灭率可达 99.9% 以上,目前国内生产的有 9 W、11 W 等小型 H 型紫外线灯,在 3 cm 的近距离照射,其辐射强度可达到 5 000～12 000 $\mu W/cm^2$。该灯具适用于光滑平面物体的快速消毒,如工作台面、桌面及一些大型设备的表面等。刘军等(2005)报道,多功能动态杀菌机内,在常温常湿和有人存在情况下,对自然菌的消除率为 59%～83%,最高可达 86%。

2.紫外线消毒风筒

在有光滑金属内表面的圆桶内安装高强度紫外线灯具,在圆桶一端装上风扇,进入风量为 25～30 m³/min,开启紫外线灯使室内空气不断经过紫外线照射,不间断地杀灭空气中的微生物,以达到净化空气的目的,适合有人存在的环境消毒。

3.移动式紫外线消毒车

移动式紫外线消毒车有立式和卧式两种,该车装备有紫外线灯管 2 支、控制开关和移动轮,机动性强。适合于不经常使用或临时需要消毒的表面和空气的消毒。

4.循环风空气净化(洁净)器

现在市场上有很多种类的空气净化器,这些净化器大多由几种消毒因素组合而成,紫外线在其中起着非常重要的杀菌作用,而且还具有能在各种动态场所进行空气消毒的显著特点。某公司生产的 MKG 空气洁净器,就是由过滤器、静电场、紫外线、空气负离子等消毒因素和进、出风系统组成。连续消毒 45 分钟,可使空气中喷染的金黄色葡萄球菌和大肠埃希菌的杀灭率达到 99.90% 以上,对枯草杆菌黑色变种芽孢的杀灭率达到 99.00% 以上。朱伯光等研制了动态空气消毒器(图 10-4),由循环箱体、风机、低臭氧紫外线灯、初效和中效过滤器、程控系统等组成。结果在 60 m³ 房间,静态开启 30 分钟,可使自然菌下降 80%,60 分钟下降 90%,动态环境下可保持空气在 Ⅱ 类环境水平。但循环风空气消毒器内可能存在未被破坏的细菌,重复使用的消毒器内可能存在定植菌,进而造成空气二次污染。

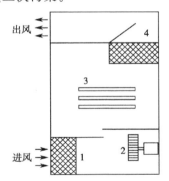

1、4.初、中效过滤器;2.轴流抽风机;3.紫外线灯管
图 10-4 动态空气消毒器结构示意图

5.高臭氧紫外线消毒柜

高臭氧紫外线消毒柜是一种以高臭氧、紫外线为杀菌因子的食具消毒柜。在实验室用载体定量灭活法进行检测,在环境温度 20～25 ℃,相对湿度 50%～70% 的条件下,开机 4 分钟,柜内紫外线辐射强度为 1 400～1 600 $\mu W/cm^2$,臭氧浓度 40.0 mg/m³,消毒作用 60 分钟加上烘干 45 分钟,对玻片上脊髓灰质炎病毒的平均灭活对数值 ≥4.0。以臭氧和紫外线为杀菌因子的食具消毒柜,工作时臭氧浓度为 53.6 mg/L,紫外线辐照值为 675～819 $\mu W/cm^2$,只消毒或只烘干均达不到消毒效果,只有两者协同作用 90 分钟,才可达到杀灭对数值 >5.0。

三、影响紫外线消毒效果的因素

与紫外线消毒效果有关的因素很多,概括起来可分为两类:影响紫外线辐射强度、照射剂量的因素和微生物方面的因素。

(一)影响紫外线辐射强度和照射剂量的因素

1.电压

紫外线光源的辐射强度明显受到电压的影响,同一个紫外线光源,当电压不足时,辐射强度明显下降。

2.距离

紫外线灯的辐射强度随灯管距离的增加而降低,辐射强度与距离成反比。

3.温度

消毒环境的温度对紫外线消毒效果的影响是通过影响紫外线光源的辐射强度来实现的。一般,紫外线光源在 40 ℃时的辐射强度最强,温度降低时,紫外线的输出减少,温度再高,辐射的紫外线因吸收增多,输出也减少。因此,过高或过低的温度对紫外线的消毒都不利,杀菌试验证明,5~37 ℃范围内,温度对紫外线的杀菌效果影响不大。

4.相对湿度

当进行空气紫外线消毒时,空气的相对湿度对消毒效果有影响,RH 过高时,空气中的水分增多,可以阻挡紫外线,因此用紫外线消毒空气时,要求相对湿度最好在 60%以下。

5.照射时间

紫外线的消毒效果与照射剂量呈指数关系,照射剂量为照射时间和辐照强度的乘积,所以要杀灭率达到一定程度,必须保证足够的照射剂量,在光源达到要求的情况下,可以通过保证足够的时间来达到要求剂量。

6.有机物的保护

有机物对消毒效果有明显影响,当微生物被有机物保护时,需要加大照射剂量,因为有机物可以影响紫外线对微生物的穿透,并且可以吸收紫外线。

7.悬浮物的类型

紫外线是一种低能量的电磁辐射,其能量仅有 6 eV,穿透力很弱,空气尘埃能吸收紫外线而降低杀菌率,当空气中含有尘粒 800~900 个/立方厘米,杀菌效能可降低 20%~30%。如枯草杆菌芽孢在灰尘中悬浮比在气溶胶中悬浮时,对紫外线照射有更大的抗性。

8.紫外线反射器的使用

为了更有效地对被辐照表面进行消毒,必须使用对波长为 253.7 nm 的紫外线具有高反射率的反射罩,反射罩的使用,还可以避免操作者受紫外线的直接照射。

(二)微生物方面的因素

1.微生物的类型

紫外线对细菌、病毒、真菌、芽孢、衣原体等均有杀灭作用,不同微生物对紫外线照射的敏感性不同。细菌芽孢对紫外线的抗性比繁殖体细胞大,革兰阴性杆菌最易被紫外线杀死,紧接着依次为葡萄球菌属、链球菌属和细菌芽孢,真菌孢子抗性最强。抗酸杆菌的抗力,较白色葡萄球菌、铜绿假单胞菌、肠炎沙门菌等要强 3~4 个对数级。即使在抗酸杆菌中,不同种类对紫外线的抗性亦不相同。

根据抗力大致可将微生物分为 3 类:高抗性的有真菌孢子、枯草杆菌黑色变种芽孢、耐辐射微球菌等;中度抗性的有鼠伤寒沙门菌、酵母菌等;低抗性的有大肠埃希菌、金黄色葡萄球菌、普通变形杆菌等。

2.微生物的数量

微生物的数量越多,需要产生相同致死作用的紫外线照射剂量也就越大,因此,消毒污染严重的物品需要延长照射时间,加大照射剂量。

四、紫外线消毒应用

(一)空气消毒

紫外线的最佳用途是对空气消毒,也是空气消毒的最简便方法。紫外线对空气的消毒方式主要有 3 种。

1.固定式照射

紫外线灯固定在天花板上的方法有以下几种:①将紫外线灯直接固定在天花板上,离地约 2.5 m;②固定吊装在天花板或墙壁上,离地约 2.5 m,上有反光罩,往上方向的紫外线也可被反向下来;③安装在墙壁上,使紫外线照射在与水平面呈 3°~80°角范围内;④将紫外线灯管固定在天花板上,下有反光罩,这样使上部空气受到紫外线的直接照射,而当上下层空气对流交换时,整个空气都会被消毒(图 10-5)。

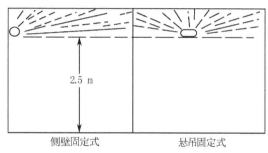

图 10-5　固定式紫外线空气消毒

通常灯管距地面 1.8~2.2 m 的高度比较适宜,这个高度可使人的呼吸带受到最高辐射强度有效照射,使用中的 30 W 紫外线灯在垂直 1 m 处辐照强度应高于 70 $\mu W/cm^2$(新灯管 $>$90 $\mu W/cm^2$),每立方米分配功率不少于 1.5 $\mu W/cm^2$,最常用的直接照射法时间应不少于 30 分钟。唐贯文等(2004)报道,60 m^3 烧伤病房,住患者 2~3 人,悬持 3 支 30 W 无臭氧石英紫外线灯,辐照度值$>$90 $\mu W/cm^2$,直接照射 30 分钟,可使烧伤病房空气达到 Ⅱ 类标准(空气细菌总数$\leq$200 CFU/cm^3)的合格率为 70%,60 分钟合格率达到 80%。

2.移动式照射

移动式照射法主要是利用其机动性,即可对某一局部或物体表面进行照射,也可对整个房间的空气进行照射。

3.间接照射

间接照射是指利用紫外线灯制成各种空气消毒器,通过空气的不断循环达到空气消毒的目的。

(二)污染物体表面消毒

1.室内表面的消毒

紫外线用于室内表面的消毒主要是医院的病房、产房、婴儿室、监护病房、换药室等场所,某些食品加工业的操作间也比较常用。一般较难达到卫生学要求,必要时可以在灯管上加反射罩或更换高强度灯管,提高消毒效果。

2.设备表面的消毒

用高强度紫外线消毒器进行近距离照射可以对平坦光滑表面进行消毒。如便携式紫外线消毒器可以在近距离表面 3 cm 以内进行移动式照射,每处停留 5 秒,对表面细菌杀灭率可达 99.99%。

3.特殊器械消毒的应用

针对某些特殊器械专门设计制造的紫外线消毒器,近几年已开发使用。如紫外线口镜消毒器,内装3 支高强度紫外线灯管,采用高反射镜和载物台,一次可放 30 多支口镜,消毒 30 分钟可灭活 HBsAg。紫外线票据消毒器可用于医院化验单、纸币和其他医疗文件的消毒。

(三)饮用水和污水的消毒

紫外线消毒技术正以迅猛发展的态势出现在各种类型的水消毒领域,许多大型水厂和污水处理厂开始使用紫外线消毒技术和装置。紫外线用于水消毒,具有杀菌力强,不残留对人体有害有毒物质和安装维修便捷等特点。目前,紫外线水消毒技术已在许多国家得到推广和使用。按紫外线灯管与水是否接触,紫外线消毒装置分为灯管内置式和外置式两类。目前正在使用和开发的大多数紫外线消毒技术均为灯管内置式装置。

紫外线用于水的消毒有饮用水的消毒和污水的消毒。饮用水的消毒是将紫外线灯管固定在水面上,水的深度应小于 2 cm,当水流缓慢时,水中的微生物被杀灭。另一种方法是制成套管式的紫外线灯(图 10-6),水从灯管周围流过时,起到杀菌作用。国内现已研制出纯水消毒器,使用特殊的石英套,能确保在正常水温下灯管最优紫外输出。每分钟处理水量5.7 L,每小时 342 L。

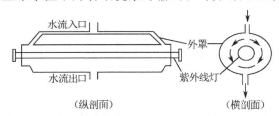

图 10-6　套管式紫外线灯水消毒

(四)食具消毒

餐具保洁柜以臭氧和紫外线为杀菌因子。实验室载体定量杀菌试验,启动保洁柜 60 分钟,对侧立于柜内碗架上左、中、右三点瓷碗内表面玻片上大肠埃希菌的平均杀灭率分别为99.89%、99.99%、99.98%,对金黄色葡萄球菌的平均杀灭率为 99.87%、99.98%、99.96%,但是启动保洁柜 180 分钟,对平铺于保洁柜底部碗、碟内的玻片 HBsAg 的抗原性不能完全破坏。

五、消毒效果的监测

紫外线灯具随着使用时间的延长,辐射强度不断衰减,杀菌效果亦会受到诸多因素的影响,因此对紫外线灯做经常性监测是确保其有效使用的重要措施,监测分为物理监测、生物监测两种,在卫健委的《消毒技术规范》里均有较详细说明。

(一)物理监测

物理监测器材是利用紫外线特异敏感元件制成的紫外线辐射照度计,直接测定辐照度值,间接确定紫外线的杀菌能力,国家消毒技术规范将其列入测试仪器系列。

仪器组成:由受光器、信号传输系统、信号放大电路、指示仪(或液晶显示板)等部件组成。测试原理:当光敏元件受到照射时,光信号转变成电信号,通过信号传输放大器由仪表指示出读值或转变成数字信号,在显示窗口显示出来。测试前先开紫外线灯5分钟,打开仪器后稳定5分钟再读数。

(二)生物监测

生物监测是通过测定紫外线对特定表面污染菌的杀灭率来确定紫外线灯的杀菌强度。方法:先在无菌表面画出染菌面积5 cm×5 cm,要求对照组回收菌量达到 $5×10^5 \sim 5×10^6$ CFU/cm^2。打开紫外线灯后5分钟,待其辐射稳定后移至待消毒表面垂直上方1 m处,消毒至预定时间后采样并做活菌培养计数,计算杀菌率,以评价杀菌效果。

(陈长征)

第五节　等离子体消毒

等离子体消毒技术是消毒学领域近年来出现的一项新的物理消毒灭菌技术,等离子体灭菌技术创始于20世纪60年代。美国首先对等离子体杀灭微生物的效果进行了研究,Menashi等对卤素类气体等离子体进行杀灭微生物研究证明,等离子体具有很强的杀菌作用,并于1968年研制出等离子体灭菌设备。现已有不少关于等离子体灭菌技术的研究报道和专利产品。等离子体灭菌是继甲醛、环氧乙烷、戊二醛等低温灭菌技术之后,又一新的低温灭菌技术,它克服了其他化学灭菌方法时间长、有毒性的缺点,这一技术在国内发展比较快,国内生产厂家已经有不少产品上市,主要用于一些不耐高温的精密医疗仪器,如纤维内镜和其他畏热材料的灭菌,现已在工业、农业、医学等领域被广泛使用。

一、基本概念

等离子体是指高度电离的电子云,等离子体的生成是某些气体或其他汽化物质在强电磁场作用下,形成气体电晕放电,电离气体而产生的,是在物质固态、液态、气态基础上,提出的物质第四态,即等离子体状态,它是由电子、离子和中子等组合而成的带电状态云状物质,据分析还含有分子、激发态原子、亚稳态原子、自由基等粒子及紫外线、γ射线、β粒子等,其中的自由基、单态氧、紫外线等都具有很强的杀菌作用(图10-7)。等离子体在宇宙中普遍存在,如星云、太阳火焰、地球极光等。人工制造的等离子体是通过极度高温或强烈电场、磁场激发等使某些气体产生等离子体状态,在等离子体状态下,物质发生一系列物理和化学变化,如电子交换、电子能量转换、分子碰撞、化学解离和重组等,根据激发形式不同,等离子体可在交直流电弧光激发下产生,高频、超高频激光、微波等都可以激发产生等离子体。

二、物理性质

等离子体是物质存在的一种形式,因而具有自己特定的物质属性。

(一)存在形式

等离子体是一种电离气体云,这是等离子体的客观存在形式即所谓物质第四态。随着温度的升高,物质由固态变成液态,进而变成气态;但这并未使物质分子发生质的变化,当继续向气体施加能量时,分子中原子获得足够的能量,开始分离成自由电子、离子及其他粒子,形成了一种新的物态体系即等离子体。

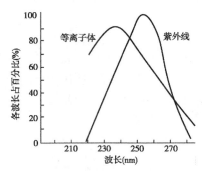

图 10-7　等离子体灭菌与紫外线杀菌所产生的紫外线波长比较

(二)存在时间(寿命)

气体分子吸收足够的能量,价电子由低能轨道跃迁到高能轨道成为激发态,这时各种粒子都是不稳定的。在气体分子的辉光放电过程中,空间电子弛豫时间从 10^{-10} 秒到 10^{-2} 秒。若要使等离子体保持稳定,维持气体云浓度,需不断施加能量。

(三)等离子体温度与浓度

等离子体中各种粒子的存在都是短时间的,且没有热平衡,所以电子温度与气体温度相差很大。电子温度受其产生过程和真空度的影响,放电真空度下降,功率不变,电子温度下降。等离子体浓度随输入功率增加而增加,可以通过控制真空度、电磁场强度来维持等离子体浓度。

(四)空间特性

由于正离子与电子的空间电荷互相抵消,使等离子体在宏观上呈现电中性,但只有在特定的空间尺度上电中性才成立。德拜长度是描述等离子体空间特性的一个重要参量,用 λD 表示。德拜长度是等离子体中电中性成立的最小空间尺度,也可以说德拜长度是等离子体中因热运动或其他扰动导致电荷分离的最大允许空间尺度限度。

(五)粒子温度

等离子体中不同粒子的温度是不一样的。如果将电子温度设为 Te,离子温度设为 Ti,则依据粒子的温度可将等离子体分为两大类,即热平衡等离子体和非热平衡等离子体。当 Te＝Ti 时,为热平衡等离子体,二者的温度都高,这很难达到。当 Te＞Ti 称为非热平衡等离子体。电子温度达 104 K 以上,而原子和离子之类的重粒子温度可低到 $300\sim500$ K,等离子体的宏观温度取决于重粒子的温度,这类等离子体也叫低温等离子体(low temperature plasma,LTP),其宏观温度并不高,接近室温。

三、等离子体灭菌设备

等离子体灭菌设备的基本组成有:电源、激发源、气源、传输系统和灭菌腔等。等离子体装置因激发源不同有如下几种类型。

(一)激光等离子体灭菌装置

以激光作为激发能源激发气体产生等离子体。激光源发出的激光通过一个棱镜将激光束折射经过透镜聚焦在灭菌腔内,激发腔体内气体产生等离子体。由于激光能量高,在等离子体成分里含紫外线、γ射线、β射线及软X线等杀菌成分比较多。但这种装置腔体小,距离实用相差较远,加之产生的等离子体温度高,目前尚未投入使用。

（二）微波等离子体灭菌装置

微波等离子体是一种非平衡态低温等离子体。微波或微波与激光耦合等离子体是灭菌应用研究较多的类型。微波等离子体具有以下特点:①电离分解度高,成分比较丰富;②电子温度与气体温度比值大,即电子温度高而底衬材料温度低;③可以在高气压下维持等离子体浓度;④属于静态等离子体,无噪声。

（三）高频等离子体灭菌装置

此类装置采用高频电磁场作为激发源,利用这种装置产生等离子体的程序是先将灭菌腔内抽真空,然后通入气体再施加能量,激发产生等离子体对腔内物品进行灭菌（图10-8）。

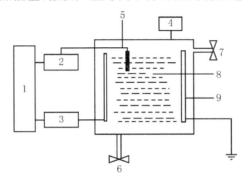

1.高频电源;2.温控;3.放电控制;4.腔体;5.温度计;6.真空系统;7.进气;8.等离子体;9.电极

图10-8 高频等离子体灭菌装置

四、等离子体的杀菌作用

（一）普通气体等离子体消毒

采用非热放电等离子体NTP-8T型净化器放电功率为40 W,风机量为800 m^3/h,在84 m^3室内运行60分钟,可使空气中的悬浮颗粒下降83%,自然菌下降97%;用直接暴露方式大气压辉光放电等离子体作用30秒,对大肠埃希菌和金黄色葡萄球菌杀灭率分别为99.91%和99.99%,间接暴露法大气压辉光放电等离子体作用120秒,对以上两种细菌杀灭率分别为99.97%和99.99%。

（二）协同杀菌作用

Fensmeyer等将激光与微波耦合,以激光产生等离子体,靠微波能维持其浓度,获得良好的杀菌效果。作者在两者耦合设备条件下,观察不同功率产生的等离子体对10 mL玻璃瓶内污染的枯草杆菌芽孢杀灭效果。结果证明,200 W耦合等离子体杀灭细菌芽孢 D_{10} 值为2.2秒,500 W则 D_{10} 值降到0.3秒。

（三）消毒剂等离子体消毒

研究发现,将某些消毒剂汽化作为等离子体基础气体可显示出更强的杀菌作用。Boueher用多种醛类化合物分别混入氧气、氩气和氮气,激发产生混合气体等离子体,观察其对污染在专用瓷杯上的枯草杆菌芽孢的杀灭作用。结果证明,混合气体等离子体的杀菌作用比单一气体更好。结果显示,在氧气、氩气和氮气中分别混入甲醛、丙二醛、丁二醛、戊二醛、羟基乙醛和苯甲醛等,激发产生混合等离子体,其中甲醛、丁二醛和戊二醛明显比单一气体杀菌效果好。这些气体等离子体虽然具有良好的杀菌作用,但由于作用温度偏高,不适合于怕热器材的灭菌。

近年来,等离子体灭菌技术获得了很大发展,Johnson 公司研制成了低温等离子体灭菌装置,采用过氧化氢气体作为基础气体在高频电场激发下产生低温过氧化氢等离子体,经过低温过氧化氢等离子体(Sterrad 装置)一个灭菌周期的处理(50~75 分钟),可完全达到灭菌要求。

五、灭菌影响因素

等离子体气体消毒剂对微生物的杀灭效果受很多因素的影响,具体如下。

(一)激发源功率

不同功率的电磁场产生的等离子体的数量可能不同,对微生物的杀灭效果也有所不同。Nelson 等对此做过研究,结果证明不同功率的高频电磁场所产生的氧气等离子体对两种细菌芽孢的杀灭效果有明显区别,完全杀灭枯草杆菌黑色变种芽孢在 50 W 时需 60 分钟,在 200 W 功率时则只需 5 分钟。所以等离子体的杀菌效果与激发源功率有直接关系,功率增加 3 倍,作用时间缩短 10 倍以上。

(二)激发源种类

如用激光作激发源,激光功率可以很高。输送激光能量在 $2\times10^5 \sim 2\times10^8$ W,但所产生的等离子体在腔底部直径仅 1 mm,高度 10 mm,维持时间不到 5 微秒。若要维持等离子体只有加快激光脉冲次数,因为杀菌效果与单位时间内激光脉冲数有直接关系。Tensmeyer 等把激光与微波耦合,以激光激发等离子体,用微波能维持,获得良好的效果。将 2 450 MHz 的微波源与激光设备耦合,在 200 W 和 500 W 条件下,观察对 10 mL 玻璃瓶内污染的枯草杆菌芽孢杀灭效果,耦合等离子体杀芽孢效果明显改善,速度加快,功率 200 W 时,D 值为 2.2 秒,500 W 时,D 值为 0.3。故不同的激发源产生的等离子体的杀菌效果不同。

(三)加入的消毒剂气体种类

在等离子体杀菌作用研究中发现,把某些消毒剂汽化加入载气流中,以混合气体进入反应腔,这种混合气体等离子体可以增强杀菌效果。不同气体作为底气发生的等离子体的灭菌效果也不同。用氧气、二氧化碳、氮气、氩气等离子体处理过的污染多聚体,结果发现,用氧气和二氧化碳等离子体处理 5 分钟后多聚体为无菌,用氩气和氮气等离子体处理后在同样条件下,仅 70% 的样品为无菌,延长到 30 分钟,功率提高后灭菌效果并未提高。顾春英、薛广波等利用等离子体-臭氧对空气中微生物进行联合消毒的效果研究,结果显示,等离子体-臭氧对空气中的金黄色葡萄球菌作用 1 分钟,杀灭率为 99.99%,作用 10 分钟杀灭率为 100%;对白色念珠菌作用 6 分钟可全部杀灭;对枯草杆菌黑色变种芽孢作用 15 分钟,杀灭率达到 99.90% 以上,30 分钟可全部杀灭。在菌液中加入 10% 小牛血清,对消毒效果无明显影响。

(四)有机物的影响

Aif 等研究了等离子体灭菌器对放入其腔体内的物体的灭菌效果受有机物影响的情况,发现 10% 的血清和 0.65% 的氯化钠使效果减弱。Bryce 等也报道氯化钠和蛋白均会影响等离子体灭菌器的效果。Holler 等研究表明,5% 的血清对低温等离子体灭菌器的效果无明显影响,但 10% 的血清会使效果降低。因此,研究者建议等离子体不能用于被血清和氯化钠污染的器械的灭菌,尤其是狭窄腔体如内镜的灭菌,如要使用,应先将器械清洗干净。

六、等离子体的应用

研究发明等离子体灭菌技术目的之一就是要克服环氧乙烷和戊二醛等低温灭菌技术所存在的缺点。其突出特点是作用快速、杀菌效果可靠、作用温度低、清洁而无残留毒性。目前,等离子体灭菌技术已在许多国家得到应用,主要用于怕热医疗器材的消毒灭菌。

(一)医疗卫生方面的运用

1.内镜的灭菌

要求用环氧乙烷或戊二醛来实现对无菌内镜的彻底灭菌是不现实的,10小时以上的作用时间和残留毒性的去除就使临床难以接受。低温过氧化氢等离子体灭菌技术能在45～75分钟范围内实现对怕热的内镜达到灭菌要求,真正实现无毒、快速和灭菌彻底的要求。

2.畏热器材、设备的灭菌

某些直接进入人体内的高分子材料对灭菌方法要求极高,既怕湿亦不可有毒,如心脏外科材料、一些人工器官及某些需置入体内的医疗用品。这些器材都可以用低温等离子体进行灭菌处理。

3.各种金属器械、玻璃器械和陶瓷制品的灭菌

现在使用的低温过氧化氢等离子体灭菌装置可用于各种外科器械的灭菌处理,某些玻璃和陶瓷器材也可以用等离子体进行灭菌。试验证明,外科使用的电线、电极、电池等特殊器材均可用等离子体灭菌处理。

4.空气消毒

某等离子体空气消毒机,在20 ℃、相对湿度60％的条件下开启,在20 m³的试验室内,作用30分钟,对白色念珠菌的消除率为99.96％,作用60分钟时达99.98％。

5.生物材料表面的清洁和消毒

生物材料的表面清洗和消毒在电子制造业和表面科学中使用较多,使用非沉积气体的等离子体辐射作用进行表面清洗已有多年。等离子体处理用于去除表面的接触污染,消除溅射留下的残渣,减小表面吸附等。

(二)食品加工工业中的应用

随着食品加工业的大规模发展,人们在期望食品安全性的同时,对食品的营养性需求也在不断扩大。特别是常规的高温压力蒸汽灭菌造成的各种营养元素的损失已经引起人们的普遍关注。实践证明,应用低温等离子体技术来杀灭食品本身及加工过程中污染的细菌,很少会影响到产品的鲜度、风味和滋味。

1.用于食品表面的消毒

蔬菜、水果在种植、加工、运输过程中,因与外界接触表面经常附着具有传染性的病原微生物,其中包括国际标准中严格限制的一项微生物指标-大肠埃希菌(E.lcoli)。利用微波激发氩气等离子体,证实了等离子体不仅能够杀灭物体表面的大肠埃希菌,而且通过改变各个等离子体处理参数,找到了影响该微生物杀灭率的条件。而美国自20世纪90年代起,利用等离子体对食品表面进行杀菌消毒就获得了美国食品和药物管理局(FDA)的批准,并且很快应用于商业。实践证明,各类食品表面的大肠埃希菌经空气等离子体20秒至90分钟的处理,细菌总数可下降2～7个对数值。日本学者开发的组合大气压下等离子体发生器,可将待消毒产品置于反应器腔体内,使其表面直接受到活性粒子的轰击以达到杀菌消毒目的。如使用

RER反应器(2 000),则可以使这些物料在远程等离子体(至少距等离子体发生中心20 cm)的范围内被空气强制对流,被迫沿着迂回的通道流经3个或更多折返,这使得待消毒产品可以不与等离子体直接接触,在一定意义上克服了某些领域不能应用该技术的限制,为该技术的应用开辟了更为广阔的前景。

2.用于液体食品的消毒

液体食品属于一类特殊的食品。通过向液体中鼓泡(通入空气和纯氧),同时将电场直接作用于液体与气体的混合态而成功地杀灭了大肠埃希菌和沙门菌。基于这一原理设计出的低温等离子体反应器在实际生产操作中可以根据微生物指标要求采用串联方式用多个反应单元对产品进行消毒,实验表明,杀菌效果随着反应器数量的增加而提高。利用该技术对牛奶与橙汁进行消毒,细菌总数下降了5个对数值。可见,用低温等离子体对液体食品杀菌消毒的研究,为更多的液体食品如苹果酒、啤酒、去离子水、液态全蛋、番茄汁等的杀菌提供了新的思路。

3.用于小包装食品的消毒

小包装食品在食品保质期内一般不会发生霉变,但有时也不排除因包装材料的阻氧性能和透气性能改变而引起的微生物污染,为确保产品的货架寿命,提高产品的安全性,仍需要对已包装食品进行消毒。尽管对于等离子体活性粒子(包括激发原子、分子及紫外光子)能否透过包装材料的问题尚存在异议,但Bithell(1982)的研究表明利用射频激发的氧气等离子体能够对包装袋内的产品进行消毒。之后,相继有工作者利用过氧化氢等离子体实现了对纸包装、塑料及锡箔包装食品的消毒。

七、使用注意事项

(一)灭菌注意事项

使用等离子体灭菌技术必须注意以下事项。

(1)灭菌物品必须清洁干燥,带有水分湿气的物品易造成灭菌失败。

(2)能吸收水分和气体的物品不可用常规等离子体进行灭菌,因其可吸收进入灭菌腔内的气体或药物,影响等离子体质量,如亚麻制品、棉纤维制品、手术缝合线、纸张等。

(3)带有小于3 mm细孔的长管道或死角器械的灭菌效果难以保证,主要是等离子体穿透不到管腔内从而影响灭菌效果;器械长度大于400 mm亦不能用Sterrad系列灭菌器处理,因为其灭菌腔容积受限;各种液体均不能用Sterrad系列灭菌器处理。

(4)灭菌物品必须用专门包装材料和容器包装。

(5)使用等离子体灭菌时可在灭菌包内放化学指示剂和生物指示剂,以便进行灭菌效果监测,化学指示剂可与过氧化氢反应指示其穿透情况,生物指示剂为嗜热脂肪杆菌芽孢。

(二)注意安全操作规则

虽然等离子体中的某些成分如γ射线、β粒子、紫外线等都可能对人体造成损害,但等离子体灭菌装置采用绝缘传输系统,灭菌腔门的内衬及垫圈材料均可吸收各种光子和射线,无外露现象。只要操作者严格执行操作规程,不会对操作人员构成危害。

(陈长征)

第六节 过滤除菌

用物理阻留方法去除介质中的微生物,称为过滤除菌。大多数情况下,过滤只能除去微生物而不能将之杀死。处理时,必须使被消毒的物质通过致密的滤材从而将其中的微生物滤除,因此只适用于液体、气体等流体物质的处理。乳剂、水悬剂过滤后,剂型即被破坏,故不宜使用此法。过滤除菌的效率主要随滤材性能而异,微生物能否被滤除,则取决于它本身的大小。

近几年发展较快的是过滤除菌净化材料,特别是有机高聚物制备膜过滤材料,被认为是21世纪最有发展前途的高科技产品之一。常用的高分子膜材料有纤维素类、聚砜类、聚丙烯腈(PAN)、聚偏氟乙烯(PVDF)、聚醚酮(PEK)、聚酰亚胺(PI)等工程高分子材料。高分子纳米滤膜是近年国际上发展较快的膜品种之一,该类膜对相对分子质量在300以上的有机物的截留率较高,对细菌、病毒的过滤效果较好。

一、液体的过滤除菌

(一)除菌作用与原理

滤材对液体中微生物滤除的机制有:①毛细管阻留,亦称网击阻留,即滤材中无数微孔参差不齐重叠排列形成曲折狭窄的通道(毛细管),液体通过时微生物被机械阻挡于通道之中(图10-9A);②筛孔阻留,即微生物颗粒大于滤材上的微孔,因而被阻留在滤材的表面(图10-9B);③静电阻留,微生物多带有负电荷(或兼性),而滤材多带有正电荷,由此而被吸附。

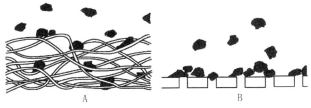

图 10-9　滤器机械阻留颗粒形式

(二)液体除菌的设备与方法

过滤设备分为滤器、管道、阀门、液体容器及加压泵或抽气机等部分。其中以滤器为主,其他则使用一般的通用设备即可。

常用滤器根据滤材制作材料的不同,可分为硅藻土滤器、素瓷滤器、石棉板滤器、垂熔玻璃滤器(又称烧结玻璃滤器)和薄膜滤器五大类。

1.硅藻土滤器与素瓷滤器

(1)结构:硅藻土滤器主体是用含有硅石(SiO_2)的硅藻碎片,以稀盐酸净化、水洗后锻制而成,质地较素瓷滤器软,如在煅制中加入银,可大大加强过滤效果,硅藻土滤器壁厚一般为6~12 mm,孔径大小分为三种规格:粗号(V)孔径8~12 μm,中号(N)孔径5~7 μm,细号(W)孔径2~3 μm。

素瓷滤器主体是用磁土与白陶土混合物烧制而成。两者的原料不同,但过滤机制、使用方法、过滤性能基本相似。这一类滤器有盘状与柱状两种。柱状滤器中空,细长似烛,故又称为滤烛。素磁滤器壁厚一般为 3～5 mm,按孔径大小分为多种规格,常以 L_1、L_2、L_3、L_5、L_7、L_9、L_{11}、L_{13} 编号。其中以 L_1 的孔径最大,L_{13} 的孔径最小。L_1、L_2、L_3 依次相当于硅藻土滤器的粗号、中号、细号。L_5 孔径为 1.5～1.7 μm,L7 小于 1.3 μm。对于型号不明的滤器,可做"气泡压力试验"以测定其孔径的大小。

(2)过滤设备的安装:滤器在使用时应与其他设备组装成一套完整的过滤装置(图 10-10)。大型过滤装置可根据具体情况进行设计,其基本原理与结构同实验室装置。必要时,可用多个滤器并联以加大滤过量。过滤加压可用空气压缩机、钢瓶装压缩空气,甚至打气筒。抽真空可用真空泵或流水泵。

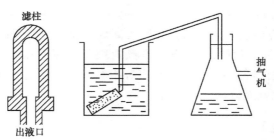

图 10-10　素磁过滤装置

(3)使用方法:新滤器应经下列处理后再使用。①清水中浸泡 12～24 小时,除去滤器内的空气;②用 1.5～1.8 kg/cm² 压力的水冲洗滤器内外,除去尘埃颗粒;③用同样压力的水通过滤器,除去其中所有的空气;④做气泡压力试验,以确定滤器性能是否合乎要求;⑤将滤器接到抽气机,除去滤孔中的水和其他固体颗粒;⑥用 30～40 ℃温度,将滤器烤干备用。

滤器临用前,根据需要,可在干热烤箱中进行除菌(温度勿超过 300 ℃,否则可损坏滤器)。过滤时,将灭菌的滤器按规定安装后,先用小量新制备的蒸馏水试滤一下,待一切正常,即可过滤需要灭菌的液体。

使用后的滤器应及时进行清洗。如不将残留的物质除净,特别是有机物质,干烤时残渣干结可阻塞滤孔。清洗步骤如下:①用软刷轻轻将滤器外层的滤渣除去,边刷边洗;②用压力为 1.5～1.8 kg/cm² 的水通过滤器(要和过滤时液体通过的方向相反),同时用软刷在表面轻刷,直到流出的水比较清洁通畅为止;③用 2% 碳酸钠溶液煮沸 30 分钟;④用清水煮沸 1 小时,煮时经常换水;⑤如有大量蛋白质沉着物存在,可用 pH 8.5 的胰消化酶浸泡过夜(40 ℃);⑥用水通过滤器 5 分钟,除去已被煮松或经胰消化酶分解的颗粒;⑦用 1N 盐酸通过滤器,将 pH 中和至 7;⑧趁湿的时候试验滤器有无缺陷;⑨将完好的滤器在 30～40 ℃下烤干备用。

2.石棉板滤器

(1)结构:石棉滤板是用石棉与其他纤维浆压制而成,厚 2～6 mm。将石棉滤板夹于特制金属漏斗中即成石棉板滤器,石棉滤板下衬有筛孔垫板以防加压时破裂。多层滤板滤器使液体经两次过滤,可用于医院制备无菌水。石棉滤板有不同的孔径,各国甚至各厂产品的孔径编号多不一致。一般 K_1、K_3、K_5 的孔径分别为 7、6、5 μm 左右,K_7、K_{10}、EK 的孔径分别是 3、2、1 μm;以 S 编号的,其孔径通常在 1 μm 以下,如 S_1(0.3～0.5 μm),S_2(0.1 μm);所以,EK、S_1、S_2 的规格,可用于除菌过滤。使用前应用压力蒸汽或干热灭菌,用后即废弃。该滤器吸附性较强,并易使滤液呈碱性,故用前可先以 0.1% 稀盐酸处理,使滤器呈中性;另外,此滤器在运用中,可发现有细微的石棉纤维脱落,据报道有中毒和致癌的危险,应引起注意。1975年,美国食品、药品部门,已禁止使用该滤器;1979年美国药典亦规定:无菌医药制剂,不得使用石棉过滤,如必须使用,则其滤过液一定要附加其他滤器,以保证除去脱落在制剂中的石棉纤维。

(2)过滤设备的安装:开放式滤斗型支架,只能用负压法过滤;密闭型的可使用加压法。

(3)使用方法:石棉滤板只用1次即弃去,不必洗涤,使用方便。使用前,应经压力蒸汽或干热灭菌。滤板上层质松,下层质密,安装时不得颠倒,否则很快即堵塞。

过滤时,先用蒸馏水浸润,使滤板膨胀以增加滤过速度。用于过滤油液时,用醇浸润。滤板带碱性,易使某些物品产生沉淀或影响滤液质量。必要时,可先用0.1%稀盐酸滤洗,然后用蒸馏水洗除余酸,使呈中性。石棉滤板常有微细纤维脱落,当要求滤液不含杂质时,可在流出管下接一小型垂熔玻璃滤器将之滤除。

3.垂熔玻璃滤器

(1)结构:用纯硬质玻璃粉在适当温度下熔融制成滤板,将滤板固定在各式玻璃漏斗上即成垂熔玻璃滤器,亦有制成烛式滤器者。垂熔玻璃滤器的型号各厂不一,常以G编号(其中G6<1.5 μm)。

(2)过滤设备的安装:漏斗式滤器过滤时的装置与石棉板滤器相同。烛式滤器的过滤装置与硅藻土滤器相似。

(3)使用方法:垂熔玻璃滤器可反复使用。用前以压力蒸汽或干热灭菌,但干热温度不宜超过200℃。用后可用水反向冲洗。另一方法是将之浸于碳酸氢钠浓溶液,再放到稀盐酸中,使产生的二氧化碳将黏附于孔内的颗粒带出,然后再用水冲净。本类滤器不可放于硫酸、重酪酸钾清洗液中处理,否则酪酸钾易吸附在滤板的玻璃颗粒上。

还有用青铜、不锈钢、银等金属粉末烧结制成的金属滤器,同样可用于过滤除菌,但目前运用较少。

4.薄膜滤器

(1)结构:将滤膜固定于过滤漏斗或特制框架上即成薄膜滤器(图10-11)。滤膜可用纤维素酯或高分子聚合物制成。其孔径大的有14 μm,小的仅0.01 μm。最常见的滤膜是用硝化纤维素制成的。其制法有:①将刚铝石滤柱浸入硝化纤维素的冰醋酸溶液中,使硝化纤维素将滤柱包裹,待溶剂蒸发后,滤柱表面即形成一层薄膜;②溶硝化纤维素于戊醇二戊醚、乙醚、乙醇、丙酮或其他溶剂中,将溶液倾于平面玻璃上,待溶剂蒸发,再将膜小心洗入蒸馏水中即得;③所得硝化纤维素滤膜约厚0.15 mm,其孔隙比较均匀,一般不超过平均直径的5%~10%。孔径大小在制作时可调节,如欲制作孔径较大的滤膜可在溶液中加入少量的水;如欲制作孔径较小的滤膜,可加入少量醋酸或乙二醇。此外,孔径还可用蒸发时间来控制,蒸发越快孔径越大。

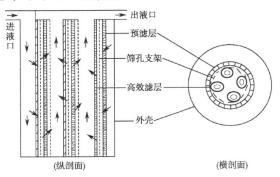

图10-11 筒式薄膜滤器结构示意图

滤膜制成后,可用气泡压力试验测定其孔径大小。除菌过滤,孔径不应大于 0.22 μm。

(2)过滤设备的安装:薄膜滤器的支架一般用金属制作,滤膜夹于当中,其下应有金属筛板状衬垫,防止加压时薄膜破裂。过滤时的装置与石棉板滤器相同。小型的可装在注射器上使用。为增加单位体积中的过滤面积,亦可将滤膜安装于筒状滤器内。

(3)使用方法:滤膜不能滤除小于孔径的微生物,选用滤膜时应予注意。用前须经煮沸消毒或压力蒸汽灭菌,但温度勿超过 125 ℃。滤膜只可使用 1 次,故不存在事后洗涤问题。

5.自制过滤器除菌

介绍一种简单的自制除菌装置(图 10-12)。适用于不宜采用高效过滤除菌方法而应过滤除菌的液体。如医院在配制 RPMI1640、DMEM、0.25% 胰蛋白酶、Dhank 液等工作中,可以尝试采用这种方便的过滤除菌方法。

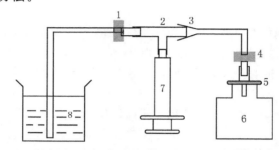

1、4.静脉输液管自带的滤器;2.三通;3.断口被扩张的静脉输液管;
5.无菌针头滤器;6.无菌容器;7.注射器;8.待过滤的液体

图 10-12 简易过滤器

(三)使用注意事项

(1)各厂生产的滤器或滤膜的编号与孔径大小的关系多不一致,选用时应以厂家说明书为准。必要时,应先进行孔径大小或滤效的测定。

(2)过滤时,应慢慢加压,压力不宜过高,否则可影响滤器性能。对石棉滤板,因质地疏松,压力一般在 0.3～0.5 kg/cm² 即可;对孔径小的薄膜滤器,需大一些,最大的可增加至 7 kg/cm² 左右。至于其他滤器,使用压力多介于 1.0～1.5 kg/cm²。

当滤孔堵塞须加压以保持流量时,不宜过急过高,否则反可将颗粒紧压于滤孔内,增加堵塞程度。有时,轻轻搅动滤液或使用搏动压力即可使堵塞情况改善。

(3)滤膜、滤板切忌折皱,保存、取用应加小心。可反复使用的滤器,经处理后,应重新测定有无裂纹或孔径有无变化。

(4)液体过于混浊,切勿直接过滤,否则滤器很快即可被堵塞。必要时,可在前面加一孔径较大的预滤器先将大颗粒去除。

(5)溶液与滤器的酸碱度都可影响滤效,应控制在中性条件。有报道 pH 9～10 时,细菌较易通过滤孔。对于蛋白质液体,在其等电点的 pH 情况下,易形成颗粒,堵塞滤孔。

(6)温度低,溶液黏稠度大,过滤速度慢时,不宜加大压力,适当加温(25 ℃左右)即可克服。

(四)滤孔大小测定方法

制作滤膜或重复使用经清洁处理的滤器时,都需测定其孔径大小。滤孔大小的测定,一般采用气泡压力法,其具体试验步骤随滤器种类不同而异。

1.烧结滤器气泡压力测定法

烧结滤器气泡压力测定法的原理是空气通过不同大小孔径时所需压力不同,孔径越小所需压力越大。由空气通过滤器所需压力可推算出滤孔的最大孔径概值。本法适用于硅藻土、素磁、垂熔玻璃滤器。器材与装置测试时,将滤器、空气压缩机、压力表与管道连接好后进行测试,测试方法为:①将滤器浸于蒸馏水中;②以水均匀通过滤材,驱尽所有存留于滤孔中的空气;③通入压缩空气,逐渐增大压力;④观察并记录由滤器逸出第 1 个气泡时的压力;⑤按表 10-2 查知滤器的最大孔径概值。

表 10-2　烧结滤器孔径与气泡压力关系

最大孔径概值(μm)	气泡压力	
	（kg/cm²）	（1b/in2）
5.3	0.6	8
3.5	0.8	12
2.8	1.0	15
2.3	1.3	18
2.1	1.4	20
1.7	1.8	25
1.4	2.1	30
1.2	2.5	35
1.9	3.2	45
0.8	3.5	50

2.薄膜滤器气泡压力测定法

原理与烧结滤器气泡压力测定法相同。由于两类滤器过滤主要机制不同,因此气泡压力与孔径大小的关系亦有差别。本法适用于各式薄膜滤器。器材与装置测定时,使用专门的测试装置。

测试方法:①将滤器先浸泡于蒸馏水中 3 分钟;②取出用试样夹夹好;③将蒸馏水灌入压力罐中;④打开压力罐与滤膜之间的阀门,加压,使水通过测试滤膜流入贮液瓶内;⑤待水面浸没出气管时,关断此阀门;⑥徐徐打开压力表阀门,使空气将管道中剩余的水压出到贮液瓶内;⑦逐渐增大压力;⑧观察并记录贮液瓶逸出第一个气泡时的压力,按表 10-3 查知滤器的最大孔径概值。

表 10-3　薄膜滤器孔径与气泡压力关系

最大孔径概值(μm)	气泡压力	
	（kg/cm²）	（1b/in2）
1.20	0.7	10
0.80	1.0	15
0.65	1.3	19
0.45	2.0	29
0.30	2.5	36
0.22	3.4	49

(五)滤效的测定

1.原理

以体积较小的细菌测试滤器效能。

器材与装置:利用原过滤装置,这样可以比较准确地说明滤器在使用中是否可靠。

2.菌种

神灵色杆菌,0.6 μm×0.5 μm～1.0 μm×0.5 μm 大小,菌落呈红色,易于鉴别,并且是非病原菌,使用安全。

3.测试方法

(1)将神灵色杆菌 24 小时肉汤培养液用肉汤稀释 25 倍。

(2)经滤器过滤,收集滤液 50 mL(使用负压法,负压不低于 53.3 kPa)。

(3)将滤液放于 25～30 ℃室温下观察 5 天,并防止再污染。

(4)观察结果,如无菌生长说明滤效可靠。

(六)使用评价

液体过滤除菌,不加热,不使用化学药物,不仅可滤除活菌,并可滤除死亡的菌体。目前,已广泛用于医疗卫生、实验室试验与工业生产。除了除菌外,还可用于病毒分离、细菌计数与测定微生物颗粒大小等。

液体过滤的滤器,虽然种类很多,但各有特点。目前使用最为广泛的是薄膜滤器。薄膜制作简易,价格低廉,滤速较快,使用方便,能适应多种需要,正逐渐取代其他种类滤材。

二、空气的过滤除菌

(一)空气除菌作用与原理

滤除空气中的微生物,很少单纯依靠筛孔阻留的原理。筛式滤器,滤材孔径必须小于拟去除颗粒,因此阻力大,不适于大流量的空气过滤。目前应用的空气滤材都是由各种紧密排列的纤维组成,它们的孔隙有的大于拟滤除的微生物颗粒,其过滤作用机制如下:①随流阻挡,即颗粒随气流运动直接碰撞于纤维上被阻留;②重力沉降,即当空气通过滤材时,颗粒由于重力沉降而黏附于纤维之上;③惯性碰撞,即当气流经过曲折的纤维空隙时,空气中颗粒因惯性作用不能随气流绕过而撞于纤维之上;④扩散黏留,即颗粒在气流中,不断进行布朗运动而黏附于纤维之上;⑤静电吸附,即纤维带有静电时,可将空气中的微粒吸附其上。

细菌的颗粒比较大,对其已有不少效果较好的滤材。病毒一般都附着在其他物质上,颗粒往往也大于 1 μm;但在特殊情况下,如在微生物实验室或敌人生物战洒布病毒战剂气溶胶时,仍可能存在单个病毒颗粒。对病毒的滤效,除用噬菌体进行试验外,尚无其他资料报道。在要求去除空气中单个病毒颗粒时,除过滤法外,还可兼用其他方法进行消毒处理(如紫外线照射、火烧等)。

空气过滤设备主要包括:滤器、风机、管道等。其中以滤器为主,其他则使用一般的通风设备即可。滤器由支架与滤材组成。支架多用金属、塑钢或彩钢结构,其大小随用途而定。常用形式有两种,一种是平面结构,即将滤材平铺固定于支架上;一种是波状结构,即将滤材反复折叠铺于支架并加以固定,这种结构可扩大单位体积内的过滤面积(图 10-13)。滤材多由各种纤维组成,有的质地紧密呈纸状,有的质地疏松呈棉毡状,纤维越细滤效越好。用于过滤的纤维直径可小于 1 μm。

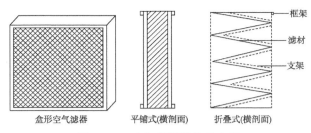

| 盒形空气滤器 | 平铺式(横剖面) | 折叠式(横剖面) |

图 10-13　空气滤器结构示意图

(二)空气除菌过滤设备

空气滤材随其滤效可分为 4 级(表 10-4):①粗滤材,一般用于预过滤,多由动植物纤维或合成纤维制成,有的涂以黏性物质(油类)以增加黏留效果;②中效滤材,适用于通风量较大,对滤效要求不太严格的场合,多用泡沫塑料、玻璃纤维或纸浆做成;③高效滤材,用于通风量较小,要求较严格的场合,多用玻璃棉、高级纸浆与石棉纤维制成;④超高效滤材,用于要求严格的场合,多用石棉纤维、超细玻璃棉、矿渣棉或带静电的过氯乙烯纤维制成(表 10-5)。

表 10-4　各种滤材的滤效

滤材等级	微生物阻留率(%)
粗效滤材	10~60
中效滤材	60~90
高效滤材	90~99
超高效滤材	>99.9

表 10-5　5 种超高效滤材的性能

滤材名称	纤维直径(μm)	性状	微生物阻留率(%)
石棉滤烟纸	1~5	深灰色,滤纸状,质紧密	99.99~100
超细玻璃棉	1~3	白色,棉状,质疏松	99.9~100
超细玻璃棉毡	1~3	色黄,由超细玻璃棉加树脂制成	99.9~100
过氯乙烯纤维	<1	色白,薄絮状,带静电,外护以纱布层	99.9~99.99
矿渣棉	5~10	灰色,棉状,质疏松	99.9

其他清除空气中微生物的方法:①液体冲洗除菌,目前多被滤材过滤法所取代;②静电吸附除菌装置,有固定式和移动式两大类,此类装置不适用于有爆炸性气体的场所,亦不适用于处理高温、高湿气体;③空气火烧器,对空气中微生物有特效,其缺点是通风量过多,难以保持温度,耗电量大,只适于特殊场合处理污染严重的少量空气。

(三)建筑物通风中滤器的使用

空气过滤装置可用于建筑物的空气除菌及个人防护。仅介绍一般建筑物通风时对空气除菌的使用方法。

1.建筑物的通风

方式有两种:①湍流式通风;②层流式通风。

湍流式通风即空气由一侧进风口送入,由另一侧出风口排出,因为通风时在室内形成明显的湍流,所以称为湍流式通风。这种方式的通风,一般要求风量相当于每小时换气 6～20 次,所需滤器较小,滤速要求较快。设备与维持费用较低廉,但对室内微生物清除不彻底(图 10-14)。

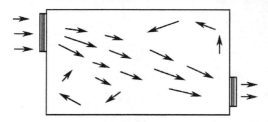

图 10-14　室内湍流式通风示意图

层流式通风即使空气由一侧以同等速度流向另一侧(或由上向下),将污染空气平推而出。因为通风时,气流在房间中按整个横截面平推行进,故称层流式通风。层流式通风,送风量大,最多可相当于每小时换气 600～700 次。通风中使用滤器的面积大,气流通过滤器的流速较慢。这类通风,设备与维持费用高,但过滤效果好(图 10-15)。

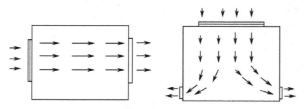

图 10-15　室内层流式通风示意图

2.滤器的选择

湍流式通风时,如室内有人活动不断形成新的微生物气溶胶,则到一定时间后空气中微生物的浓度即达到平衡。这种平衡与滤器的滤效和室内人员活动产生微生物气溶胶的浓度有关。虽为一假设条件,但有关数据说明,滤器的滤效越好,平衡时微生物浓度越低,但到一定程度后,再提高滤效,微生物浓度的降低亦有限。由于提高滤器的滤效收益不大,而增加的费用却很高,得不偿失,因此,一般医院的病房、手术室等,使用滤效为 90％ 左右的滤器即可。如需进一步降低空气中微生物数量,则应采取抑制微生物气溶胶措施,例如地板涂蜡、不在室内抖动衣物、动作轻巧、戴口罩等。

特殊情况下,如对生物战剂气溶胶的防护,或烈性菌实验室中的排风过滤设备,为尽量减少危险,保证安全,应使用超高效滤器。饲养无菌动物的进风过滤,亦需使用超高效滤器。层流式通风,多用于要求较严格的场合,因此对滤器的要求也比较高,至少应使用高效滤器。

3.滤器与风机的位置

滤器与风机位置的设计,应考虑防止风机的污染及微生物从管道与风机的裂缝中漏出再次污染清洁空气。当室内污染,对排出空气进行过滤时,应按图 10-16 的相关位置进行安装。如室外空气污染,对送入空气进行过滤时,应按图 10-17 的相关位置进行安装。此外,滤器位置越靠近清洁区空气的出入口处越好。

4.多级过滤

空气中含尘量大,增加了滤器的负荷,会缩短使用时间。因此,使用高效和超高效滤器时,最好在前面安装一粗滤器,先将大部分尘土滤除。这样,可延长高效和超高效滤器的使用时间。当气流阻力保持在 0.25 cm 水柱时,使用预滤装置,动力费用增加不多。在通风量大的情况下,采取多级过滤,是一项很重要的措施,特别对于层流式通风的空气过滤。

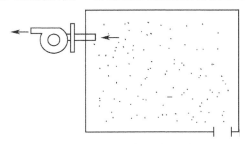

图 10-16　排气滤器的安装(室内负压)

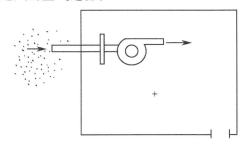

图 10-17　进气滤器的安装(室内正压)

5.通风压差

为减少空气的再污染,除在通风中送入清洁空气外,还应防止污染空气的回流。防止污染空气回流最简便的方法即是在建筑物内不同部分形成压差。一般清洁区的空气压力应比污染区高 2~10 Pa。为防止开门时空气压力突然降低,可修建空气缓冲间(又称气锁)予以缓冲。

6.滤器的维护与更换

(1)安装维护注意事项:滤器的安装必须谨慎,勿使滤材折皱、破损。框架应大小合适,结合紧密,保持密封。安装地点要保持干燥,不用时应加盖防护罩,减少表面尘土沉积。通风过滤时,应控制流量,勿使滤材受力过大而破损。

(2)更换条件:滤器使用前、后与使用时,应建立检查制度,发现下列情况即须更换。①滤材折皱、破损;②框架松脱;③滤材表面有真菌生长;④阻力增大,超过风机负荷(一般不超过10 Pa)或影响流量。

(3)滤器的消毒:使用过的滤器,积满灰尘与微生物,特别是用于烈性菌实验室与生物气溶胶防御工事的滤器,危险性较大,因此更换时应进行消毒。

对于能向外排风的滤器,先就地做初步消毒,拆下后再做进一步的处理,初步消毒的方法,可在室内向滤器的出风口处喷以消毒液气溶胶 30 分钟,喷药同时开动风机,使药液随空气分散到滤材各处。消毒处理后,静置一夜即可取下,如使用甲醛溶液(福尔马林),用量为 35 mL/m³,为防止甲醛聚合在管道与框架上,可用甲醇稀释以减少聚合反应(甲醛溶液:甲醇=5:3)。对不能向外排风的滤器,可先向滤器正反两面喷以消毒液(或油液),防止微生物颗粒飞扬,然后小心卸下,装于塑料袋内,拿到外面再进行环氧乙烷熏蒸、消毒液浸泡或压力蒸汽灭菌等方法处理。拆卸时,工作人员必须做好个人防护,以免吸入或接触到滤器上的病原微生物。事后,应进行认真的消毒处理。

(四)负压病房

负压隔离病房是控制呼吸道传染病有效的医疗隔离设施,负压隔离病房室内空气压力低于室外并形成病房内负压梯度,控制室内污染空气对外界的影响。北京某部队医院负压病房主要功能区由负压病房、负压卫生间、负压缓冲区组成,室外新风经初效过滤进入空调处理器,再经中效过滤,最后经高效过滤器将新风送入负压病房,负压值依次为−50、−40、−20 kPa,进风量 400 m³/h,排风量 450 m³/h,换气 12 次/小时,结果显示,负压病房缓冲区含菌量最低(平均 288 CFU/m³),病房最高(平均 6 250 CFU/m³、真菌 858 CFU/m³),提示病房细菌污染严重,要进一步加强管理和环境、污水、空气的消毒措施,不能只依靠过滤系统来控制室内微生物含量。

(五)呼吸道过滤装置

我国目前缺少呼吸道防护装备对微生物气溶胶滤除率的生物测试验证国家标准,无统一评价其微生物气溶胶过滤性能的方法。目前对呼吸道防护装备的性能仅限于物理检测,检测指标按国家标准 GB13554-92 和 GB6165-85 及其他行业、部门的相关标准执行,这些标准规定过滤效率的检测方法为钠焰法和油雾法。呼吸道防护装备对微生物气溶胶过滤效果是确定产品是否能够有效防护空气传播传染性病原体的重要指标。以黏质沙雷菌气溶胶对滤毒罐、高效滤材、高效过滤器的过滤效果进行测定,结果滤毒罐滤除率为 99.9%～100%,高效滤材滤除率 100%,高效过滤器滤除率为 91%～96%。所测试的几种高效过滤防护装备对黏质沙雷菌气溶胶的滤除效果波动在 91%～100%,不同单位研制生产的高效过滤装备防护效果差异较大,但滤毒罐和高效滤材滤除率达到 99.99% 和 100%。

(六)使用注意事项

1.通风时应控制适宜流量

气流速度较慢时,扩散黏留与重力沉降机制可较好发挥作用;气流速度较快时,惯性碰撞可较好发挥作用。因此,往往是中速滤效较差。对于 1 μm 以下的小颗粒,最好使用低速过滤(6～15 cm/s);对于大颗粒,则使用高速过滤(60 cm/s 以上)效果较好。

2.要考虑过滤性能是否符合要求

增加滤材的厚度可增加一定的阻留率,但有一极限,当适于本类滤材阻留的颗粒大部滤除,滤材再厚,滤效亦不会有明显增加。

3.滤材的装填密度应适当

纤维装填过于紧密,虽可增加滤效,但气流阻力增大,容尘量降低,反而不利。

4.避免潮湿

滤器用前不宜用压力蒸汽灭菌,否则可使滤材中间形成“甬道”,降低滤效。潮湿不仅增加阻力,有时亦可凝并纤维,使微生物易于穿透。

5.远离污染环境和灰尘

空气中微生物颗粒越多,越难清除彻底。此外,颗粒大小不同,滤除机制也不同,因此粒谱越广,清除越难。

(陈长征)

第七节　电离辐射灭菌

20 世纪 50 年代,美国科学家用电子加速器进行实验,证明电子辐射能使外科缝合线灭菌,这种利用γ射线、X线或离子辐射穿透物品、杀死其中的微生物的低温灭菌方法,统称为电离辐射灭菌。由于电离辐射灭菌是低温灭菌,不发生热的交换,与常用的压力蒸汽灭菌相比,具有穿透力强、灭菌彻底、可对包装后的产品灭菌、不污染环境、在常温常湿下处理等优点,所以尤其适用于怕热怕湿物品的灭菌,而且适合大规模的灭菌。目前,不少国家对大量医疗用品、药品、食品均采用辐射灭菌。对电离辐射中的安全问题,各国都有不同的法律和规章制度来保证。

一、辐射能的种类

电离辐射能可以大致分为两类：即电离辐射（非粒子性的）和粒子辐射（加速电子流）。按其来源分为 X 线、γ 射线。

（一）γ 射线

γ 射线是光子流，其波长很短，由于它们不带电，所以在磁场中不发生偏转。γ 射线通常是在原子核进行衰变或衰变中伴随发射出来的。原子核发生 α 或 β 衰变时，所产生的子核常常处于较高的状态——核激发态，而当子核从激发态跃迁到能量较低的激发态或基态时，就会放出 γ 射线。

（二）X 线

X 线与 γ 射线的本质是一样的，统属电磁辐射。但它们发起的方式不同，X 线的发射是从原子发生的，当有一个电子从外壳层跃迁到内壳层时将能量以 X 线发射出来，或用人工制造的加速器产生的快中子轰击重金属所产生。

（三）粒子辐射

粒子的辐射有多种，有天然的和人为的，包括 α 射线、β 射线、高能电子、正电子、质子、中子、重于氢的元素离子、各种介子。天然存在的 α、β 射线穿透力弱，不适用于辐射加工。而人为的正电子、质子、中子、介子和重离子束穿透物质的能力有限，且价格昂贵难于生产，另一方面会导致被照物质呈现明显的放射性。电子加速器将电子加速到非常高的速度时，即获得了能量和穿透力，实际上是将电子获得的能量限制在不超过 10 MeV 的水平上（如果再增加能量将可能使被照物质获得放射性），其在单位密度的物质里的穿透深度是 0.33 cm/MeV，远低于 γ 射线。

二、电离辐射剂量和剂量单位

（一）能量

电子伏特（eV）指单个电子在 1 V 电压作用下移动获得的能量。1 电子伏特（eV）等于 1.602×10^{-19} 焦耳（J），该单位可用于电磁辐射和粒子辐射。1 MeV$=10^6$ eV。

（二）吸收剂量

电离辐射照射物体时，通过上述的种种作用，将全部或部分能量传给受照射物体，或者说，受照射物体吸收电离辐射的全部或部分能量，这个能量通常称为剂量。

（三）照射量

照射量是 X 或 γ 射线在每单位质量空气中释放出来的所有电子被空气完全阻止时，在空气中产生的带正电或负电的离子总电荷，照射量的单位是伦琴（R）。

（四）剂量当量

一定的吸收剂量所产生的生物效应，除了与吸收剂量有密切关系外，还与电离辐射的类型、能量及照射条件等因素有关。对吸收剂量采用适当的修正因子后就可以与生物效应有直接的联系。这种经过修正的吸收剂量就称为剂量当量，专用单位是雷姆（rem）。

（五）放射性强度及其单位

放射性强度是用来描写放射性物质衰变强弱的，表示单位时间内发生衰变的原子核数（以每秒若干衰变数表示），放射性强度常用的单位为居里（Ci），其定义为某一放射源每秒能产生 3.7×10^{10} 次原子核衰变，该源的放射性强度即为 1 Ci。

三、电离辐射装置

大规模辐射灭菌通常使用两种类型的辐射源,一种是用放射性核素(如⁶⁰钴)作辐射源的装置,另一种是将电子加速到高能的电子加速器。

(一)钴-60辐射源装置

钴-60(^{60}Co)是放射性核素,它是在反应堆中用于照射^{59}Co产生的人工放射性核素,其半衰期为5.3年,每年放射性强度下降12.6%,^{60}Co是一种发电中核产物的副产品,造价相当低廉。常用的源强为$10^5 \sim 10^6$ Ci,辐射装置必须放在能防辐射的特殊混凝土中,不用时放射源放入深水井中,工作人员可安全进入,需要照射时升到照射位置即可。

(二)铯-60辐射源装置

铯-60也可释放γ射线,是一种常用的γ射线辐射源。

(三)电子加速器

电子加速器实质上是把带电的粒子,例如电子或质子,或其他的重离子,在强电场力的作用下,经过真空管道,加速到一定能量的设备。辐射灭菌应用的加速器与工业上应用的加速器一样,必须具备以下的一些基本要求:①能连续地可靠工作;②有足够大的输出功率;③性能稳定;④有较高的效率;⑤操作方便,维修简单;⑥屏蔽条件良好,可以保证操作人员安全。加速的电场,可以是静电场,也可以是高频周期电场。一般将加速器分为两种:一种是脉冲流加速器,另一种是直流加速器。电子加速器的发明和完善,逐步替代了放射性核素的地位,与放射性核素相比,具有功率大、可以随时停机、停机后不消耗能量,没有剩余射线、可以直接利用电子进行辐射、射线的利用率高等特点。通常用于辐照灭菌的机器是5~10 MeV的电子加速器。

四、影响辐射灭菌效应的因素及剂量选择

(一)影响因素

1.微生物的种类和数量

微生物对辐射固有的耐受性叫抗性,不同类型的微生物对辐射灭菌的效应是不同的,同一菌种其含菌量不同,则辐射敏感性也不同。

电离辐射灭菌剂量的确定与物品的初始污染菌对辐射的敏感性和拟达到的灭菌保证水平等因素有关。在众多因素中,以初始污染菌的数目与灭菌剂量的关系最为密切。初始污染菌量越多,灭菌后留下杀死的菌体多,这些死菌体都将成为致热原,因此必须降低产品的初始污染菌量。初始污染菌量与三大污染要素有关,即原料、环境和人员因素,操作技术因素,产品的存贮条件(时间、温度、湿度)因素等。

初始污染菌数量是决定该产品辐照灭菌剂量的一个重要依据,也关系到其他医疗产品辐射灭菌剂量和临床应用的安全性。

(1)样品细菌回收率计算:平均回收率=(洗脱的平均菌数/洗脱前染菌平均菌数)×100%。

(2)校正因子的计算:校正因子=100/平均回收率。

(3)辐照剂量的确定:根据初始污染菌数,查找ISO1137标准附录B方法1获得最低灭菌剂量。

辐照产品初始污染菌情况是企业生产先进程度评判的重要指标之一,反映了企业生产环境的控制能力。因此,企业应通过改进生产工艺、治理生产环境,以高标准的卫生环境设施,精密的

卫生学测试手段和易于清扫、消毒、净化、秩序井然的生产控制水平来降低初始污染菌量,确保产品卫生质量。

2.介质

微生物所依附的介质对辐射效应影响很大。辐射灭菌间接作用是主要的,不同介质辐射后产生不同的自由基,这些不同的自由基和微生物相互作用的效果不同,因此,不同介质对辐射效应的影响是比较明显的。

3.温度

许多生物大分子和生物系统的辐射敏感性随照射时温度降低而降低,这种效应主要原因是温度降低,使早期辐射作用产生的自由基减少或在低温下(冰点以下)限制了水自由基的扩散,从而减少了酶分子和自由基相互作用的机会,所以高温可使酶对辐射敏感增加。

4.氧气

在氧气或空气中照射生物大分子(酶和核酸),其辐射敏感性一般比在真空或在惰性气体中照射高。但这种现象是只在于电离辐照干燥的生物大分子产生的。如在稀水溶液中,氧的增强作用极小或不增强,甚至还出现防护作用。这主要是因为氧气与辐射诱发的自由基具有高度亲和力,在水溶液中氧有清除水产生的自由基的作用。

5.化学药剂

化学药品中的保护剂使微生物不敏感,如含巯基化合物、抗坏血酸盐、乙醇、甘油、硫脲、二甲亚砜、甲酸钠、蛋白等;而敏化剂使微生物致敏,如氨基苯酚、碘乙酰胺、N-乙基马来酰亚胺、卤化物、硝酸盐、亚硝酸盐、维生素 K 等。

(二)剂量选择

剂量的选择直接关系到辐射灭菌的效果,通常考虑如下。

1.从微生物学角度计算灭菌剂量

一般采用下式计算:$SD = D_{10} \times \log(\frac{N_0}{N})$

式中:SD:灭菌剂量;D_{10}:杀灭 90%指示菌所需剂量;N_0:灭菌前污染菌数;N:灭菌后残存菌数。

指示菌一般采用短小芽孢杆菌芽孢;灭菌前的污染菌数 N_0 是影响灭菌剂量的重要因素,不必每次都测,但应定期测定,以观察有关变化及特殊情况;灭菌后的残余细菌数,一般采用 10^{-6},这一数值是以灭菌处理 100 万个试样品,全部作灭菌试验时,试验样品残余细菌发现率在 1 或1 以下。

2.从被灭菌的材料方面确定灭菌剂量

射线辐照被消毒用品,由于射线与物质发生一系列物理化学变化,将对材料产生影响,因此要综合考虑材料性能和微生物杀灭条件来确定灭菌剂量。

3.2.5 Mrad 剂量的确定

不论灭菌的医疗用品类型如何,在大多数国家,最小或平均的吸收剂量以 2.5 Mrad 被认为是合适的灭菌剂量。

五、辐射灭菌的应用

(一)医疗用品的灭菌

1.使用情况

辐射灭菌应用于医疗用品是从 20 世纪 50 年代逐步发展起来的。1975 年,世界上只有65 个

γ射线辐照消毒装置,10多台加速器用于辐射消毒,其中绝大多数是在60年代末到70年代初投入运行的。目前,辐射灭菌用于医疗用品的灭菌已经非常普遍,我国各大中城市、医学院校几乎都有放射源,并且对外开展辐射灭菌技术服务,灭菌服务的领域已经延伸到敷料、缝合线、注射器和输液器、采血器械、导管和插管、手术衣、精密器械、人工医学制品、各种化验设备、节育器材、一次性使用医疗用品、患者和婴幼儿日常用品等。

2.可用辐射灭菌的医疗用品

有手术缝合线、注射针头、塑料检查手套、气管内插管、产科毛巾、输血工具、牙钻、脱脂棉、卫生纸、塑料皮下注射器、塑料及橡皮塞导管、塑料解剖刀、覆盖纱布、输血器杯、血管内开口术套管、外科刀具、透析带、人造血管、塑料容器、人工瓣膜、采血板、手术敷料、病员服、被褥等。

3.灭菌效果

用酶联免疫吸附法确定电离辐射杀灭乙肝病毒的效果,用物理性能试验,确定其对高分子材料的影响。结果以^{60}钴为照射源,当剂量20 kGy时灭菌效果可靠,且不改变被消毒物(包括镀铬金属、乳胶、聚丙烯等)材料的理化性质,患者使用电离辐射灭菌后的物品无不良反应,进一步证明了电离辐射灭菌法是一种较为理想的灭菌方法。

(二)药品的辐射灭菌

1.应用情况

因为很多药品对湿、热敏感,特别是中药材、成药由于加工和保管困难,难于达到卫生指标,我国自20世纪70年代以来,已对数百个品种的中成药做了研究,对其质量控制和保存作出了突出贡献。西药方面,药厂对抗生素、激素、甾体化合物、复合维生素制剂等大都采用辐射灭菌。照射后发现,经2 Mrad照射后除了少数例外,一般稳定性可保存四年,没有发现不利的化学反应。污染短小芽孢杆菌的冷冻干燥青霉素,用γ射线照射发现与在水中有同样的D值为200 krad,没有发现有破坏效应,试验中发现大剂量照射对牛痘苗中病毒可能有些破坏,同时发现电离辐射对胰岛素有有害的影响。

2.可用于辐射灭菌的药品

(1)抗生素类:青霉素G钾(钠)、苯基青霉素钠、普鲁卡因青霉素油剂(或水混悬液)、氯唑西林、氨苄西林、链霉素、四环素、金霉素、红霉素、万古霉素、硫酸多粘菌素,两性霉素B,利福平,双氢链霉素、土霉素、氯霉素、卡那霉素、硫酸新霉素等。

(2)激素类:丙酸睾酮及其油溶液、己烯雌酚、醋酸孕烯醇酮、可的松、雌二醇、孕甾醇、醋酸可的松、泼尼龙等。

(3)巴比妥类:巴比妥、戊巴比妥、阿普巴比妥钠、苯巴比妥、异戊巴比妥、甲苯比妥等。

(三)食品的辐射灭菌

1.国内外食品辐照灭菌研究概况

我国自1958年开始食品照射研究以来,先后开展了辐射保藏粮食、蔬菜、水果、肉类、蛋类、鱼类和家禽等的研究,获得了较好的杀虫、灭菌和抑制发芽、延长保存期和提高保藏质量的效果。辐射杀菌过程包括以下步骤:①加热到65~75 ℃。②在真空中包装。即在不透湿气、空气、光和微生物的密封容器中包装。③冷却至辐射温度(通常为－30 ℃)。④辐射4~5 Mrad剂量。在辐射工艺方面,辐射源和辐射装置不断增加和扩大,已经实现了食品辐照的商业化。1982年不完全统计,世界上约有300个电子束装置和110个钴源装置用于辐射应用。1980年10月底联合国粮农组织(FAO)、国际原子能机构(IAEA)和世界卫生组织(WHO)三个组织,组成辐照食品安全卫生专家委员会,通过一项重要建议"总体剂量为 100 万 rad(1 Mrad)照射的任何食品不存在毒理学上的危害,用这样剂量照射的食品不再需要做毒理试验"。这一决定大大有利于减少人们对辐照食品是否安全卫生的疑虑,亦进一步推动食品辐照加工工业的发展。

2.食品辐射灭菌的发展

近年来,世界各国批准的辐射食品品种有了很大发展,1974 年只有 19 种,1976 年增加到 25 种,目前已有超过 40 个国家的卫生部门对上百种辐射食品商业化进行了暂行批准,这些食品包括谷物、土豆、洋葱、大蒜、蘑菇、可可籽、草莓、肉类半成品、鱼肉、鸡肉、鲜鱼片、虾、患者灭菌食物等,随之而来的是一批商业化的食品加工企业诞生。

(四)蛋白制品辐射灭菌

近年来,γ 射线辐照灭活蛋白制品中病毒的研究越来越多,如处理凝血因子、清蛋白、纤维蛋白原、$α_1$-蛋白酶抑制剂、单克隆抗体、免疫球蛋白等。

1.γ 射线处理凝血因子Ⅷ

γ 射线辐照处理冻干凝血因子Ⅷ,14 kGy 剂量可灭活 ≥4 log 的牛腹泻病毒(BVDV),23 kGy 剂量可灭活 4 log 的猪细小病毒(PPV),在经 28 kGy 和 42 kGyγ 射线辐照后,凝血因子Ⅷ活性分别可保留 65% 和 50%。

2.γ 射线处理单克隆抗体

液态和冻干状态下的单克隆抗体在加和不加保护剂抗坏血酸盐的情况下分别用 15、45 kGy 的 γ 射线辐照,ELISA 试验显示:15 kGy 辐照下,加保护剂的液态单克隆抗体,其活性及抗体结合力与照射前基本一致,不加保护剂的抗体活性下降了 3 个数量级。在 45 kGy 剂量辐照下,加保护剂的抗体结合力依然存在,而不加保护剂的抗体结合力消失。冻干状态下的单克隆抗体经 45 kGy 辐照后,不加保护剂组仍有抗体结合力,而加保护剂组抗体结合力更强,且前后试验对照发现不加保护剂时经 45 kGy,辐照冻干状态产品比液态产品表现出更强的抗体结合力。同样,在不加保护剂的情况下分别用 15、45 kGy 的 γ 射线辐照,SDS-PAGE 显示,在重链和轻链的位置上没有可观察到的蛋白条带,相反,加保护剂后有明显的蛋白条带。PCR 试验显示,加和不加保护剂的样品在 45 kGyγ 射线辐照后,PPV 的核酸经 PCR 扩增后无可见产物。研究表明,加保护剂或将样品处理成冻干状态均能降低 γ 射线辐照对蛋白活性的损伤。

3.γ 射线处理蛋白制品

(1)处理纤维蛋白原:在 27 kGy 剂量照射下,至少有 4 log 的 PPV 被灭活,在 30 kGy 剂量照射下,光密度测量显示,纤维蛋白原的稳定性 >90%。

(2)处理清蛋白:SDS-PAGE 显示,随着照射剂量从 18 kGy 增加到 30 kGy,清蛋白降解和聚集性都有所增加,HPLC 试验显示,二聚体或多聚体含量有所增加。

(3)处理 $α_1$-蛋白酶抑制剂:30 kGy 剂量照射下,≥4 log 的 PPV 被灭活,当照射剂量率为 1 kGy/h 时,$α_1$-蛋白酶在 25 kGy 剂量照射下活性保留 90% 以上,在剂量增加到 35 kGy 时,其活性保留大约 80%。

(4)处理免疫球蛋白(IVIG):50 kGy 剂量照射下,SDS-PAGE 显示,IVIG 基本未产生降解,也没有发生交联,免疫化学染色显示,Fc 区的裂解 ≤3%,免疫学实验表明照射前后 IVIG 的 Fab 区介导的抗原抗体结合力和 Fc 区与 Fcγ 受体结合力均没有大的改变,定量 RT-PCR 显示,照射前后 IVIG 的 Fc 区介导 1L-1βmRNA 表达的功能性是一致的。

(5)处理冻干免疫球蛋白:30 kGy 处理冻干 IgG 制品中德比斯病毒灭活对数值

≥5.5TCID50。IgG制品外观无变化,pH与未处理组相近,运用抗坏血酸、抗坏血酸钠、茶多酚等作为保护剂,效果明显。

一般情况下,20～50 kGy剂量的γ射线辐照几乎能灭活所有的病毒,但灭活病毒的同时,辐照剂量越大,对蛋白制品成分的损伤也越大,如何在灭活病毒的同时又保留蛋白有效成分、不破坏蛋白成分的活性,这将是γ射线辐照应用于蛋白制品病毒灭活的关键。下列条件可减少蛋白成分损伤:①清蛋白含量高;②加入辛酸钠;③低照射剂量率;④缺氧状态。加入抗氧化剂或自由基清除剂,或者利用一种手段使辐照过程中产生最小量的活性氧都可减少射线对蛋白成分的损伤。冻干状态下的蛋白制品由于所含水分少,经电离辐射后所产生自由基少,对蛋白制品的损伤也会减弱。

(6)消毒冻干血浆:^{60}Coγ射线经30 kGy的辐照剂量能完全灭活冻干血浆中的有包膜病毒和无包膜病毒,照射后的血浆清蛋白等成分含量略有下降,凝血因子活性减少了30%～40%,因此消毒效果可靠但对血浆蛋白活性有一定影响。

(五)辐射灭菌的优缺点

1.优点

(1)消毒均匀彻底:由于射线具有很强的穿透力,在一定剂量条件下能杀死各种微生物(包括病毒),所以它是一种非常有效的消毒方法。

(2)价格便宜、节约能源:在能源消耗方面辐射法也比加热法低几倍。

(3)可在常温下消毒:特别适用于热敏材料,如塑料制品、生物制品等。

(4)不破坏包装:消毒后用品可长期保存,特别适用于战备需要。

(5)速度快、操作简便:可连续作业,辐射灭菌法将参数选好后,只需控制辐射时间,而其他方法须同时控制很多因素。

(6)穿透力强:常规的消毒方法只能消毒到它的外部,无法深入到内部,如中药丸这种直径十几毫米的固态样品,气体蒸熏或紫外线无法深入到它的中心去杀死菌体,从这一角度,辐射灭菌是个理想的方法。

(7)最适于封装消毒:目前世界大量高分子材料应用于注射器、导管、连管、输液袋、输血袋、人工脏器、手套、各式医用瓶、罐和用具。而且很多国家对这些医疗用品采取"一次性使用"的政策。为此出厂前要灭菌好,并要求在包装封装好后再灭菌,以防止再污染,对这种封装消毒的要求,辐射处理是一种好方法。

(8)便于连续操作:因为"一次性使用"的医疗用品用量很大,所以消毒过程要求进行连续的流水作业,以西欧、北美为例,这种用品的消耗量从1970年的10亿打(120亿件)增加到1980年的30亿打(360亿件),澳大利亚每年灭菌一次性使用的注射器8 000万只,此外还有大量的缝合线、针头等。只有采取连续操作流水作业,才能满足需要,一炉一炉、一锅一锅地消毒,远不能满足需要。

2.缺点

(1)一次性投资大。

(2)需要专门的技术人员管理。

六、电离辐射的损伤及防护

使用电离辐射灭菌时,不得不考虑电离辐射的损伤,一是对人的不慎损害;二是对被辐照物品的损害;三是要做好防护。

(一)电离辐射的损害

1.电离辐射对人体的损害

当电离辐射作用于人体组织或器官时,会引起全身性疾病,因接触射线的剂量大小、时间长短、发病缓急也有所不同,多数专家认为,本病的发展是按一定的顺序呈阶梯式发展的,电离辐射是引起放射病的特异因子。

2.对物品的损害

电离辐射对物品的损害主要表现在对稳定性产生的影响,电离辐射对聚合分子可引起交联或降解,并放出 H_2、C_2H_6、CO、CO_2 或 HCl 等气体,高剂量可使其丧失机械强度,如聚烯烃类塑料可变硬、变脆,聚四氟乙烯可破碎成粉末。但常用的塑料在灭菌剂量范围内影响不大,如聚乙烯和酚醛照射 8 Mrad 无明显破坏,甚至照射 100 Mrad 损坏也不大。

(二)电离辐射的防护

电离辐射作用于机体的途径有内照射和外照射,从事开放源作业的危害主要是内照射,从事封闭源接触的主要是外照射。

1.内照射防护

根据开放源的种类和工作场所进行分类和分级,对不同类、不同级的开放型工作单位的卫生防护均应按有关规定严格要求。

2.外照射防护

从事这一行的操作人员须经专门的培训,合格后方可上岗,并且在操作过程中采取以下的防护措施。①时间防护:尽量减少照射时间。②距离防护:尽可能增加作业人员与辐射源的距离。③屏蔽防护:尽量在屏蔽条件下作业。④控制辐射源的强度。

(陈长征)

第八节 热力消毒与灭菌

在所有的可利用的消毒和灭菌方法中,热力消毒是一种应用最早、效果最可靠、使用最广泛的方法。热可以杀灭一切微生物,包括细菌繁殖体、真菌、病毒和细菌芽孢。

一、热力消毒与灭菌的方法

热力消毒和灭菌的方法分为两类:干热和湿热消毒灭菌。由于微生物的灭活与其本身的水量和环境水分有关,所以两种灭菌方法所需的温度和时间不同。表 10-6 所提供的数据可作为实际应用时的参考。

表 10-6　不同温度下干、湿热灭菌的时间

灭菌方法	温度(℃)	持续时间(分钟)
干热	160	120
	170	60

灭菌方法	温度(℃)	持续时间(分钟)
	180	30
湿热(饱和蒸汽)	121	20
	126	15
	134	4

(一)干热消毒与灭菌

干热对微生物的作用主要有氧化、蛋白质变性、电解质浓缩引起中毒而致细胞死亡。

1.焚烧

焚烧是一种灭菌效果很好的方法,可直接点燃或在焚烧炉内焚烧,适用于对尸体、生活垃圾、诊疗废弃物、标本等废弃物的处理。

2.烧灼

烧灼是直接用火焰灭菌。适用于微生物实验室的接种针、接种环、涂菌棒等不怕热、损坏小的金属器材的灭菌,在应急的情况下,对外科手术器械亦可用烧灼灭菌。烧灼灭菌温度很高,效果可靠,但对灭菌器械有一定的损伤性或破坏性。

3.干烤

干烤灭菌是在烤箱内进行的,烤箱又可分为重力对流型烤箱、机械对流型烤箱、金属传导型烤箱、电热真空型烤箱等四类,适用于在高温下不损坏、不变质、不蒸发的物品的灭菌,例如玻璃制品、金属制品、陶瓷制品、油脂、甘油、液状石蜡、各种粉剂等。不适用于对纤维织物、塑料制品、橡胶制品等的灭菌。对导热性差的物品或放置过密时,应适当延长作用时间;金属、陶瓷和玻璃制品可适当提高温度,从而缩短作用时间。但对有机物品,温度不宜过高,因为超过 170 ℃时就会炭化。常用温度为 160～180 ℃,灭菌时间为 30～120 分钟。

使用烤箱灭菌时,应注意下列事项:①器械应洗净后再烤干,以防附着在其表面的污物炭化;②玻璃器皿干烤前亦应洗净并完全干燥,灭菌时勿与烤箱的底及壁直接接触,灭菌后应待温度降至 40 ℃以下再打开烤箱,以防炸裂;③物品包装不宜过大,放置的物品勿超过烤箱内容积的2/3,物品之间应留有空隙,以利于热空气对流,粉剂和油脂不宜太厚,以利热的穿透;④灭菌过程中不得中途打开烤箱放入新的待灭菌物品;⑤棉织品、合成纤维、塑料制品、橡胶制品、导热性差的物品及其他在高温下易损坏的物品,不可用干烤灭菌;⑥灭菌时间应从烤箱内温度达到要求温度时算起。

4.红外线辐射灭菌

红外线辐射被认为是干热灭菌的一种。红外线是波长 0.77～1 000.00 μm 的电磁波,有较好的热效应,以 1～10 μm 波长最强。红外线由红外线灯泡产生,不需要经空气传导,加热速度快,但热效应只能在直射到的物体表面产生。因此不能使一个物体的前后左右均匀加热。不同颜色对红外线的吸收不同,颜色越深吸收越多,反之则少。离光源的距离越近受热越多,反之则少。

(二)湿热消毒与灭菌

1.煮沸消毒

煮沸消毒方法简单、方便、经济、实用,且效果比较可靠。在家庭和基层医疗卫生单位,煮沸消毒目前仍然是一种常用的消毒方法。煮沸消毒的杀菌能力比较强，一般水沸腾以后再煮5～15分钟即可达到消毒目的。当水温达到100℃时，几乎能立刻杀死细菌繁殖体、真菌、立克次体、螺旋体和病毒。水的沸点受气压的影响，不同高度的地区气压不同，水的沸点亦不同。因此，地势较高的地区，应适当延长煮沸时间。煮沸消毒时，在水中加入增效剂，如2%碳酸钠，煮沸5分钟即可达到消毒要求，同时还可以防止器械生锈。对不能耐热100℃的物品，在水中加入0.2%甲醛，煮80℃维持60分钟，也可达到消毒。肥皂(0.5%)、碳酸钠(1%)等亦可作为煮沸消毒的增效剂。但选用增效剂时，应注意其对物品的腐蚀性。

煮沸消毒适用于消毒食具、食物、棉织品、金属及玻璃制品。塑料、毛皮、化学纤维织物等怕热物品则不能用煮沸法消毒。煮沸消毒可用煮锅，亦可用煮沸消毒器。国产煮沸消毒器有两类：电热煮沸器和酒精灯加热煮沸器。

煮沸消毒时应注意：消毒时间应从水煮沸后算起，煮沸过程中不要加入新的消毒物品，被消毒物品应全部浸入水中，消毒物品应保持清洁，消毒前可作冲洗。消毒注射器时，针筒、针心、针头都应拆开放置，碗、盘等不透水物品应垂直放置，以利水的对流。一次消毒物品不宜过多，一般应少于消毒器容量的3/4。煮沸消毒棉织品时，应适当搅拌。

2.流通蒸汽消毒法

流通蒸汽消毒法又称为常压蒸汽消毒，是在1个大气压下，用100℃左右的水蒸气进行消毒。其热力穿透主要依靠两个因素：①水蒸气凝聚时释放的潜伏热(2 259.4 J/g)；②水蒸气凝聚收缩后产生的负压(体积缩小99.94%)。蒸汽一方面放出潜伏热，一方面由于产生的负压，使外层的水蒸气又补充进来。因此热力不断穿透到深处。

流通蒸汽消毒设备很多，最简单的工具是蒸笼。其基本结构包括蒸汽发生器、蒸汽回流罩、消毒室与支架(图10-18)，所需时间同煮沸法。

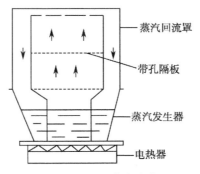

图10-18　流通蒸汽消毒器

流通蒸汽有较强的杀菌作用，它可以使菌体蛋白含水量增加，使其易被热力所凝固，加速微生物的灭活。这种消毒方法常用于食品、餐具消毒和其他一些不耐高热物品的消毒。流通蒸汽消毒的作用时间应从水沸腾后有蒸汽冒出时算起。

流通蒸汽也可采用间歇灭菌，尤其是对细菌芽孢污染的物品，即：第1天、第2天、第3天各消毒30分钟，间隔期间存放在室温中。对不具备芽孢发芽条件的物品，则不能用此法灭菌。

3.巴斯德消毒法

巴斯德消毒法起源于对酒加热50～60℃以防止其腐败的观察，至今国内外仍广泛应用于对牛奶的消毒，可以杀灭牛奶中的布鲁司菌、沙门菌、牛结核杆菌和溶血性链球菌，但不能杀灭细菌芽孢和嗜热性细菌。牛奶的巴氏消毒有两种方法:一是加热至 62.8~65.6 ℃,至少保持30 分钟,然后冷却至 10 ℃以下;二是加热至 71.7 ℃,保持至少 15 分钟,然后冷却至 10 ℃以下。巴氏消毒法可用于血清的消毒和疫苗的制备。对血清一般加热至 56 ℃,作用 1 小时,每天1 次,连续3 天,可使血清不变质。制备疫苗时一般加热至 60 ℃,作用 1 小时。

4.低温蒸汽消毒

低温蒸汽消毒最初用于消毒羊毛毡,它的原理是:将蒸汽输入预先抽真空的压力锅内后,其温度的高低取决于蒸汽压的大小,因此,可以通过控制压力锅的压力来精确地控制压力锅内蒸汽的温度,消毒时多采用 60~80 ℃。

5.热浴灭菌

将物品放于加热的介质中,例如油类、甘油、液状石蜡或各种饱和盐类溶液,将温度维持在一定的高度上进行灭菌,称为热浴灭菌法。热浴灭菌是在不具备专门的压力蒸汽灭菌设备或其他特殊情况下使用的一种简易方法。由于它不能处理大型物品,并需专人守候调节控制温度,使用受到限制。可用于小量药品的灭菌,热浴可在一般煮锅中进行,必须有一温度计用以测定介质的温度。

6.压力蒸汽灭菌

压力蒸汽灭菌除具有蒸汽和高压的特点外,因处于较高的压力下,穿透力比流通蒸汽要强,温度要高得多。

1)常用压力蒸汽灭菌器及其使用方法:常用的压力蒸汽灭菌器有下排气式压力蒸汽灭菌器、预真空压力蒸汽灭菌器和脉动真空压力蒸汽灭菌器。前者下部设有排气孔,用以排出内部的冷空气,后两者连有抽气机,通入蒸汽前先抽真空,以利于蒸汽的穿透。

(1)手提式压力蒸汽灭菌器:是实验室、基层医疗、卫生、防疫单位等常用的小型压力蒸汽灭菌器。由铝合金材料制造,为单层圆筒,内有 1 个铝质的盛物桶,直径 28 cm,深 28 cm,容积约为18 L。灭菌器12 kg左右,使用压力<1.4 kg/cm²。

主要部件:压力表 1 个,用以指示锅内的压力;排气阀 1 个,下接排气软管,伸至盛物桶的下部,用以排除冷空气;安全阀 1 个,当压力锅内的压力超过 1.4 kg/cm² 时,可自动开启排气。

使用方法:在压力锅内放入约 4 cm 深的清水;将待消毒物品放入盛物桶内,注意放入物品不宜太多,被消毒物品间留有间隙,盖上锅盖,将排气软管插入盛物桶壁上的方管内,拧紧螺丝将压力锅放火源上加热,至水沸腾10~15 分钟后,打开排气阀,放出冷空气,至有蒸汽排出时,关闭排气阀,使锅内压力逐渐上升;至所需压力时,调节火源,维持到预定时间,对需要干燥的固体物品灭菌时,可打开放气阀,排出蒸汽,待压力恢复到"0"位时,打开盖子,取出消毒物品;若消毒液体,则应去掉火源,慢慢冷却,以防止因减压过快造成猛烈沸腾而使液体外溢和瓶子破裂。

(2)立式压力蒸汽灭菌器:是一种老式压力锅,亦是下排气式。由双层钢板圆筒制成,两层之间可以盛水,盖上有安全阀和压力表,内有消毒桶,桶下部有排气阀,消毒桶容积为 48 L。压力锅一侧装有加水管道和放水龙头。灭菌器全重 60 kg 左右,可用于实验室、医院及卫生防疫机构的消毒和灭菌。使用时需加水 16 L 左右。使用方法同手提式压力蒸汽灭菌器。一般物品灭菌常用 1.05 kg/cm² 压力,在此压力下温度为 121 ℃,维持 15 分钟。

(3)卧式压力蒸汽灭菌器:这种灭菌器的优点是,消毒物品的放入和取出比较方便。消毒物品不至于因堆放过高影响蒸汽流通,多使用外源蒸汽,不会发生因加水过多而浸湿消毒物品。卧式压力蒸汽灭菌器常用于医院和消毒站,适用于处理大批量消毒物品。

卧式压力蒸汽灭菌器有单扉式和双扉式两种。前者只有一个门,供放入污染物品和取出消毒物品,后者有前后两个门,分别用于取出消毒物品和放入污染物品。主要部件有:消毒柜室和柜室压力表,夹层外套和外套夹层压力表,蒸汽进入管道和蒸汽控制阀,压力调节阀,柜室压力真空表,空气滤器等。柜室内有蒸汽分流挡板和放消毒物品的托盘,门上有螺旋插销门闩,使用压力为 $2.8\sim5.6$ kg/cm^2。

(4)预真空压力蒸汽灭菌器:是新型的压力蒸汽灭菌器,这种灭菌器的优点是:灭菌前先抽真空,灭菌时间短,对消毒物品损害轻微,在消毒物品放置拥挤重叠情况下亦能达到灭菌,甚至有盖容器内的物品亦可灭菌,而且工作环境温度不高,消毒后的物品易干燥等。整个灭菌过程采用程序控制,既节省人力又稳定可靠。缺点是价格较贵,发生故障时修理较困难。

(5)脉动真空压力蒸汽灭菌器:依据真空泵的不同可分为水循环式和低压蒸汽喷射式真空泵两种。脉动真空压力蒸汽灭菌器是目前医学领域使用最广泛、最安全有效的医疗器械灭菌方法。对脉动真空压力蒸汽灭菌监测 6 480 锅次,包内化学指示卡监测合格率 99.9%,温度监测合格率 99.8%,生物指示剂监测合格率 100%,因此,运行良好的脉动真空压力蒸汽灭菌器灭菌效果可靠。

(6)快速压力蒸汽灭菌器:随着医疗技术的快速发展,医院手术及口腔、内镜诊疗患者的增多,医疗器械库存不足的问题日益突出,传统的消毒灭菌方法渐渐不能满足临床的需要,一系列快速灭菌方法便应运而生,快速压力灭菌技术就是其中之一。新的快速压力蒸汽灭菌器体积小,智能化程度高,基本能满足临床的需要。但是也暴露了不少问题,一是缺乏过程监控和结果的监测记录;二是存在二次污染的问题;三是器械灭菌前很多清洗不彻底,因此要加强培训和管理。

2)压力蒸汽灭菌的合理应用:压力蒸汽灭菌虽然具有灭菌速度快、温度高、穿透力强、效果可靠等优点,但如果使用不得当,亦会导致灭菌的失败。

(1)压力蒸汽灭菌器内空气的排除:压力蒸汽灭菌器内蒸汽的温度不仅和压力有关,而且和蒸汽的饱和度有关。如果灭菌器内的空气未排除或未完全排除,则蒸汽不能达到饱和,虽然压力表达到了预定的压力,但蒸汽的温度却未达到要求的高度,结果将导致灭菌失败。在排除不同程度的冷空气时。

检查灭菌器内冷空气是否排净的方法是:在排气管的出口处接一皮管,将另一端插入冷水盆中,若管内排出的气体在冷水中产生气泡,则表示尚未排净,仍需继续排气;若不产生气泡,则表示锅内的冷空气已基本排净。如果待灭菌器内有一定量的蒸汽之后再排气,则有利于空气的排净。

(2)灭菌的时间计算:应从灭菌器腔内达到要求温度时算起,至灭菌完成为止。灭菌时间的长短取决于消毒物品的性质、包装的大小、放置位置、灭菌器内空气排空程度和灭菌器的种类。灭菌时间由穿透时间、杀灭时间和安全时间三部分组成。穿透时间随不同包装、不同灭菌物品而不同。杀灭微生物所需时间,一般用杀灭脂肪嗜热杆菌芽孢所需时间来表示。在 121 ℃时需 12 分钟,132 ℃时需 2 分钟,115 ℃时需 30 分钟。安全时间,一般为维持时间的一半。

(3)消毒物品的包装和容器要合适:消毒物品的包装不宜过大、过紧,否则不利蒸汽的穿透。下排气式的敷料包一般不应大于30 cm×30 cm×25 cm、预真空和脉动真空的敷料包不应大于30 cm×30 cm×50 cm。盛装消毒物品的盛器应有孔,最好用铁丝框。过去常将消毒物品,尤其是注射器,放入铝饭盒内,但饭盒加盖后蒸汽难以进入,内部的空气亦不易排出,按规定时间灭菌常不能达到预期效果。顾德鸿(1984)研制的注射器灭菌盒,解决了这一问题。该盒的盖和底上有许多小孔,内面各固定一张耐高压滤纸,蒸汽可以自由通过而尘埃和细菌则不能进入。

(4)消毒物品的合理放置:消毒物品过多或放置不当均可影响灭菌效果。一般来说,消毒物品的体积不应超过灭菌室容积的85%,也不能少于15%,防止小装量效应;放置消毒物品时应注意物品之间留有一定空隙,以利于蒸汽的流通;大敷料包应放在上层,以利于内部空气的排出和热蒸汽的穿透,空容器灭菌时应倒放,以利于冷空气的排出,垂直放置消毒物品可取得更佳的灭菌效果。

(5)控制加热速度:使用压力蒸汽灭菌时,灭菌时间是从柜室内温度达到要求温度时开始计算的。升温过快,柜室温度很快达到了要求温度,而消毒物品内部达到要求温度则还需较长时间,因此,在规定的时间内往往达不到灭菌要求,所以必须控制加热速度,使柜室温度逐渐上升。

(6)消毒物品的预处理:带有大量有机物的物品,应先进行洗涤,然后再高压灭菌;橡皮管灭菌前应先浸泡于0.5%氢氧化钠或碱性洗涤剂磷酸三钠溶液中,使溶液流入管内,并应注意防止发生气泡,然后煮沸15~20分钟,以除去管内遗留的有机物。煮沸后用自来水冲洗干净管内外遗留的碱性洗涤液,再用蒸馏水冲洗,并随即进行压力灭菌。由于管内有水分,温度升高快,易达到灭菌效果。

(7)防止蒸汽超热:在一定的压力下,若蒸汽的温度超过饱和状态下应达到的温度2℃以上,即成为超热蒸汽。超热蒸汽温度虽高,但像热空气一样,遇到消毒物品时不能凝结成水,不能释放潜热,所以对灭菌不利。防止超热现象的办法是:勿使压力过高的蒸汽进入柜室内,吸水物品灭菌前不应过分干燥,灭菌时含水量不应低于5%;使用外源蒸汽灭菌器时,不要使夹套的温度高于柜室的温度,两者应相接近,控制蒸汽输送管道的压力,勿使蒸汽进入柜室时减压过多,放出大量的潜热,灭菌时不要先用压力高的蒸汽加热到要求温度,然后再降低压力,蒸汽发生器内加水量应多于产生蒸汽所需水量。

(8)注意安全操作:每次灭菌前应检查灭菌器是否处于良好的工作状态,尤其是安全阀是否良好;加热和送气前检查门或盖是否关紧,螺丝是否拧牢,加热应均匀,开、关送气阀时动作应轻缓;灭菌完毕后减压不可过猛,压力表回归"0"位时才可打开盖或门;对烈性污染物灭菌时,应在排气孔末端接一细菌滤器,防止微生物随冷空气冲出形成感染性气溶胶。

除各种专用的高压灭菌器之外,炊事压力锅亦可用于消毒灭菌,适用于家庭、没有压力灭菌器的基层医疗卫生单位和私人诊所的消毒灭菌。在野战和反生物战条件下,家用压力锅亦是简单、方便、效果可靠的消毒灭菌器材。

家用压力锅使用方法:首先根据压力锅的大小加入适量的水;将消毒物品放在锅内的支架上,勿使物品靠得太紧,密封盖口,放热源上加热,待有少量蒸汽从排气孔排出时,将限压阀扣在排气孔的阀座上,当限压阀被排出的蒸汽抬起时减少加热,维持压力15~20分钟,然后退火,冷却,取下限压阀,使蒸汽排出,待蒸汽排尽后,打开压力锅,取出消毒物品。有报道以脂肪嗜热杆菌芽孢为指示菌,检查了家用压力锅对牙科器材的灭菌效果,结果试验组芽孢条全部被灭菌,而对照组均有菌生长,认为家用压力锅是一种快速、有效、廉价的灭菌方法,可用于少量器械的灭菌。

二、热对微生物的杀灭作用和影响因素

(一)热对微生物的杀灭作用

热可以杀灭各种微生物,但不同种类的微生物对热的耐受力不同。细菌繁殖体、真菌和病毒

容易杀灭。细菌芽孢的抵抗力比其繁殖体抗热力强得多,炭疽杆菌的繁殖体在 80 ℃只能存活 2～3 分钟,而其芽孢在湿热 120 ℃,10 分钟才能杀灭,肉毒杆菌芽孢对湿热亦有较强的抵抗力,在 120 ℃可存活 4 分钟,而在 100 ℃需作用 330 分钟才能杀死。立克次体对热的抵抗力较弱,一般能杀灭细菌繁殖体的温度亦可杀灭立克次体。大多数病毒对热的抵抗力与细菌繁殖体相似。抵抗力较强的病毒,如脊髓灰质炎病毒在湿热 75 ℃,作用 30 分钟才能杀死。而婴儿腹泻病毒对湿热 70 ℃可耐受 1 小时以上,在 100 ℃时 5 分钟才能灭活。肝炎病毒亦是抗热力较强的病毒,甲型肝炎病毒在 56 ℃湿热 30 分钟仍能存活,煮沸 1 分钟可破坏其传染性,压力蒸汽 121 ℃能迅速致其死亡。乙型肝炎病毒在 60 ℃能存活 4 小时以上,85 ℃作用 60 分钟才能杀死,压力蒸汽 121 ℃作用 1 分钟才能将其抗原性破坏,它对干热 160 ℃能耐受 4 分钟,180 ℃作用 1 分钟可以灭活。因为病毒抗原的破坏晚于病毒的杀灭,所以用乙型肝炎表面抗原作为乙型肝炎病毒灭活指标的方法有待商榷。

在不同温度下培养的微生物对热的抵抗力也不一样。一般来说,在最适宜温度下培养的微生物和生长成熟的微生物抵抗力强,不易杀灭(表 10-7)。

表 10-7　热对各种微生物的致死时间

抵抗力	微生物	热致死时间(分钟)				
		煮沸	压力蒸汽		干热	
		100 ℃	121 ℃	130 ℃	160 ℃	180 ℃
弱	非芽孢菌、病毒、真菌和酵母菌	2	1	<1	3	<1
较弱	黄丝衣菌素、肝炎病毒、产气荚膜杆菌	5	2	<1	4	
中等	腐败梭状杆菌(芽孢)、炭疽杆菌芽孢	10	3	<1	6	<1
高等	破伤风杆菌(芽孢)	60	5	1	12	2
特等	类脂嗜热杆菌芽孢、肉毒杆菌芽孢	500	12	2	30	5
	泥土嗜热杆菌芽孢	>500	25	4	60	10

从表 10-7 可以看出,无论是干热还是湿热,对繁殖体微生物的杀灭作用都比对芽孢的杀灭作用大得多。热对不同芽孢的灭活能力不同。用饱和蒸汽 121 ℃灭活 106 个枯草杆菌黑色变种芽孢,所需时间<1 分钟,而在同样暴露的情况下,杀灭嗜热脂肪杆菌芽孢 105 个,则需要12 分钟。但在干热灭菌时,枯草杆菌黑色变种芽孢的抵抗力则比嗜热脂肪杆菌芽孢更强。

(二)微生物热灭活的影响因素

一般认为,影响微生物热死亡的因素可以概括为 3 类:①由遗传学决定的微生物先天的固有抗热性;②在细菌生长或芽孢形成的过程中,环境因素对其抗热力的影响;③在对细菌或芽孢加热时,有关环境因素的影响。

1.影响微生物对热抵抗力的因素

(1)微生物的种类:不同种类的微生物或同种微生物的不同株,对热的抵抗力有很大的差别。由强到弱依次为朊病毒>肉毒杆菌芽孢>嗜热脂肪杆菌芽孢、破伤风杆菌芽孢>炭疽杆菌、产气荚膜杆菌>乙型肝炎病毒、结核杆菌、真菌>非芽孢菌和普通病毒。

(2)微生物的营养条件:研究证明,不同营养条件下生长的微生物的抗热力不同。不同培养基上生长的微生物 D_{100} 值变化范围相差 10 倍。不同的培养基成分,例如糖、氨基酸、脂肪酸、阳离子、磷酸盐等,均可影响微生物生长的数量,亦可影响微生物的抵抗热的能力。干酪素消化培养基、各种植物抽提物培养基均能形成抵抗力强的芽孢。在培养基内加入磷或镁,甚至加入可利用的碳水化合物、有机酸或氨基酸时,微生物的抗热性也增高,表 10-8 列出了不同蛋白质含水量与凝固温度的关系。

表 10-8　蛋白质含水量与凝固温度的关系

卵清蛋白含水量(%)	凝固温度(℃)
50	56
25	74～80
18	80～90
6	145
0	160～170

(3)生长温度的影响:微生物生长环境的温度对其抗热力有明显的影响。有报道,炭疽杆菌(B.anthracis)芽孢的抵抗力随培养温度的升高而增强;一些嗜热杆菌芽孢在较高温度下生长,抗热力更强。生长在 30 ℃、45 ℃、52 ℃的凝结杆菌芽孢,随温度升高,抵抗力增强。

(4)菌龄和生长阶段:一般认为,成熟的微生物比未成熟的微生物抵抗力强。繁殖体型微生物在不同生长阶段对热的抵抗力亦不相同。耐热链球菌在生长对数期的早期,对热的抵抗力强;大肠埃希菌试验证明,在静止期对热的抵抗力较强,增长最快时抗力最强。

(5)化学物质:化学处理可以改变芽孢的抗热能力。钙离子可使芽孢的抗热力增强,而水合氢离子可使芽孢的抵抗力降低。两种状态的芽孢之间对湿热的 D 值相差大于 10 倍。

2.微生物所处的环境

(1)有机物的影响:当微生物受到有机物保护时,需要提高温度或延长加热时间,才能取得可靠的消毒效果。用热杀灭在脂肪内的芽孢比杀灭在磷酸盐缓冲液中的芽孢困难得多。不同类型的脂肪提高芽孢抗热力的作用大小不同,依次为:橄榄油＜油酸甘油酯＜豆油＜葵酸甘油酯＜月桂酸甘油酯。

(2)物体的表面性质:污染在不同物体表面的微生物对热的抵抗力不同。污染在 3 种不同载体上的微生物,加热时其 D 值依次为:沙＞玻璃＞纸。

3.加热环境的影响

(1)pH 和离子环境:培养液的 pH、缓冲成分、氯化钠、阳离子、溶液的类型等,对热力消毒均有一定的影响。

(2)相对湿度:相对湿度是(relative humidity,RH)指实际水蒸气的压力与在同等条件下饱和水蒸气压力之比,是微生物周围大气中水分的状况。湿热灭菌时 RH＝100%,干热灭菌时 RH＜100%,可以是 0～100% 之间的任何数值。干热灭菌时,微生物的灭活率是其水含量的函数,而微生物的含水量是由其所处的环境 RH 决定的,所以灭活率随灭菌环境的 RH 变化,RH 越高,灭菌效果越好。

(3)温度:温度表示热能的水平,是热力消毒和灭菌的主要因素。无论是干热还是湿热,均是随温度的升高,微生物灭活的速度加快。在干热灭菌时,细菌芽孢热灭活的 Z 值变化范围是 15～30 ℃;在湿热灭菌中,Z 值的范围是 5～12 ℃。干热和湿热灭菌 Z 值的差别,可能是由于它们的作用机制不同造成的。

(4)大气压:气压直接影响水及蒸汽的温度,气压越高,水的沸点越高。不同海拔高度的大气压不同,水的沸点也不同,故在高原上煮沸消毒时应适当延长消毒时间。

(5)被消毒物品的种类及大小:物品的传热能力可影响消毒效果。例如,煮沸消毒金属制品,一般15分钟即可,而消毒衣服则需30分钟。密封瓶子中的油比水更难消毒,因为油不产生蒸汽,与干热相似。被消毒物品的大小,对热力消毒也有影响,过大的物品其内部不易达到消毒效果,故需要根据物品的种类和大小确定消毒的时间。

三、热力灭菌效果的检测

(一)压力蒸汽灭菌器灭菌效果的监测

1.工艺监测

压力蒸汽灭菌工艺监测包括灭菌设备故障检查,确保灭菌温度、时间、蒸汽质量不出问题,以及灭菌物品包装材料、大小、摆放等。

2.留点温度计测试法

留点温度计的构造和体温表相同,其最高指示温度为160℃。使用时先将温度计内的水银柱甩到50℃以下,然后放入消毒物品内的最难消毒处,灭菌完毕后取出观察温度示数。留点温度计指示的温度即灭菌过程中达到的最高温度。缺点是不能指示达到所指示温度的持续时间,仅可根据所达到的温度分析消毒效果。

3.化学指示剂测试法

化学指示器材是检测压力蒸汽灭菌的最常用器材,主要有:①指示胶带和标签:这类器材使用时贴于待灭菌包外,灭菌处理后色带颜色由淡黄色变为黑色,用以指示已经灭菌处理,但不能指示灭菌效果;②化学指示卡:分121℃和132℃指示卡两种,既可指示灭菌时的温度,又可以指示达到灭菌温度的持续时间,用于间接指示压力蒸汽灭菌效果,使用时放于待灭菌包内,灭菌后取出观察指示色块是否达到标准颜色,以判断是否达到灭菌要求,使用很方便;③指示管:化学物质都有一定的熔点,只有当温度达到其熔点时才会熔化。熔化了的物质冷却后仍再凝固,但其形态可与未熔化时的晶体或粉末相区别。据此原理,可以把一些熔点接近于压力蒸汽灭菌要求温度的化学物质的晶体粉末装入小玻璃管内(一般长2cm,内径0.2mm)。高压灭菌时将指示管放入消毒物品内,灭菌完毕后取出观察指示管内的化学物质是否已熔化。但是无论加或不加染料的化学指示管,都只能指示灭菌过程是否达到了预定温度,而不能指示这一温度的持续时间,现在较少使用。

Brewer等为了使指示管既能指示温度,又能指示温度持续的时间,精心设计了一种温度和时间控制管。Diack指示管是国外专用于测试压力蒸汽灭菌效果的商品指示管之一。管内有1片Diack片,淡棕色,在温度为120~122.2℃时,经5~8分钟全部熔化,当温度为118.3℃时需20~30分钟才能熔化,使用时将其放在消毒物品内,消毒后可根据其是否熔化来分析灭菌效果。Brown小管是装有红色液体的小玻璃管,国外市售品,当温度为120℃时经16分钟,或130℃时经6.5分钟,小管内的红色液体变为绿色。

近几年来,国外市场上一种新的检测管被引用在消毒灭菌效果的监测上,这种管用来模拟各种有腔导管的灭菌,效果比较可靠。

4.生物监测法

微生物学测试法是最可靠的检查方法,可直接取得灭菌效果资料。

(1)指示菌株:国际通用的热力灭菌试验代表菌株为嗜热脂肪杆菌芽孢(ATCC7953),它的抗湿热能力是所有微生物(包括芽孢)中最强的。煮沸 100 ℃死亡时间是 300 分钟;压力蒸汽 121 ℃时死亡时间是 12 分钟,132 ℃时死亡时间是 2 分钟;干热 160 ℃时死亡时间为 30 分钟,180 ℃时死亡时间为 5 分钟。这种芽孢对人不致病,在 56 ℃下生长良好,可以在溴甲酚紫葡萄糖培养基上生长,可使葡萄糖分解、产酸,使培养基由紫色变成黄色,用该菌制备生物指示剂要求含菌量在每片 $5.0 \times 10^5 \sim 5.0 \times 10^6$ CFU。

(2)菌片制备和测试方法:嗜热脂肪杆菌芽孢菌液的制备,载体(布片或滤纸片)的制作和染菌方法等,可参阅本篇第二十五章。

测试时将菌片装入灭菌小布袋内(每袋 1 片),以防止菌片被污染。然后将装有菌片的布袋放入消毒物品内部。灭菌后取出菌片,接种于溴甲酚紫蛋白胨液体培养管内,56 ℃下培养 48 小时观察初步结果,7 天后观察最后结果。溴甲酚紫蛋白胨液体培养原为淡紫色,若培养后颜色未变,液体不发生浑浊,则说明芽孢已被杀灭,达到了灭菌效果;若变成了黄色,液体浑浊,则说明芽孢未被杀灭,灭菌失败。

常见的还有自含式生物指示剂,其将指示菌和培养液混为一体,不需要自己准备培养液,使用方法同菌片法,但培养时间由 7 天缩短为 48 小时,使用很方便,是目前医院中最为常用的生物指示剂。

5.温度×时间自动记录仪

温度×时间自动记录仪是一种较先进的压力、温度和时间测定仪,以电子形式记录,人机界面,具有较高的精度,灭菌过程完毕后,可以用智能信号转换器将整个灭菌过程的状态在电脑上重现。

(二)干热灭菌器灭菌效果的检查

1.热电偶和留点温度计测试法

使用方法同压力蒸汽灭菌。此法可指示灭菌物品包内部的温度。但由于一般烤箱都设有温度计,可以从外部直接观察烤箱内部的温度,所以这两种测试法并不太常用。

2.化学指示管

在压力蒸汽灭菌效果检查中应用仅能指示达到的温度而不能指示达到温度所需时间的化学指示管,在干热灭菌中一般是不用的。国外有专用于测定干热灭菌效果的指示管出售。Browne Ⅲ号管在 160 ℃、60 分钟,可由红色变为绿色;Browne Ⅳ号管在 170 ℃、30 分钟,可由红色变为蓝色。

3.生物监测法

使用菌株为枯草杆菌黑色变种芽孢(ATCC9372),含菌量在 $5.0 \times 10^5 \sim 5.0 \times 10^6$ CFU/mL。现在已经有商品化的生物监测管。

测试时将菌片装入灭菌试管内(每袋 1 片),灭菌器与每层门把手对角线内、外角处放置 2 个含菌片的试管,试管帽置于试管旁,关好柜门,经一个灭菌周期后,待温度降至 80 ℃,加盖试管帽后取出试管。在无菌条件下,加入普通营养肉汤培养基(5mL/管),于 37 ℃培养 48 小时,初步观察结果,无菌生长管继续培养 7 天。若每个指示菌片接种的肉汤管均澄清,判为灭菌合格,若指示菌片之一接种的肉汤管浑浊,判为不合格,对难以判定的肉汤管,0.1 mL 接种于营养琼脂平板，37 ℃培养 48 小时，观察菌落形态并作涂片镜检，判断是否有菌生长，若有菌生长为不合格，若无菌生长判为合格。生物监测管的使用同上，无须接种，取出直接培养即可。

四、过滤除菌

用物理阻留方法去除介质中的微生物，称为过滤除菌。大多数情况下，过滤只能除去微生物而不能将之杀死。处理时，必须使被消毒的物质通过致密的滤材从而将其中的微生物滤除，因此只适用于液体、气体等流体物质的处理。乳剂、水悬剂过滤后，剂型即被破坏，故不宜使用此法。过滤除菌的效率主要随滤材性能而异，微生物能否被滤除，则取决于它本身的大小。

近几年发展较快的是过滤除菌净化材料，特别是有机高聚物制备膜过滤材料，被认为是 21 世纪最有发展前途的高科技产品之一。常用的高分子膜材料有纤维素类、聚砜类、聚丙烯腈（PAN）、聚偏氟乙烯（PVDF）、聚醚酮（PEK）、聚酰亚胺（PI）等工程高分子材料。高分子纳米滤膜是近年国际上发展较快的膜品种之一，该类膜对相对分子质量在 300 以上的有机物的截留率较高，对细菌、病毒的过滤效果较好。

（陈长征）

第九节　其他的物理消毒法

一、高压电场消毒

高压电场空气消毒机的关键技术是一体化多级离子电场（图 10-19），流经该消毒机的空气在高电压下被电离击穿，形成电流，整个电离空间全部导电。由于细菌、病毒等微生物体积小，且为有机体，其电阻远比空气要小，可受到电击而被杀灭。如果电压足够高，电流足够大，微生物体均可被瞬时电击炭化，有的机械采用三级离子电场，进一步提高了可靠性，保证了杀菌效果。

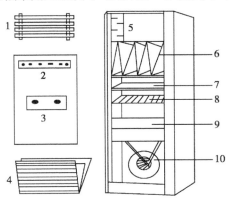

1.送风窗;2.操作器;3.高电压发生器;4.进风窗;5.负离子发生器;6.活性炭滤网;7.静电网;8.蜂窝状高压电场;9.出风口;10.风机

图 10-19　高电压空气消毒机

某品牌高电压空气消毒机对室内空气除尘、除菌，开机 74 分钟后，实验室总除尘率为

57.96%，比对照室高 36.08%；开机 60 分钟，对金黄色葡萄球菌的消除率为 99.98%，开机 90 分钟，对枯草杆菌黑色变种芽孢的消除率为 99.82%；与臭氧消毒器比较，效果比臭氧消毒器好（表 10-9）。某品牌静电空气净化消毒器，开机 30 分钟可使自然菌下降 88.83%，室内有人工作情况下，该机持续运行可使细菌总数保持在 200 CFU/m³ 以下，符合医院Ⅱ类环境标准，而用 30 W 紫外线灯照射 60 分钟达不到相应的效果。

表 10-9　空气消毒机与臭氧消毒器空气除菌效果比较

试验菌株	消毒装置	作用时间（分钟）	消毒前菌数（CFU/m³）	消毒后菌数（CFU/m³）	消除率（%）
金黄色葡萄球菌	空气消毒器	30	76 820	21	99.97
	臭氧消毒器	30	50 893	22	99.96
枯草杆菌黑色变种芽孢	空气消毒器	60	14 043	108	99.23
	臭氧消毒器	60	29 675	3 727	87.44

对循环风紫外线空气消毒器和静电场空气消毒器两种不同原理的空气消毒器除菌效果进行比较，作用 90 分钟对空气中白色葡萄球菌的除菌率达到了 100%，在 53 m³ 房间现场消毒中，作用 90 分钟对空气中自然菌的消除率分别为 93.37% 和 94.65%。

某空气消毒净化机除菌因子包括过滤器（预过滤器、复合过滤器、活性炭膜）、负离子发生器、静电场、紫外线和纳米光触媒。净化机内静电场采用双重变异 15 000 V 高压静电蜂窝网，自主调控日式变频振荡释放强力活性氧，装有 20 W 紫外线灯 2 支，其辐射强度均为 90 μW/cm²。在常温常湿条件下，启动空气消毒净化机消毒作用 90 分钟，对 20 m³ 密闭气雾室内白色葡萄球菌的杀灭率为 99.95%。在低于常温（10～14 ℃）常湿（45～55%）条件下，启动该消毒净化机消毒作用 1.5～3.5 小时，对 60 m³ 密闭房间空气中自然菌的消亡率为 99.12%。该净化机内装 20 W 紫外线灯，无机外辐射现象。

二、磁场消毒

近年来，国外报道了用磁场消毒饮用水的研究结果，使被消毒饮用水以 1 m/s 的速度通过具有 2 000～3 000 GS 密度的磁场，就可以达到消毒的目的。该方法可以考虑与其他方法并用，以减少消毒剂的用量。

利用高梯度磁滤法可以达到除菌的目的，即在传统净水工艺中免去了消毒工序，处理后不消毒就可以达到国家饮用水水质。磁化法杀菌的机制是磁产生的感应电流如果达到一定的阈值，会使细菌细胞破坏，或改变离子通过细胞膜的途径，使蛋白质变性或破坏核酸的活性。与传统净水工艺相比，前者是在投入混凝剂前加入 Fe_3O_4 磁铁粉，最后一道工序由砂滤改为磁滤，而且避免了氯化消毒产生有机卤代物的潜在危险。

三、光电阴极空气消毒系统

光电阴极空气消毒系统主要利用光触媒的净化原理，光触媒的主要成分为纳米级的二氧化钛。光电阴极空气消毒器利用紫外线光和二氧化钛的化学反应来消除细菌。消毒原理为二氧化钛吸收紫外线光，作为催化剂产生氢氧基，通过破坏细菌、真菌孢子和病原体的 DNA 起杀菌作用。同时二氧化钛受光后生成的氢氧自由基能对有机物质和有害气体进行氧化还原反应,将其转化为无害的水和二氧化碳,从而达到净化环境、净化空气的功效。

有学者采用定量抑菌试验和现场空气消毒试验方法观察光触媒杀菌脱臭装置抗菌和消毒空气效果,结果整合光触媒的过滤网样片经光触媒脱臭杀菌装置紫外线照射1小时后,染菌后继续在室温作用 18 小时,对样片上大肠埃希菌的抑菌率为 90.72%。在 12 m³ 气雾室内经光触媒脱臭杀菌装置作用 1 小时,对空气中人工污染的大肠埃希菌杀灭率为99.89%。在 35 m³ 房间内,经该装置作用 1 小时,对室内空气中自然菌消亡率为 90.91%。

除以上物理消毒方法外,还有激光消毒、脉冲消毒、阳极氧化消毒、电子消毒等方法,但均处在初步研究阶段。

(陈长征)

参 考 文 献

[1] 徐凤杰,郝园园,陈萃,等.护理实践与护理技能[M].上海:上海交通大学出版社,2023.

[2] 刁咏梅.现代基础护理与疾病护理[M].青岛:中国海洋大学出版社,2023.

[3] 赵振花.各科常见疾病护理[M].武汉:湖北科学技术出版社,2023.

[4] 王芳.临床护理技能[M].北京:人民卫生出版社,2023.

[5] 宋桂珍,吴小霞,刘莎,等.现代护理理论与专科护理[M].上海:上海交通大学出版社,2023.

[6] 秦倩.常见疾病基础护理[M].武汉:湖北科学技术出版社,2022.

[7] 刘丹,徐艳,计红苹.护理理论与护理实践[M].北京:中国纺织出版社,2023.

[8] 兰洪萍.常用护理技术[M].重庆:重庆大学出版社,2022.

[9] 夏述燕.护理学理论与手术护理应用[M].汕头:汕头大学出版社,2023.

[10] 李艳.临床常见病护理精要[M].西安:陕西科学技术出版社,2022.

[11] 梁艳,甄慧,刘晓静,等.临床护理常规与护理实践[M].上海:上海交通大学出版社,2023.

[12] 史永霞,王云霞,杨艳云.常见病临床护理实践[M].武汉:湖北科学技术出版社,2022.

[13] 安百芬,孔环,刘梅,等.护理基础技能操作与临床护理[M].上海:上海交通大学出版
社,2023.

[14] 夏五妹.现代疾病专科护理[M].南昌:江西科学技术出版社,2022.

[15] 王卫涛,赵洪艳,许春梅,等.常见疾病护理进展[M].上海:上海交通大学出版社,2023.

[16] 吴艳丽.常见疾病护理管理[M].武汉:湖北科学技术出版社,2022.

[17] 呼海燕,赵娜,高雪,等.临床专科护理技术规范与护理管理[M].青岛:中国海洋大学出版
社,2023.

[18] 张海燕,陈艳梅,侯丽红.现代实用临床护理[M].武汉:湖北科学技术出版社,2022.

[19] 吴晓珩.临床护理理论与实践[M].武汉:湖北科学技术出版社,2022.

[20] 孙璇,王雪芬,范慧.医院护理技术及护理管理[M].武汉:湖北科学技术出版社,2021.

[21] 李阿平.临床护理实践与护理管理[M].上海:上海交通大学出版社,2023.

[22] 吴雯婷.实用临床护理技术与护理管理[M].北京:中国纺织出版社,2021.

[23] 傅辉.现代护理临床进展[M].上海:上海交通大学出版社,2023.

[24] 高淑平.专科护理技术操作规范[M].北京:中国纺织出版社,2021.

［25］王燕,韩春梅,张静,等.实用常见病护理进展［M］.青岛:中国海洋大学出版社,2023.

［26］王蓓,彭飞,洪涵涵.常见慢病护理评估与技术［M］.上海:上海科学技术出版社,2021.

［27］马姝,王迎,曹洪云,等.临床各科室护理与护理管理［M］.上海:上海交通大学出版社,2023.

［28］梁晓庆.护理临床理论与实践［M］.上海:上海科学技术文献出版社,2023.

［29］程艳华.临床常见病护理进展［M］.上海:上海交通大学出版社,2023.

［30］谭锦风.临床专科护理实践［M］.南昌:江西科学技术出版社,2021.

［31］盛蕾.临床护理操作与规范［M］.上海:上海交通大学出版社,2023.

［32］张敏.现代护理理论与各科护理要点［M］.武汉:湖北科学技术出版社,2023.

［33］李娟,郭颖,彭骄英.临床疾病的诊疗与综合护理［M］.武汉:湖北科学技术出版社,2021.

［34］韩美丽.临床常见病护理与危重症护理［M］.上海:上海交通大学出版社,2023.

［35］包玉娥.实用临床护理操作与护理管理［M］.上海:上海交通大学出版社,2023.

［36］刘淑华,王凤云,孙哲,等.手术室-消毒供应中心一体化护理持续质量改进在消毒供应中心的应用［J］.齐鲁护理杂志,2023,29(14):164-166.

［37］郑艳,王巧丽.手术室细节护理对手术室护理安全性的影响分析［J］.贵州医药,2023,47(10):1678-1679.

［38］关牧松,刘丹阳,吕丹.评价左氧氟沙星联合头孢哌酮舒巴坦治疗老年肺炎的临床疗效及对CRP水平的影响［J］.中国实用医药,2023,18(17):87-90.

［39］林艳,韩博,陈媛媛,等.女性盆腔炎性疾病(PID)病原菌分布及耐药性分析［J］.中国病原生物学杂志,2023,18(11):1337-1340.

［40］朱宇楠.经阴道超声在异位妊娠及其他妇产科急腹症鉴别诊断中的应用［J］.中国冶金工业医学杂志,2023,40(5):613.